幼儿基本动作的
发展干预研究

李阳◎著

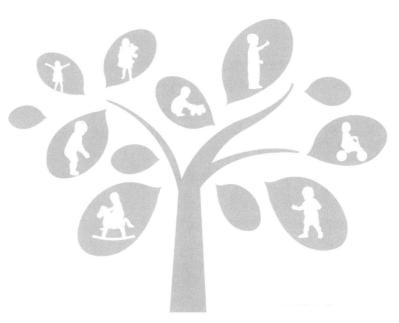

重庆大学出版社

图书在版编目(CIP)数据

幼儿基本动作的发展干预研究／李阳著. －－重庆：
重庆大学出版社，2021.9
ISBN 978-7-5689-2781-9

Ⅰ.①幼… Ⅱ.①李… Ⅲ.①幼儿—动作(体育)—发
展—研究 Ⅳ.①R174

中国版本图书馆 CIP 数据核字(2021)第 117566 号

幼儿基本动作的发展干预研究
YOUER JIBEN DONGZUO DE FAZHAN GANYU YANJIU

李 阳 著
策划编辑:唐启秀

责任编辑:张红梅 石孝云 版式设计:唐启秀
责任校对:王 倩 责任印制:张 策
※
重庆大学出版社出版发行
出版人:饶帮华
社址:重庆市沙坪坝区大学城西路 21 号
邮编:401331
电话:(023)88617190 88617185(中小学)
传真:(023)88617186 88617166
网址:http://www.cqup.com.cn
邮箱:fxk@cqup.com.cn(营销中心)
全国新华书店经销
重庆长虹印务有限公司印刷
※
开本:720mm×1020mm 1/16 印张:15.5 字数:273 千
2021 年 9 月第 1 版 2021 年 9 月第 1 次印刷
ISBN 978-7-5689-2781-9 定价:78.00 元

本书如有印刷、装订等质量问题,本社负责调换
版权所有,请勿擅自翻印和用本书
制作各类出版物及配套用书,违者必究

前言

　　幼儿健康是全生命周期健康教育的重要环节,引起了国家和社会的广泛关注,特别是伴随着二胎时代的到来,幼儿体育更是成了热点话题。然而,当前我国幼儿基本动作发展迟缓、身体活动水平不足、体质不容乐观、肥胖检出率偏高等问题已严重影响到幼儿身心健康发展。幼儿期是基本动作发展的关键期,针对幼儿基本动作发展中存在的问题,如何科学有效地进行干预,是一个值得思考的问题。因此,本书在动作发展的视角下,按照幼儿身心发展的特点与规律,通过调查与分析找出幼儿基本动作发展中存在的主要问题,并有针对性地设计干预方案,最后通过教学实验来验证干预方案的实效性,讨论影响动作发展的潜在机制,旨在为幼儿基本动作更科学的干预提供依据,同时也为学前教育体育活动课程改革提供实践参考。

　　本书共七章,第一章为导论,介绍幼儿基本动作的发展干预的时代背景,第二章介绍本书的相关概念界定、研究现状及研究设计,为下文作铺垫。第三章是理论基础部分,包括动态系统理论、生态系统理论、认知发展游戏理论、动作发展理论模型、幼儿身心发展的特征与规律以及幼儿动作发展的特征与规律。第四章介绍现阶段幼儿基本动作的发展水平及干预的现实需求,主要通过对西安市7所幼儿园的调查,总结其特征和存在的问题,为下文制订干预方案打下基础。第五章是干预方案的制订,详细阐述了干预方案制订的依据、目标、原则、内容、活动方式、教师指导及负荷控制7个部分。第六章为干预效果的检验,选取西安市某幼儿园6个班的幼儿进行12周的教学实验干预,对比分析干预前后幼儿基本动作发展的差异,验证本书设计干预方案的实施效果,总体表明采取的干预措施能够有效提高幼儿基本动作的发展水平。第七章从学科角度分析影响幼儿基本动作发展的内在机制。

　　本书在编写过程中得到了北京体育大学、国家体育总局、首都体育学院、西安体育学院、兰州大学、陕西师范大学、西安电子科技大学、杭州师范大学、华东师范大学、西安市 7 所幼儿园的诸多专家、老师和学生的大力支持,特别是北京体育大学詹建国教授的悉心指导。本书的研究工作获得了 2019 年教育部人文社科青年基金项目(19YJC890024)和兰州大学 2019 年中央高校基本科研业务费专项资金(2019jbkyzy021)的资助。本书的研究参考了大量文献(均已在参考文献中列出),在此向相关作者表示感谢! 此外,本书还得到了重庆大学出版社的鼎力相助,感谢出版社唐启秀编辑的辛勤付出。

　　本书可供幼儿教师、体育专业研究生及体育培训机构等相关读者阅读。由于本书是系统地对幼儿基本动作的发展干预进行研究,因此研究难度较大,再加上时间紧、任务重,以及本人研究能力有限,虽几经修改,但书中瑕疵在所难免,欢迎广大读者批评指正!

李　阳

2020 年 11 月 25 日

于兰州大学

目录

第一章
导论:幼儿基本动作的发展干预的时代背景

一、国家对幼儿健康的重视与期盼

随着健康中国战略的实施,全民健身已上升为国家战略,人们对体育的多元价值逐渐认同,全民的健康意识得到了极大提升。《"健康中国 2030"规划纲要》指出"要覆盖全生命周期,针对生命不同阶段的主要健康问题及主要影响因素,确定若干优先领域,强化干预,实现从胎儿到生命终点的全程健康服务和健康保障",体现了国家对幼儿健康促进和干预的重视[1]。《国家中长期教育改革和发展规划纲要(2010—2020 年)》明确指出"加强体育,牢固树立健康第一的思想,确保学生体育课程和课余体育活动时间,提高体育教学质量,加强心理健康教育,促进学生身心健康、体魄强健、意志坚强"[2]。2018 年习近平总书记在全国教育大会上强调:教育必须把培养社会主义建设者和接班人作为根本任务,要树立健康第一的教育理念,开齐开足体育课,帮助学生在体育锻炼中享受乐趣、增强体质、健全人格、锤炼意志[3]。2018 年国家体育总局在年度全国青少

---

[1] 中共中央,国务院."健康中国 2030"规划纲要[EB/OL].(2010-07-29)[2018-12-11].中国政府网.

[2] 教育部.国家中长期教育改革和发展规划纲要(2010—2020 年)[EB/OL].(2010-07-29)[2018-12-11].中华人民共和国教育部.

[3] 全国教育大会.培养德智体美劳全面发展的社会主义建设者和接班人.[EB/OL].(2018-09-10)[2019-12-11].央视网.

年体育工作电视电话会议上要求实施幼儿体育工程,要求落实"从娃娃抓起",扩展体育的新空间,遵循体育发展规律,把幼儿体育搞起来[1]。国家颁布的文件精神以及习近平总书记对于教育改革的要求,充分体现了国家对全民健康的重视与关怀,尤其是对儿童青少年健康问题的广泛关注。在体育强国建设的道路上,幼儿健康作为全生命周期健康发展的基础阶段,具有特殊的地位与作用。因此,幼儿的身心健康发展对国家全面可持续发展具有重要意义。

在学前教育阶段,为了增强幼儿体质,促进幼儿身心健康发展,国家相继颁布了《幼儿园教育指导纲要》(以下简称《纲要》)[2]《3—6 岁儿童学习与发展指南》(以下简称《指南》)[3]和《幼儿园工作规程》[4]。2001 年教育部发布的《幼儿园教育指导纲要(试行)》将幼儿园教育内容分为健康、语言、社会、科学、艺术五个领域,健康领域是其首要组成部分,而幼儿体育又是健康领域的重要组成部分。文件指出,要用幼儿感兴趣的方式提高基本动作能力,提高动作的协调性、灵活性。2012 年版《3—6 岁儿童学习与发展指南》依据《纲要》的精神,从上述五个领域描述了幼儿的学习与发展,其中在健康领域首次将动作发展作为子领域。2016 年版《幼儿园工作规程》总则第五条要求"促进幼儿身体正常发育和机能的协调发展,增强体质,促进心理健康,培养良好的生活习惯、卫生习惯和参加体育活动的兴趣";第二十五条指出"以游戏为基本活动,寓教育于各项活动之中"。以上关于学前教育的三个纲领性指导文件,提出了幼儿学习与发展的目标和教育建议,为幼儿园的规范化管理、教师的保教工作、幼儿的身心发展提供了政策保障,但是如何采取有效的措施来实现教育教学目标,还需要进一步探索。

二、当前我国幼儿体育发展的现实困境

随着我国经济社会的快速发展,人们的生活方式发生了改变,肥胖、超重等问题已成为制约儿童青少年健康发展的重要问题。2019 年首都体育学院联合

[1] 国家体育总局.赵勇同志在 2018 年全国青少年体育工作电视电话会议讲话[R/OL].(2018-03-30)[2018-12-11].搜狐网.

[2] 中华人民共和国教育部.幼儿园教育指导纲要(试行)[M].北京:北京师范大学出版社,2001:11.

[3] 教育部.3—6 幼儿学习与发展指南[EB/OL].(2012-10-16)[2018-12-11].搜狐网.

[4] 中华人民共和国教育部.2016 版幼儿园工作规程:附《3—6 岁儿童学习与发展指南》[M].北京:首都师范大学出版社,2016:3.

体育机构发布的《中国3—6岁幼儿体质研究报告》显示,我国3—6岁幼儿肥胖问题比较严峻,幼儿肥胖总检出率为7.2%,男性幼儿肥胖检出率(7.8%)高于女性幼儿(6.6%),6岁幼儿肥胖检出率最高(男9.6%,女9.1%),已逼近我国小学生的肥胖检出率。幼儿体质测试呈现出"两低"特点:一是体质测试评分总体合格率较低,近五分之一(18.4%)幼儿体质测试评分未达到合格标准;二是优秀率(3.4%)和良好率(14.6%)较低,二者相加不足20%。整体上看,我国3—6岁幼儿体质健康总体水平不高,体育活动时间和强度不够是主要原因[1]。

幼儿期是动作发展的重要时期,幼儿动作的良好发展与学习是适应社会生活必备的基本能力。然而,当前我国儿童基本动作发展水平不容乐观,李静等对山东省济南市1 046名3—10岁的儿童进行粗大动作发展测试,结果表明济南市儿童动作发展出现迟缓的达到了62.33%。与美国儿童相比,济南市儿童基本动作整体发展优秀的较少(0.9%),而发展滞后的人数较多(38.05%)[2]。任园春等对北京市某普通小学一年级45名学生动作发展进行调研,发现有46.7%学生的位移动作和35.6%学生的物控动作发育落后于现年龄6个月以上[3]。因此,在幼儿期采取有效的干预措施促进动作发展意义重大。

目前,我国幼儿体育活动还没有统一教材和课程标准,也无具体评价标准,大部分幼儿园使用的是园本教材,这就容易导致幼儿园体育活动实践与目标出现偏差。周毅等对广州市幼儿园体育活动进行调查发现:体育活动中以动作发展和动作学习为主线的幼儿主体性发挥体现不明显,大部分幼儿在身体活动与练习中经常表现出动作协调性差,动作不规范;幼儿园的体育活动内容和项目竞技化特征明显;有些幼儿园出于安全考虑,限制幼儿在大中型活动器械上玩耍,有些教师在组织体育活动时,忽视对幼儿基本动作的正确指导以及幼儿身体素质的提高[4]。钱建龙认为在幼儿素质教育中以动作发展与学习为核心内容的身体活动练习具有重要的教育价值。但是调研发现动作教育在中国还基本上处

---

[1] 中国3—6岁幼儿体质研究报告.警惕!学前"小胖墩儿"太多了[EB/OL].(2019-11-29)[2019-12-11].人民网.

[2] 李静,刁玉翠.3—10岁儿童基本动作技能发展比较研究[J].中国体育科技,2013,49(3):129-132.

[3] 任园春,李亚梦,张茜,等.小学一年级学生动作发展测评方法探索[J].中国学校卫生,2017,38(8):1248-1251.

[4] 周毅,庄弼,辛利.儿童早期发展与教育中最重要的内容:动作教育与综合训练[J].广州体育学院学报,2014,34(6):108-112,120.

于"三无"状态,即无专门的动作教育培训机构,无专业的动作教育人才,也无系统的动作教育理论、计划、大纲、教材和方法,甚至未被纳入国民教育体系[1]。而美国和英国在幼儿身体发展与健康目标中,把粗大动作和精细动作列为体育活动学习的子目标,并贯穿幼儿园课程和一日生活。针对当前我国一些幼儿园在保教过程中出现的小学化,甚至成人化的倾向,提前教授小学内容、强化知识技能训练,而忽视幼儿直接经验的获得,违背幼儿身心发展规律和认知特点。2018 年 7 月,教育部发布《关于开展幼儿园"小学化"专项治理工作的通知》,从幼儿园教学内容、教学方式、教育环境、师资要求及小学零起点教学等方面进行明确规定,坚决制止各种形式的"小学化"[2]。这在一定程度上纠正了这种严重影响幼儿身心发展的教育行为,为幼儿园科学开展保教活动提供了保障。因此,制订符合幼儿身心发展规律和特点的基本动作促进方案及干预手段,可以弥补当前幼儿园在幼儿动作发展活动开展方面的不足,为幼儿体质健康水平的提高及基本动作发展提供理论和实践参考。

三、基本动作的发展对幼儿身心的促进作用

幼儿期是动作学习与发展的关键时期,应掌握多种基本动作,如果不能有效掌握或发展迟缓,将对身心产生不利影响。Payne 认为儿童早期掌握多种基本动作能对整个儿童和青少年时期的身体活动和运动参与产生重要价值。如果儿童没能在合适的时间内掌握这些基本运动技能或出现发展迟缓的话,不仅会影响其身体健康的发展,还会对其心理发展、社会性发展等带来不利影响[3]。美国学者 Hensch[4] 和 Gallahue[5] 认为:2—7 岁是人类基础动作阶段,是动作学习的"关键期"或"窗口期",应主要发展多种基本动作能力,只要能积极地加以指导和干预,此阶段幼儿就可以获得多种动作经验。许多成年人动作能力薄弱的原因,就在于在基本动作时期缺乏锻炼,没有使基本动作获得应有的开发与发

[1] 钱建龙.对动作教育的若干思考[J].体育学刊,2007,14(1):82-84.

[2] 教育部办公厅.教育部办公厅关于开展幼儿园"小学化"专项治理工作的通知[EB/OL].(2018-07-05)[2018-12-11].中国政府网.

[3] Greg Payne,耿培新,梁国立.人类动作发展概论[M].北京:人民教育出版社,2008.

[4] Hensch T K,Fagiolini M N,et al. Local GABA Circuit Control of Experience-Dependent Plasticity in Developing Visual Cortex[J]. Science,1998,282(11) :1504 -1507.

[5] Gallahue D L, Frances C and Donnelly. Developmental physical education for all children [M]. New York:Wiley,2003:62-63.

展。Bardin 认为"关键期"内儿童能迅速建立动作空间定位能力。但不出几年，甚至短至数月内，各个"学习窗口"会逐渐关闭。人类大脑的大部分神经回路在幼儿时期已经定型，此后若想提高或是更新这些功能，就会变得比较困难[1]。Gallahue 认为大多数个体都能在约 8 岁时完全掌握走、跑、跳等大多数基础性动作能力，且在日后很长一段时间内保持相对稳定的水准，并满足日常简单身体动作行为的需要[2]。Clark 认为儿童早期（大约 3—8 岁）会形成多种基本运动技能，它是专项运动技能和参与多种身体活动的基础，对儿童青少年体育锻炼习惯的养成有重要作用[3]。Barnett[4] 和 Lloyd[5] 认为儿童时期的基本动作技能的熟练情况能影响青少年时期的体育锻炼行为。王政淞等人认为动作发展对儿童青少年体力活动与健康促进意义重大，建议体育教育工作者和科研人员对儿童青少年的动作发展进行科学干预，引导其积极主动地参与更多的体力活动、促进身心全面发展[6]。

　　幼儿基本动作的发展除了对其身体发育、体质水平、多种动作能力发展、体育锻炼习惯养成等方面都有积极影响外，还会对幼儿心理发展产生积极影响。Robinson 通过对 119 名儿童（平均年龄 4 岁）的大肌肉发展测验来评估基本动作技能，用感知能力和社会接受量表评估感知身体能力。结果表明：感知身体能力与基本动作技能存在中度显著相关。性别差异上男孩表现出更熟练的动作技能和更高的身体感知能力，两者之间存在正向关系[7]。Davis 研究了 4—11 岁正常儿童认知和动作技能之间的相互关系。研究表明所有参与者的总认知和运

［1］　Bardin J. Unlocking The Brain[J]. Nature,2012,487(7):24-26.

［2］　Gallahue D L,Ozmun J C,Goodway J D. Understanding Motor Development:Infants,Children, Adolescents,Adults[M]. New York:McGraw-Hill,2012:1-5.

［3］　Clark J E ,Humphrey J H. Motor development:Research and reviews[A]. NASPE Publications: Reston, VA. 2002,(2):163-190.

［4］　Barnett L M, Van Beurden E, Morgan P J, et al. Does childhood motor skill proficiency predict adolescent fitness? [J]. Medicine and Science in Sports and Exercise, 2008,40(12): 2137-2144.

［5］　Lloyd M, Saunders T J, Bremer E, et al. Long-term importance of fundamental motor skills: A 20-year follow-up study[J]. Adapt Physical Activty, 2014,31(1):67-78.

［6］　王政淞,李红娟,张柳.动作能力对儿童青少年体力活动与健康促进的重要意义:基于动作能力研究模型的综述分析[J].体育科学,2017,37(11):72-80.

［7］　Robinson L E. The relationship between perceived physical competence and fundamental motor skills in preschool children[J]. Child Care Health Development, 2011,37(4):589-596.

动得分之间存在显著的相关性,视觉处理(VP)和精细手动控(FMC)在很大程度上解释了整体域之间的相互关系[1]。任园春等的研究表明低龄学童大肌肉动作发展与其体质指数无关,而与其行为和认知发展水平相一致,年龄越大这一特点越显著,男童大肌肉动作发展与其行为表现有密切关系,而女童大肌肉动作发展与认知水平关系更加密切[2]。

四、幼儿基本动作的发展干预价值

在理论价值层面上,一是通过对动作发展理论、动态系统理论、生态系统理论、认知发展游戏理论以及幼儿身心发展的特点和规律的再认识,其研究成果有利于进一步完善与补充幼儿基本动作的发展干预理论体系,为更科学的体育干预提供了理论基础。二是通过实地调查后,再有针对性地科学设计基本动作发展的干预方案,该干预方案丰富了幼儿体育活动课程内容体系,为完善学前教育健康领域体育活动课程改革提供理论依据。

在实践价值层面上,首先,从国家层面来看,通过对幼儿基本动作的发展干预,可以帮助教育和体育行政部门(体育卫生与艺术教育司、基础教育司和国家体育总局)为幼儿体育相关政策法规的制定提供理论和实践的参考。其次,从学前教育课程改革来讲,幼儿基本动作的发展干预研究成果,可以为幼儿园在健康领域动作发展目标与内容的制订、游戏活动的革新、幼儿体育教学的评价提供参考,同时也为教师指导幼儿进行动作技能发展提供较为科学的实践依据。最后,从幼儿基本动作促进方面来讲,通过对幼儿基本动作的干预设计和干预方案的实施,能直接提高幼儿基本动作水平,为提高幼儿身体活动水平和体质健康水平提供更好的实践指导服务。

[1] Davis E E, Pitchford N J, Limback E. The interrelation between cognitive and motor development in typically developing children aged 4–11 years is underpinned by visual processing and fine manual control[J]. Psychology, 2011,102(3):569–584.

[2] 任园春,赵琳琳,王芳,等.不同大肌肉动作发展水平幼童的体质、行为及认知功能特点[J].北京体育大学学报,2013,(3):79–84.

第二章
幼儿基本动作的发展干预基本认知

一、幼儿基本动作的发展干预概念界定

(一)相关概念界定

1. 幼儿与儿童

在幼儿与儿童的概念界定中,《辞源》将儿童界定为未成年的男女。联合国将儿童定义为 18 岁以下的任何人。《辞海》中幼儿是指 4—6 岁的小儿。2012年教育部颁布的《3—6 岁儿童学习与发展指南》把在幼儿园学习生活的儿童统称为幼儿。国内学者基本认为幼儿期主要是在学龄前阶段,并将幼儿期分为先学前期(1—3 岁)和学前期(3—6 岁)[1]又将学前期划分为学前初期(3—4岁)、学前中期(4—5 岁)和学前晚期(5—6 岁)[2][3]。鉴于以上对幼儿和儿童的界定,本书认为儿童期涵盖年龄范围较广,包含了幼儿期,认同《3—6 岁儿童学习与发展指南》中幼儿年龄阶段在 3—6 岁的观点。

2. 动作与动作发展

(1)动作的定义

Magill 认为动作是由身体、头或肢体运动产生的指向目标的运动[4]。《辞

---

[1] 马丽枝.学前儿童教育活动设计的理论与实践[M].北京:中国人口出版社,2016:8.

[2] 罗家英.学前儿童发展心理学[M].2 版.北京:科学出版社,2011:28.

[3] 梁志燊.学前教育学[M].3 版.北京:北京师范大学出版社,2014:2.

[4] Magill R A.运动技能学习与控制[M].张忠秋,等译.7 版.北京:中国轻工业出版社,2006:4.

海》将动作定义为举动和活动。《现代汉语词典》中,动作作为名词时指全身或身体的一部分的活动,作为动词时指活动或行动。董奇、淘沙认为动作是个体身体能力的载体。在运动学中,动作就是指在一定的时间和空间下,肢体、躯干的肌肉、骨骼、关节协同活动的模式,它既可以指由多个部分共同构成的完整活动模式,也可以指某一部分的特定活动模式[1]。从以上国内外研究者对于动作的理解可以看出,国外研究者认为动作是一个复杂系统,动作的发生带有一定目的,是由身体或肢体活动来实现目的的。国内研究者将其看作一种行动模式,是通过身体活动展现这种模式的。动作无论是被看作系统还是模式,其共同点是必须通过身体或肢体来完成。

(2)动作发展的定义

Clark 等对动作发展的定义:人类一生动作行为的变化及这些变化的过程[2]。Payne 等认为动作发展是研究人类一生中动作行为的变化、构成这些变化的过程以及影响因素[3]。Payne 认为动作发展是用来描述人类一生中行为或作为一个人的变化的术语,是一个交互作用的过程,这个过程导致了人一生中动作行为的变化[4]。国外将动作发展设置为一门学科,在教育领域中学习动作发展可以进行教育诊断,识别动作发展缺陷。

从以上定义可知,动作是通过身体或肢体完成一定指向性和复杂性的活动,并且具有一定目的性。而动作发展是一个过程,是人与环境、社会等相互作用的结果,这一结果引起动作行为的改变。

3. 粗大动作与精细动作

查阅文献发现,有研究常把大肌肉群动作称为粗大动作、大肌肉动作,把小肌肉群动作称为精细动作、小肌肉动作。这些概念隶属于动作发展中的下位概念,主要根据参与工作肌群大小进行划分。

Magill 认为粗大动作指需要大肌肉系统参与工作才能实现操作目标的动作,如:走、跑、跳、投掷等动作。精细动作指需要小肌肉系统参与工作才能实现

[1] 董奇,淘沙.动作与心理发展[M].北京:北京师范大学出版社,2004:3.
[2] Clark J E, Whitall J. What is motor development? The lessons of history[J]. Quest,1989, 41(3):183-202.
[3] Payne G,Isaacs L. Human motor development:A lifespan approach[M].5th ed. New York: McGraw-Hill,2002:2.
[4] Greg Payne,耿培新,梁国立.人类动作发展概论[M].北京:人民教育出版社,2008:4.

操作目标的动作,包括手眼协调动作和高度精确性的手指、手腕动作,如:画画、书写、使用筷子等手部动作[1]。Payne 等认为精细动作技能指那些主要由小肌肉肌群运动而产生的动作,典型的精细动作通常是指与手有关的动作行为,如:伸够、抓握、进食和书写[2]。

尽管人们根据参与工作的肌肉群的大小将动作区分开来,但是任何动作都是在粗大动作和精细动作的共同参与、协调配合下完成的。也就是说,这些肌群在参与工作的状况下是一个完整的连续体。如投掷动作过程中,需要股四头肌、臀大肌、胫骨前肌等下肢肌群,需要背阔肌、胸大肌、竖脊肌等躯干肌群,以及上肢的肱三头肌、肱二头肌等大肌群协调配合。在出手瞬间,为了精确地控制方向、速度、落点等还需要手部精细动作参与完成。因此,投掷动作从外在形式上虽然表现为大肌肉动作,但仍需要小肌肉动作参与来完成。也就是说,在实现动作目标过程中,如果小肌肉工作起主导作用,就可以认为是精细动作,相反,则认定为粗大动作。

4. 移动性动作与操作性动作

Haywood 等认为基本动作可分为移动性动作和操作性动作。移动性动作指通过空间产生身体移动,包括跑、马步跑、单脚跳、滑步、立定跳远等。操作性动作包括操纵和控制物体的动作,包括如投掷、拍球、踢球、抛接、滚动等[3]。Payne 等认为移动性动作是指能够使个体在空间产生位置移动的动作。常见的位移动作有走、跑、跳等。操作性动作是一类操作或控制诸如棒、球等物体的动作。常见的操作性动作包括投掷、挥、击、拍、踢、抛、接等动作[4]。从以上可以看出,对于移动性动作和操作性动作的界定基本一致,移动性动作主要是通过时间、空间来改变身体位移,而操作性动作是通过身体来操作、控制物体的动作。

---

[1] Magill R A.运动技能学习与控制[M].张忠秋,等译.7版.北京:中国轻工业出版社,2006:8.

[2] Greg Payne,耿培新,梁国立.人类动作发展概论[M].北京:人民教育出版社,2008:173.

[3] Haywood K M,Getchell N. Lifespan motor development[M]. 4th ed. Champaign,IL: Human Kinetics,2005.

[4] Greg Payne,耿培新,梁国立.人类动作发展概论[M].北京:人民教育出版社,2008:200-239.

(二)核心概念界定

概念是反映对象特有属性的思维形式,是通过实践从对象的许多属性中,抽绎出其特有属性概括而成。概念不是永恒不变的,而是随着社会历史和人类认识的发展而变化的。哲学家海德格尔指出:真正的研究运动是从修正其最基本的概念开始的[1]。

1.幼儿基本动作概念界定

本书中"幼儿基本动作"是核心概念,是后续研究的逻辑起点。首先必须厘清前人对动作、动作发展、动作技能、基本动作技能等概念的相关界定才能更好地深刻理解幼儿基本动作。

(1)对于动作和动作发展的定义

前人界定动作时,首先认为其是一种活动,以身体或身体活动的形式表现出来,并带有一定目的性。本书认为,动作是为了达到一定目的而进行的身体或部分肢体的活动。而动作发展是人一生动作变化发展的过程,具有动态性,包括动作行为变化过程和结果两个层面。

(2)关于动作技能的定义

我国有研究者从心理学角度将其定义为人们在活动中运用知识经验经过练习而获得的完成某种任务的动作方式或心智活动方式[2]。国外认为动作技能是为实现专门目的的动作或任务,动作表现质量的指示[3],由执行者做出,把动作质量作为成功主要决定因素的技能[4]。通过以上有关动作技能的定义,可以发现:无论哪个领域的研究都认为动作技能首先是一种能力,是在某种任务、目标或规则驱动下完成动作的能力;这种能力的获得必须经过一定的训练或练习才能高质量地完成,是一种习得的能力。区别在于,国外学者在动作技能定义时更关注动作质量,而国内学者更多强调的是一种建立在已有经验基础上的能力。

---

[1] 马丁·海德格尔.存在与时间[M].陈嘉映,王庆节,译.北京:生活·读书·新知三联书店,1987:12.

[2] 马启伟,张力为.体育运动心理学[M].杭州:浙江教育出版社,1998.

[3] Magill R A. Motor Learning:concepts and application[M]. 6th ed. New York,NY:McGraw-Hill, 2001:10-16.

[4] Schmidt R A, Wrisberg C A. Motor Learning and performance[M]. Champaign,IL:Human kinetics,2000.

（3）基本动作技能（FMS）的界定

Clark[1]和Stodden[2]认为,基本动作技能是复杂和专业运动技能的基础,如果无法熟练掌握跑、跳、投等基本技能,那么他们想学习复杂运动技能就很困难。Barnett等认为是人体非自然发生的基础运动学习模式,它是进行复杂的身体活动（physical activity,PA）和体育活动的基础[3]。以上对于基本动作技能的定义基本能够达成一致,并且都认为基本动作技能是进行更加复杂的身体活动或专项运动的基础。

前面对动作技能、基本动作技能的定义进行了阐述,但是在文献调研时发现不少研究将动作技能和运动技能混淆。教育学中认为运动技能是按一定技术要求,准确熟练地完成身体练习的行动方式[4]。运动生理上认为运动技能是人体在运动中掌握和有效完成专门动作的能力[5]。学校体育学中认为运动技能是按照技能规律对运动行为的资源进行整合或调控过程的总称,包含目标、知觉、动作和练习四个基本要素[6]。不少研究将两者等同,但是本书认为两者之间既有联系又有区别。动作技能是一种通过习得而获得的能力,是按照一定动作要求,通过练习而获得迅速、准确、流畅和娴熟的身体能力。运动技能特指在体育活动中,为了完成特定的动作,而有目的地掌握和完成动作的能力。两者都属于人体能力的范畴,必须通过习得才可以掌握。区别在于动作技能包含了运动技能,其外延更加广泛。它既包含了日常生活中的基本技能,也包括体育活动中所需的各种基本动作发展,如通过练习顺利地书写、跑步、骑自行车、绘画、操作机器工具等都属于动作技能的范畴。而运动技能是动作技能在体育活动中的一种高级表现形式,如掷标枪、游泳、踢足球、举重、体操技巧等属于运动技能的范畴。

但目前已收集到的资料并没有对幼儿基本动作的概念进行明确的界定。鉴

[1] Clark J E ,Humphrey J H. Motor development：Research and reviews[A]. NASPE Publications：Reston, VA. 2002, 2：163−190.

[2] Stodden D F,Goodway J D,Langendorfer S J,et al. A developmental perspective on the role of motor skill competence in physical activity：An emergent relationship[J]. Quest,2008,60（2）:290−306.

[3] Barnett L M,Stodden D,Cohen K E. Fundamental movement skills：An important focus[J]. Journal of Teaching in Physical Education,2016,35（3）:219−225.

[4] 顾明远.教育大辞典[M].上海:上海教育出版社,1990:178.

[5] 王瑞元,苏全生.运动生理学[M].北京:人民体育出版社,2012:243.

[6] 王健.运动技能与体育教学:中小学学生运动技能形成过程的理论探讨与实证分析[D].福州:福建师范大学,2004.

于此,本书在查阅大量文献的基础上,借鉴前人对动作、动作发展、基本动作技能等概念的界定,对"幼儿基本动作"进行操作化定义,认为幼儿基本动作指幼儿期在遗传基础上通过练习而获得的最基本的身体活动方式,是形成与掌握复杂动作和身体活动的基础。在动作形式上包括粗大动作和精细动作,在动作方式上包括身体移动性动作和操作控制性动作,在动作结构上包括局部动作和全身动作,在动作内容上包括抓、握、爬、走、跑、跳、投掷、攀登、平衡等。

为了进一步明确幼儿基本动作的概念,本书进行了专家访谈,征求了 11 位专家的意见,在访谈的 11 位专家中包括 7 位大学教授和 4 位幼儿园园长,其中 5 位专家非常赞成(45.5%),6 位专家比较赞成(54.5%)(表 2.1)。这表明业界对幼儿基本动作的概念界定比较认可(附录五)。

表 2.1　专家对幼儿基本动作概念界定调查统计表　　　　　单位:%

专家类别	非常赞成	比较赞成	一般	不太赞成	不赞成
大学教授	3(27.3%)	4(36.4%)	0	0	0
幼儿园园长	2(18.2%)	2(18.2%)	0	0	0
合计	5(45.5%)	6(54.5%)	0	0	0

2. 幼儿基本动作的发展界定

在对幼儿基本动作这一核心概念进行界定后,结合本书主题,还需要进一步明确发展和幼儿基本动作发展的相关界定。《新华词典》中将"发展"定义为"①事物由小到大、由简单到复杂、由低级到高级的变化。②扩大,组织规模等。"《汉语词典》中指开展、进步的意思。《通用规范汉字字典》中,发展指开展、兴起,张开、扩大,放宽,陈列给别人看,发挥能力,显露的意思。英语中翻译为develop,作为动词时指某事物或人的发展、发育、成长,逐步形成、产生的意思,作为形容词 developed 指先进的、发达的、成熟的。

本书是在动作发展的视角下围绕幼儿基本动作干预这一主题进行研究,直接目的是促进幼儿基本动作向更好的方向发展,最终目的是满足幼儿期生存、生活、玩耍及学习等方面的需要,发展的主体是幼儿,发展的内容是基本动作,发展的前提是已经获得遗传基础。因此,本书幼儿基本动作的发展特指幼儿在遗传基础上通过练习而获得的最基本的身体活动方式,是形成与掌握复杂动作和身体活动的基础,其发展的直接目的是促进基本动作更好地发展,最终目的是满足幼儿生存、生活、玩耍及学习等方面的需要。

3.幼儿基本动作的发展干预界定

在对幼儿基本动作及幼儿基本动作发展有了一定认识后,如何更科学、有效地发展幼儿基本动作? 进行合理的干预是一种重要方式。《辞海》中将干预定义为"预,亦作:'与',过问别人的事,关涉"。《古代汉语词典》中干预指干涉,关涉。在《牛津高阶英汉双解词典》英语中,将干预翻译为 intervene,指(时间)进入、介入,在其间;事情、情形发生(以致阻碍某事);指(人)干预、干涉、调停、调节。《辞海》中的干预研究指实验流行病学的一种常用研究方法,在均衡排除干预因素之外的其他因素情况下,将对象分为实验班和对照班,就实验班施加干预措施,对照班施加或不施加干预,观察两组,比较某病发病率或死亡率的差别,如果实验班的发病率或死亡率(排除其他原因)确有下降,则认为干预措施针对该病有效,应借以确定该病的原因。在实验流行病学中干预研究是指以人群为研究对象,以医院、社区、工厂、学校等现场为"实验室"的实验性研究。因为在研究中施加了人为的干预因素,因此也常称之为干预研究。基本特点是属于前瞻性研究,随机分组,具有均衡可比的对照,有干预措施[1]。

本书中干预特指为了提高幼儿基本动作的发展而进行人为的、带有目的性的干涉和过问,在幼儿体育活动过程中,按照实验设计的要求,以基本动作发展为因变量,不同的干预内容为自变量,严格控制实验影响因素,并对受试对象进行前测后测,分析实验前后幼儿动作发展差异,检验干预的效果。通过科学地设计干预方案并实施该方案,最终促使幼儿基本动作进一步得到有效发展。

4.幼儿基本动作的发展干预概念内涵

概念的内涵是反映在概念中的类的本质属性的总和,反映在概念中的类的分子的总和叫概念的外延。所谓内涵是一个概念所反映的事物的本质属性的总和,外延是指一个概念所概括的思维对象的数量或者范围,划分是明确概念的逻辑方法[2]。由此可知,概念包含了内涵和外延两部分。在对幼儿基本动作的概念定义中,"指幼儿期在遗传基础上通过练习而获得的最基本的身体活动方式,是形成与掌握复杂动作和身体活动的基础"是幼儿基本动作的内涵;"动作形式上包括粗大动作和精细动作,在动作方式上包括身体移动性动作和操作控制性动作,动作结构上包括局部动作和全身动作,动作内容上包括抓、握、爬、走、跑、跳、投掷、攀登、平衡等"是幼儿基本动作的外延。

---

[1]　李立明.流行病学[M].8 版.北京:人民卫生出版社,2017:101.

[2]　郑永廷.论思想政治教育的内涵、外延与规范[J].教学与研究,2014(11):53-59.

首先,幼儿基本动作是一种身体活动方式。身体活动由身体和活动两个词构成,身体是主语,活动是谓语。活动本身是一个具有许多规定和关系的丰富的总体,活动是人类的特性[1],是由主体心理成分参与的积极主动的运动方式。杨春元等认为身体活动为人类提供了这样一种身体的经验方式,它是人类借助人体运动的方式,以自身为对象和中介,改造对象,改造自身,实现自身,是人的精神的主体性在人体运动中自在自为的具体体现,这一过程我们称之为身体活动[2]。也就是说,对于幼儿来讲,身体活动是他们有意识地改造自身的一种活动,并通过抓、握、走、跑、跳、投掷等方式来满足兴趣、愿望、需要、玩耍等。

其次,幼儿在婴儿时期或幼儿早期已有动作发展的基础,1岁时就能掌握走的动作,在2岁时已经获得跑的能力,3岁时跳跃动作得到发展。精细动作上新生儿有抓握反射、7~8个月时开始有腹地爬的动作,9个月时已有脚掌抓握反射,9~15个月开始行走动作发展[3]。可见,幼儿的动作发展建立在原有遗传基础上,在幼儿期可以通过练习进一步得到发展。

最后,基本动作和复杂动作是相对而言的,基本动作为形成与掌握复杂动作做准备,基本动作的掌握可以更好地满足生存、生活、玩耍、学习的需要。因此,幼儿基本动作是"最基本"的身体活动方式,在幼儿动作发展过程中基本动作具有基础性地位,起着重要作用。

5.幼儿基本动作的发展干预概念外延

本书中幼儿基本动作的概念外延特指:动作形式上包括粗大动作和精细动作,动作方式上包括身体移动性动作和操作控制性动作,动作结构上包括局部动作和全身动作,动作内容上包括抓、握、爬、走、跑、跳、投掷、攀登、平衡等。

Ulrich根据空间位置变化和对外界工具的操控情况,认为大肌肉动作可分为移动性动作和操作性动作[4]。但是也有研究认为幼儿基本动作的发展还包

---

[1] 贾泽林,周国平,王克千,等.苏联当代哲学(1945—1982)[M].北京:人民出版社,1986:276.

[2] 杨春元,赵来安,范佳音,等.身体运动、身体练习、身体活动:基于精神的身体动作的逻辑演绎[J].成都体育学院学报,2017,43(6):45-51.

[3] Greg Payne,耿培新,梁国立.人类动作发展概论[M].北京:人民教育出版社,2008:146-186.

[4] Ulrich B D. Perceptions of physical competence, motor competence, and participation inorganized sport:Their interrelationships in young children[J]. Research Quarterly for Exerciseand Sport, 1987,58(1):57-67.

括稳定性动作这一维度。Gallahue 将儿童基本动作技能划分为移动性动作技能、操作性动作技能、稳定性动作技能[1]。本书认为稳定性动作是一种基础性动作能力，并通过移动性动作和操作性动作体现出来。无论在走、跑、跳跃还是在踢球、拍击等动作中，如果稳定性动作发展较差，那么移动性动作和操作性动作也将难以高质量完成。对于幼儿来讲，稳定性动作主要体现在平衡方面，包括静态和动态平衡、旋转和落地稳定等，如走平衡木、单脚站立、踮脚走直线、高跳下等动作。

本书赞同上述关于基本动作的分类和内容的观点，也将基本动作分为粗大动作和精细动作。一是此种分类方法清晰明了，易于理解。二是依据《3—6 岁儿童学习与发展指南》的精神，要求 3—6 岁幼儿动作发展要具有一定的平衡能力，动作协调、灵敏，具有一定的力量和耐力以及手的动作灵活协调。在手部灵活性和协调性方面就涉及精细动作，幼儿期主要通过书写、画画、使用筷子等练习促进精细动作发展。动作从方式上包括身体移动性动作和操作控制性动作。全身与局部的组合就构成了动作结构，对于幼儿来说，抓、握、爬、走、跑、跳、投掷、攀登、平衡等就构成了幼儿基本动作的内容，并综合通过外在形式表现为粗大动作或精细动作。

二、幼儿基本动作的发展干预研究现状

本书主要对所收集的文献进行以下 5 个方面的综述，包括动作发展测评研究、动作发展特征研究、动作发展干预研究、动作发展与其他因素关系研究及研究述评。

（一）动作发展测评研究

1. 动作发展测评工具概述

对动作发展进行评价，离不开测评工具的选择。自 20 世纪 70 年代开始，各国不断推出动作发展测评工具，并进行更新和修订。较为常用的工具主要有布鲁氏动作熟练度量表第二版（BOT-2,2005）、儿童身体协调测评（KTK,1974）、儿童动作测评量表第二版（MABC-2,2007）、皮博迪动作发育量表第二版（PDMS-2,2000）、中国儿童发展量表（CDCC,1992）、粗大动作发展测评量表（TGMD,1985,

---

[1]　Gallahue D L. 儿童发展与身体教育[M].许义雄,译.台北:美商麦格罗·希尔国际股份有限公司,2000:101-102.

2002,2013），学前儿童大肌肉群动作发展测评量表（PGMQS,2010）等。当前对于动作发展的评价有两种方式，以结果为导向的评价和以过程为导向的评价。以结果为导向的评价主要指动作完成的时间、高度、远度、数量、次数等，通常以定量评价为主，以过程为导向的评价主要评价动作发展的特征和环节，通常以定性评价为主。为了进一步了解目前国内外常用动作发展测评工具，本书对14种常见工具进行了统计（表2.2）。

表2.2 常用动作发展测评工具基本情况统计

序号	名称	版本	发明人	年份	适用年龄/岁	包含项目	测试用时
1	儿童身体协调测评	KTK	Kiphard & Schilling	1974	5—14	4	15~20 min
2	皮博迪动作发育量表	PDMS-1	Folio & Fewell	1974	0—6		45~60min/ 20~30min
		PDMS-2	Folio & Fewell	2000	0—6	162	
3	布鲁氏动作熟练度量表	BOTMP	R H Bruininks & B D Bruininks	1978	4.5—14.5	46	LF:45~60min SF:15~20min
		BOT-2	R H Bruininks & B D Bruininks	2005	4—21	14	
4	粗大动作发展测评量表	TGMD-1	Ulrich	1985	3—10	12	15~20 min
		TGMD-2	Ulrich	2000	3—10	12	
		TGMD-3	Ulrich	2013	3—10	13	
5	4—6岁运动技能发展测评	MOT4-6	Zimmer & Volkamer	1987	4—8	18	15~20 min
6	儿童动作测评量表	MABC	Henderson & Sugden	1992	4—12		20~40 min
		MABC-2	Henderson & Sugden	2007	3—16	8	
7	马氏灵敏运动技能测评	MMT	Vles, Kroes & Feron	2004	5—6	70/20	20~25 min/7min
8	学龄前儿童大肌肉群动作发展测评	PGMQS	孙世恒	2010	3—6	17	15~20 min
9	基本运动技能多维测评	FMS-POLYGON	Zuvela	2011	8	4	

续表

序号	名称	版本	发明人	年份	适用年龄/岁	包含项目	测试用时
10	加拿大灵敏与运动技能测评	CAMSA	Longmuir	2015	8—12	7	1.5～2min
11	发育性协调障碍问卷	DCDQ	Wilson	2000	——	17	——
12	中国儿童发展量表	CDCC	张厚粲	1994	3—6	5	
13	香港学前儿童精细动作发展测验	HK-PFMDA	——	2009	0—6	87	
14	粗大运动功能测验	GMFM	Russell	2000	0.5—16	66	

　　每种测评工具都有各自的特点和目的,在选择时要结合自己的研究目的充分考虑其利弊。为了进一步对动作发展测评工具有一个更加明确的认识,方便对测评工具的选用,本书对 14 种常见工具的优缺点进行了总结与梳理(表2.3)。

表 2.3　常用动作发展测评工具优缺点统计

序号	名称	版本	优点	缺点
1	儿童身体协调测评	KTK	良好的信效度、易操作性以及结果数据的客观性,使其在欧洲教学和研究中被广泛应用	只测试了粗大动作能力,只关注动作结果
2	皮博迪动作发育量表	PDMS-2	测量了位移、物体控制、稳定性以及精细动作,指标全面。侧重于对0—6岁残疾儿童运动的评价、干预和治疗	常模信效度测试是基于美国样本数据。测试内容繁多、耗时,尚未有证据证明它能够跨区域、跨文化差异统一使用

续表

序号	名称	版本	优点	缺点
3	布鲁氏动作熟练度量表	BOT-2	针对4—21岁人群,具有评估范围广、评估指标细和评分标准严的特点。包括了体能、精细动作、粗大动作、常模数据,而且评估者不需要专业知识就能进行评估	关注动作结果的评价。容易出现"地板效应"和"天花板效应"
4	粗大动作发展测评量表	TGMD	应用广泛,在多种文化环境下被证实有良好的信效度,重视评价动作技能的过程,内容丰富且简单易行,定量与定性相结合	只测试了儿童的粗大动作,而没有精细动作的评价,并缺少了对稳定技能的评价
5	4—6岁运动技能发展测评	MOT4-6	针对4—8岁儿童,信效度表现较好,达到了科学测量的基本要求,广泛应用于甄别个体的早期发育情况以及干预研究	测试指标过多,成本过高
6	儿童动作测评量表	MABC-2	被翻译为多国语言,是全世界用于评估儿童动作问题使用的最广泛的工具。具有良好的心理测量特性,易于使用,只需要很少的培训。主要对儿童的精细运动和平衡能力的发育状况进行全面评估	——
7	马氏灵敏运动技能测评	MMT	信度效度表现良好	对运动定性方面的评分需要测试者(观察者)具备一定的观察技能

续表

序号	名称	版本	优点	缺点
8	学龄前儿童大肌肉群动作发展测评	PGMQS	相关研究对其进行了信度和效度的检验,结果证实 PGMQ 非常适合台湾学前儿童,只需将个别测试项目进行调整	——
9	基本运动技能多维测评	FMS-POLYGON	——	——
10	加拿大灵敏与运动技能测评	CAMSA	CAMSA 测评中常模信效度好,在体育教学中,被认为是评估 FMS 的有效方式	——
11	发育性协调障碍问卷	DCDQ	偏重测量儿童动作协调问题	主要适用于筛查发育性协调障碍,使用范围也受到限制
12	中国儿童发展量表	CDCC	量表包含语言、认知、社会和动作 4 个方面的 11 个项目。量表长度适中,内容形式多样,易于施测;具有较高的信度和效度	主要用于评价发育状况,不适于对动作技能进行测评
13	香港学前儿童精细动作发展测验	HK-PFMDA	内容效度好,表现出很好的心理学测量特性	——
14	粗大运动功能测验	GMFM	具有良好的效度、信度和反应度,适合在临床康复中应用	不适用于普通学前儿童动作发展的测量

2. 动作发展测评研究的主要内容

对于动作发展测评的研究,主要从以下三个方面展开:一是测评工具的比较研究。通过比较了解测评工具的使用目的、使用对象、测试方法、测试内容、测试条件、测试时间、评价标准等,便于后续研究者进行选择。二是对某测评工具信效度检验研究,因为工具的信效度对测量结果准确性十分关键。三是测评工具开发研究,包括原创性的开发或是在原有基础上进行修订。

首先,测评工具的比较研究在整个测评工具的研究中成果较多。Lesley 等认为可以使用 4 种评估工具中的任何一种对运动协调困难儿童进行测评,但在选择测评工具前,必须考虑每种测评的独特优点和缺点。测评者必须清楚他们使用的测评方法的目的,然后选择为特定目的开发的测评工具[1]。Cools 等比较了欧洲和国际上常用的 7 种评估基本的动作技能的工具,重点介绍了评价工具的内容、信度、效度和规范性数据,概述了所有经过审查的评估工具的优缺点,并强调了定期收集学龄前儿童基本动作发展数据的重要性[2]。吴升扣等认为目前儿童早期动作发展评价以粗大动作发展测评为主,精细动作测评工具较为少见;儿童早期动作发展测评有从综合化向专门化发展的趋势,测评变得更加科学[3]。李博等介绍了国际上常用的信效度较高的 10 个系列的,基本运动技能(FMS)测评工具。其特点为:标准化程度较高,测评趋向于定性测试,注重常模参照评价在评估中的应用,认为应该积极引进 FMS 测量先进理念与方法,推进FMS 测评工具在我国儿童青少年群体中的信效度测试[4]。

在测评工具信效度检验研究方面,研究者根据心理学量表对信效度的要求对量表进行检验。有研究表明,TGMD 工具不论是测试者信度、内部一致性信度还是重测信度都符合测量学的要求。该量表内容丰富,长度适中,操作简单,易于掌握,是可靠有效、方便可行的测评工具,可以在我国进行推广应用[5]。物体控制动作分测评的评分者信度、同质性信度和重测信度都表明物体控制动作分测验具有良好的信度。物体控制动作分测验内部一致性、探索性因子分析和验

[1] Lesley W, Johanna D. Review of four tests of gross motor development[J]. Developmental Medicine & Child Neurology,2001,43:279-285.

[2] Cools W, De Martelaer K, Samaey C, et al. Movement skill assessment of typically developing preschool children: A review of seven movement skill assessment tools[J]. Journal of sports science & medicine,2009,8(2):154-168.

[3] 吴升扣,姜桂萍.儿童早期动作发展测量的研究进展[J].北京体育大学学报,2014,37(4):81-87.

[4] 李博,刘阳,陈思同,等.儿童青少年基本运动技能测评工具研究及启示[J].上海体育学院学报,2018,42(3):8-16,28.

[5] 马红霞.在我国应用大肌肉动作发展测验(TGMD-2)的信效度分析[D].济南:山东师范大学,2006.

证性因子分析都显示 TGMD 结构效度良好[1]。宁科在 2016 年[2]和 2017 年[3]对 TGMD-2 和 TGMD-3 进行了信效度检验,结果都表明该工具有较好的信效度。

最后,在测评工具开发研究中,研究者根据本国具体情况自编量表。周容和张厚粲编制中国儿童发展量表(3—6 岁),其内容包括语言、认知、社会和动作 4 个方面的 11 个项目。其中动作分量表由 5 个项目构成,包括单脚站立、立定跳远、左跳右跳、蹲站、快捡小豆,主要对幼儿的身体素质与动作发展进行评量。该量表长度适中,内容形式多样,易于施测;具有较高的信度和效度,是一个可靠而有效的测验工具[4]。特殊儿童动作能力评估量表的内容效度、建构效度和实证效度良好[5]。《中国儿童发育量表》修订后的结构效度较高,测验项目鉴别力强,五维度的量表结构合理,符合诊断性发育评估量表参数,可作为制订全国常模的基础量表[6]。3—6 岁儿童粗大动作能力测量量表包括平衡能力、位移能力和物体操作能力三个分测验,经检验,该量表具有较好的心理测量学指标,可以对 3—6 岁儿童的粗大动作能力发展进行评价[7]。学龄前儿童大肌肉群动作发展评价量表包括位移能力、物体控制能力和姿势控制能力 3 个维度,共 10 个项目,具有良好的信效度、难度与区分度[8]。Huang 等开发了一种计算机化的精细运动技能测试系统,该系统包含了 31 个符合 Rasch 模型的指标,通过模拟计算机自适应测试,发现与精细运动技能亚量表(CDIIT)相比,计算机化的精细

[1] 习玉翠.济南市3—10岁儿童大肌肉动作发展物体控制动作分测验常模的建立[D].济南:山东师范大学,2013.

[2] 宁科,邵晓军,米青.大肌肉动作发展量表(TGMD-2)在学前儿童中的验证性因素分析[J].陕西学前师范学院学报,2016,32(1):65-68.

[3] 宁科.幼儿大肌肉动作发展特征及教学指导策略研究[D].北京:北京体育大学,2017.

[4] 周容,张厚粲.CDCC中国儿童发展量表(3—6岁)的编制[J].心理科学,1994,17(3):137-140.

[5] 韩文娟.《特殊儿童运动能力评估量表》的编制[D].上海:华东师范大学,2012.

[6] 金春华,李瑞莉,张丽丽,等.《中国儿童发育量表》修订及效度研究[J].中国儿童保健杂志,2014,22(12):1242-1246.

[7] 高学雷.《3—6岁儿童粗大动作运动能力测量量表》的研究[D].沈阳:沈阳体育学院,2014.

[8] 郭晨,罗冬梅,王荣辉,等.3—6岁学龄前儿童大肌肉群动作发展评价量表的研制[J].体育科学,2018,38(10):46-53.

运动技能测试少使用48%～84%的项目,但与CDIIT一样可靠和有效[1]。

综上所述,对动作测评工具的研究,主要集中在测评工具的对比分析和信效度检验,尤其是在信效度检验方面。虽然我国在1985年就对针对青少年儿童的体质健康进行了持续的、大规模的调研,但缺乏针对儿童基本动作发展的测评工具,今后是否有必要在体质测评工具中加入动作发展的测评工具,还有待进一步探索。

3.本书动作发展测试工具研究

本书拟采用TGMD-3对粗大动作(移动性动作和操作性动作)进行测量(附录二),采用MABC-2中手部精细动作指标对精细动作进行测量(附录三)。

粗大动作发展测评量表TGMD最早是在1985年由美国Ulrich教授编制的,2013年修订形成了第三版(TGMD-3)。Valentini在巴西翻译了TGMD-3的英文版,并且检验了该测量工具的信度和内容、建构效度。TGMD-3在巴西儿童粗大动作发展测试中表现出较高的信效度[2]。宁科在2017年对TGMD-3信效度进行检验,结果表明符合统计学的要求,该测量工具可以进行幼儿粗大动作发展评估测量[3]。Webster等对807名不同种族的儿童进行了信效度检验,研究表明TGMD-3具有较高的信效度,并通过验证性因素分析,验证了两因素模型[4]。以上研究表明TGMD-3可以作为幼儿粗大动作发展测评工具,并且受文化差异影响较小,可以在世界范围内应用。

在国内外对于MABC的研究中,Wouter认为该工具是对儿童的精细运动、粗大动作和平衡能力进行评估,有多国语言翻译版本,可以在世界范围内广泛应用[5]。Chow等在2001年和2006年分别探讨MABC是否适用于香港中文幼稚

[1] Huang C Y,Tung L C,Chou Y T,Chen K L. Improving the utility of the fine motor skills sub-scale of the comprehensive developmental inventory for infants and toddlers: a computerized adaptive test[J]. Disability and Rehabiliation,2018,40(23):2803-2809.

[2] Valentini N C, Zanella L W, Webster E K. Test of Gross Motor Development-Third Edition: Establishing Content and Construct Validity for Brazilian Children [J]. Journal of Motor Learning and Development, 2016:1-22.

[3] 宁科.幼儿大肌肉动作发展特征及教学指导策略研究[D].北京:北京体育大学,2017.

[4] Webster E K,Ulrich D A. Evaluation of the Psychometric Properties of the Test of Gross Motor Development-3rd Edition[J]. Journal of Motor Learning and Development,2017:1-25.

[5] Wouter C,Kristine D M,Christiane S,et al. Movement skill assessment of typically developing preschool children: are view of seven movement skill assessment tools[J]. Journal of Sports Science and Medicine,2008,8(6):154-168.

园儿童以及在内地是否适用。通过对 255 名 4—6 岁的中国香港儿童以及来自中国台湾的 544 名儿童进行测试,并与美国 493 名年龄相同的儿童的运动表现作比较,结果表明测试内容适合我国儿童使用[1][2]。Bouwien 等的研究表明 MABC-2 在无法按照说明进行测试时,测试结果仍然具有高度的可重复性,在临床中的应用具有一定的指导意义,也可以用于评估发育正常儿童的动作技能[3]。Niemeijer 等对荷兰和佛兰德斯的儿童进行 MABC-2 测试,以交叉验证英国的标准分数,评估 MABC-2 标准数据的有效性。结果表明,其他国家的测试程序可能会对英国制订的测评标准有一定影响,不同国家的文化也会对 MABC-2 的年龄标准产生一定影响。建议除了进行规范测试外,还需制定不同年龄阶段测试标准[4]。Logan 等认为粗大动作发展测评(TGMD-2)和儿童动作测评(MABC-2)是分别侧重于动作过程和动作结果的评分方法,各亚量表间存在显著的低至中度 Spearman 相关(r 范围在 0.13~0.40)。TGMD-2 和 MABC-2 的总性能之间,相关样本 Wilcoxon 秩检验不显著,说明每一项评估工具都对学龄前儿童的动作能力提供了类似的全面描述,每一个评估结果的分数却表达了不同的信息和运动性能[5]。Henderson 等对儿童动作测评(MABC)的初始版和第二版进行了详细研究,发现第二版较好,主要测试了 FMS 中的物体控制技能和稳定性技能[6]。Theodoros 等用 MABC-2 对希腊 183 名学龄前儿童进行测

[1] Chow S M K, Henderson S E. Barnett A L. The Movement Assessment Battery for Children: A Comparison of 4-Year-Old to 6-Year-Old Children From Hong Kong and the United States [J]. American Journal of Occupational Therapy,2001,55(1): 55-61.

[2] Chow S M K,Hsu Y,Henderson S E,et al. The movement ABC:a cross-cultural comparison of preschool children from Hong Kong, Taiwan, and the USA[J]. Adapted Physical Activity Quarterly,2006;23(1):31-48.

[3] Bouwien C M S E,Niemeijer A S,Waelvelde H. Is the Movement Assessment Battery for Children-2nd edition a reliable instrument to measuremotor performance in 3 year old children? [J]. Research in Developmental Disabilities, 2011 (32):1370-1377.

[4] Niemeijer A S, Waelvelde H, Smits-Engelsman B C M. Crossing the North Sea seems to make DCD disappear: Cross-validation of Movement Assessment Battery for Children-2norms[J]. Human Movement Science,2015(39):177-188.

[5] Logan S W, Robinson L E, Getchell N. The Comparison of Performances of Preschool Children on Two Motor Assessments[J]. Perceptual and Motor Skills, 2011,113(3):715-723.

[6] Henderson S E,Sugden D A,Barnett A L. Movement assessment battery for children [M]. Kent-England: Psychological Corporation London,1992:1-13.

试,结果表明,MABC-2 是评估 3—5 岁儿童动作能力的可靠有效工具[1]。国内花静等对苏州市 1 823 名学龄前儿童进行了测试,确认其在国内应用的信效度良好,可以作为评价中国学龄前儿童动作发展的测评工具[2]。从以上可以看出,国内外研究者基本一致认为 MABC-2 信效度较好,可以作为幼儿动作发展的评价工具。本书为了分析幼儿精细动作,主要抽取 MABC-2 中精细动作 3 项测试指标。

(二)动作发展特征研究

1. 粗大动作发展特征研究

我国关于粗大动作特征的研究成果较多。以罗冬梅、李静、姜桂萍、周志雄、刁玉翠、吴升扣、宁科等为代表,从动作发展的整体序列或部分序列角度出发,主要通过测评发现粗大动作(或单个动作技能)发展的规律和特征,测试工具以 TGMD-2 和 TGMD-3 为主。幼儿随年龄的增加,跑步动作逐渐成熟,步幅逐渐增大,蹬离地面时刻的支撑腿膝角趋于完全伸展状态,摆动腿膝角趋于减小[3]。儿童基本动作发展存在年龄和性别差异,在实际应用中应根据位移技能、球类技能和基本动作发展总分的年龄和性别常模来评价儿童的基本动作发展情况[4]。5—6 岁幼儿投掷动作存在一定的性别差异,投掷动作的变化未必是以年龄为基准[5]。3—10 岁儿童基本动作发展按照部分发展序列、以时间顺序而呈现不同的特点与性别差异[6]。3—10 岁儿童的前滑步动作特征分析表明不同年龄、性别儿童的整体动作发展特征各不相同,4 岁和 7 岁是两个快速发展期[7]。粗大

[1] Theodoros E,Christin E,Thomas K, et al. Reliability and validity of age band 1 of the Movement Assessment Battery for Children-Second Edition[J]. Research in Developmental Disabilities,2011 (32): 1046-1051.

[2] 花静,吴擢春,孟炜,等.儿童发育协调障碍评估工具在我国应用效度的初步分析[J].中国儿童保健杂志,2010,18(7):556-559.

[3] 范雪,罗冬梅,陈皆播,等.3—6 岁幼儿跑步动作发展特征及教学策略分析[J].体育科学,2017,37(11):40-47.

[4] 刁玉翠,董翠香,李静.大肌肉动作发展测验上海市常模的建立[J].中国体育科技,2018,54(2):98-104.

[5] 张莹.我国 3—6 岁幼儿基本动作发展特征研究:以北京市某一级幼儿园幼儿的投掷动作发展为例[J].中国体育科技,2013,49(4):92-102.

[6] 贾晓彤.3—10 岁儿童单脚跳动作发展特征研究[D].济南:山东师范大学,2013.

[7] 张超超.3—10 岁儿童前滑步动作发展特征研究[D].济南:山东师范大学,2014.

动作发展存在年龄差异和性别差异[1]。3—6岁是儿童粗大动作发展的重要时期,身体移动能力发展良好,应进一步提高儿童物体控制能力[2]。3—10岁儿童的移动和控制物体能力随着年龄的增长逐步提高,且移动能力的发展要好于物体控制能力的发展。位移动作技能发展整体上要好于美国儿童,但达到优秀水平的较少,物体控制动作发展水平达到优秀的极少,发展出现迟缓的儿童达到了62.33%[3]。综上所述,国内无论是在整体的粗大动作发展还是单个动作发展方面,普遍认为①粗大动作发展随年龄的增长而增长,②粗大动作发展存在年龄和性别差异。

国外的此类研究与我国研究相似,都是通过测试发现幼儿动作发展特征和规律,不同之处在于国外运用的测试工具相对更多。Shala对科索沃539名4—6岁的学前儿童粗大动作技能的发展进行评估,发现在灵活性和力量方面,男孩表现优于女孩,而女孩在静态平衡和协调方面表现更好。在动态平衡方面,男生和女生之间没有显著差异。灵活性和协调性是在5岁以后发展起来的,静态平衡技能在4岁左右变得很明显[4]。Louise对澳大利亚悉尼425名学龄前儿童的横断面研究,发现总得分女孩高于男孩,女孩移动性动作掌握较好,男孩操作性动作掌握较好,有必要对学龄前儿童动作发展进行早期干预[5]。

综上所述,对于粗大动作发展特征的研究主要涉及不同国家、年龄、性别以及不同动作的比较。研究发现我国幼儿或儿童移动性动作发展较好,但优秀较少,操作性动作最差,处于平均水平及发育迟缓的人数较多。动作发展水平随年龄的增加而增加,但是在性别差异上,多数研究认为3—6岁粗大动作发展存在性别差异,而苏亚斌认为幼儿粗大动作发展无显著性别差异[6],胡水清、王欢等

[1]　吴升扣,姜桂萍,张首文,等.3—6岁幼儿静态平衡能力特征及粗大动作发展水平研究[J].中国运动医学杂志,2014,33(7):651-657.

[2]　戴雯,李雪佩,张剑,等.学前儿童大肌肉动作发展特点与规律:基于身体移动与物体控制能力具体动作任务的分析[J].学前教育研究,2017,270(6):29-39.

[3]　李静,刁玉翠.3—10岁儿童基本动作技能发展比较研究[J].中国体育科技,2013,49(3):129-132.

[4]　Shala M. Assessing gross motor skills of Kosovar preschool children[J]. Early Child Development and Care, 2009,179(7):969-976.

[5]　Louise L H, Lesley K, Louise F, et al. Fundamental movement skills among Australian preschool children [J]. Journal of Science and Medicine in Sport,2010 (13): 503-508.

[6]　苏亚斌.北京市3—6岁幼儿粗大动作发展现状研究[D].北京:首都体育学院,2018.

认为男童移动性动作技能得分与女童移动性动作技能得分无明显差别[1]。因此,还需要进一步证实动作发展的性别差异。

2. 精细动作发展特征研究

精细动作主要指手以及手指等部位的小肌肉或小肌肉群的运动,是在感知觉、注意力等多方面心理活动的配合下完成特定任务的能力,它不仅是个体早期发展的重要方面,而且对其他方面发展都有影响。侯如兰发现手精细动作发育水平随年龄增加而提高,3—4.5 岁发育速度最快,此后速度虽有降低但仍然很快,因此认为 3—6 岁是手部精细动作发育的关键时期,在手部精细动作发育达到一定程度时才能掌握正确的握笔姿势[2]。曾祥钱研究发现正常体重组儿童的精细动作能力随年龄增长呈增加趋势。在肥胖组中,3 个年龄段肥胖组儿童插入钢针时间和移动钢针时间均慢于正常体重组[3]。Liu 检验爱尔兰儿童的精细运动技能水平,采用布鲁氏动作熟练度量表第二版中的精细运动组合。分析显示,只有 2 年级的儿童达到了精细动作熟练程度的预期水平。尽管儿童的原始得分随年龄增长而提高,但儿童的精细动作熟练程度并没有达到标准数据所给出的预期速度[4]。相对于粗大动作发展的研究而言,精细动作的研究成果相对较少,但是精细动作作为基本动作发展的组成部分,对于幼儿发展同样关键,尤其在学习性和生活性技能,如画画、写字、使用筷子等方面。因此,本书除了对粗大动作进行调查研究外,也对精细动作进行相关研究。

3. 特殊人群动作发展特征研究

从研究成果数量上看,对于特殊人群动作发展的研究总体上国外较多,国内研究还很薄弱。特殊人群主要包括残障儿童、发育迟缓者、肥胖人群等。Morano 等人对来自意大利南部的 38 名超重和 42 名非超重学龄前儿童的粗大动作发展进行研究,结果表明,儿童肥胖可能对大肌肉运动有不良影响,超重者在运动和

[1] 胡水清,王欢,李一辰.北京市 3—6 岁儿童国民体质测试成绩与粗大动作技能发展的关系[J].中国体育科技,2018,54(5):32-37.

[2] 侯如兰,夏莉莉,王维清,等.西安市幼儿手精细动作发育状况[J].中国学校卫生,2004,25(6):682-683.

[3] 曾祥钱,徐冬青,李庆雯,等.天津 8—10 岁肥胖男童精细动作发展特点分析[J].中国学校卫生,2016,37(5):644-646,650.

[4] Liu T. Hamilton M, Smith S. Motor Proficiency of the Head Start and Typically Developing Children on MABC-2[J]. Journal of Child & Adolescent Behavior,2015,3(2):2-4.

物体控制任务上的表现比非超重的同龄人差[1]。Zapata 等用皮博迪运动发育量表(PDMS-2)评价 5 岁足部畸形患儿的粗大动作发育情况。结果发现接受足内翻治疗后的幼儿粗大动作平均分与该年龄段正常幼儿相当,表明足部畸形对5 岁儿童粗大动作发展无显著影响[2]。Burns 等调查了 1460 名儿童(平均年龄 8.4±1.8 岁),考察为期 *R* 周的学校体育活动计划(CSPAP)对低收入家庭儿童粗大动作发展的影响,研究表明低龄儿童的粗大动作得分提高幅度高于大龄儿童。年龄较小的儿童比年龄较大的儿童有较大的改善[3]。刘伦宏采用布鲁氏动作熟练度测试工具(BOT-2)中 7 个协调性动作项目,对 1 175 名 6—17 岁智力障碍学生进行测验。研究发现年龄和障碍程度对测试得分均有显著影响,测试得分随年龄的增长而增长,障碍程度越轻,协调性动作测试得分越高。操作物体的协调性动作男性优于女性,非操作物体协调性动作得分女性高于男性[4]。对于特殊人群动作发展的研究,国内已有相关研究机构介入,但是较国外研究还有一定差距。今后的研究可以更加全面深入地将此人群作为一个研究方向,提高他们的动作发展水平。

(三)动作发展干预研究

动作发展干预研究是整个动作发展研究领域的重要组成部分,国内外研究者对此问题进行了较为全面的研究,取得了大量的成果。本书通过文献梳理,总结出了动作发展干预研究的 4 个主题,即动作发展干预类型、干预内容、干预方案及干预效果。

1.动作发展干预类型

根据幼儿学习与生活的场所环境,可以分为学校干预、家庭干预、社区干预以及综合干预 4 种类型。文献调研发现,动作发展干预类型研究主要集中在学校,而家庭、社区及综合干预相关研究较少,可能与幼儿日常生活主要在学校

[1] Morano M, Colella D , Caroli M. Gross motor skill performance in a sample of overweight and non-overweight preschool children[J]. International Journal of Pediatric Obesity,2011,(6): 42-46.

[2] Zapata K A,Karol L A, Jeans K A, Joun C H . Clubfoot Does Not Impair Gross Motor Development in 5-Year-Old[J]. Pediatric Physical Therapy,2018,30(2):101-104.

[3] Burns R D,Fu Y,Fang Y,et al. Effect of a 12-Week Physical Activity Program on Gross Motor Skills in Children[J]. Perceptual and motor skills,2017,124(6):1121-1133.

[4] 刘伦宏.6—17 岁智力障碍学生协调性动作发育熟练度的研究[D].北京:北京体育大学,2014.

有关。

(1)学校干预

学生体育活动根据组织的形式,可以分为体育课、课外体育活动、户外体育活动、早操。宁科在幼儿园体育活动课中对 142 名 3—6 岁幼儿的大肌肉动作发展进行干预[1]。吴升扣[2]和姜桂萍[3]等对 60 名 3—6 岁幼儿采用身体韵律性活动对幼儿粗大动作和平衡能力进行研究,发现韵律性活动可以促进粗大动作和平衡能力的发展。Altunsoz 对弱势学龄前儿童制订了一项 SKIP 干预来促进幼儿动作技能发展[4]。韩杰在幼儿园户外体育活动中对幼儿动作发展进行干预,结果表明户外体育活动干预对促进幼儿粗大动作发展有显著的影响[5]。石少锋设计了幼儿园户外区域体育活动内容,通过实施干预有效地提高了实验班幼儿身体素质和移动性动作发展水平[6]。谢琴采用 20 min 晨间锻炼、30 min 早操、1 h 体育活动和 1 h 户外活动等多种形式对幼儿进行动作干预,研究表明以动作为主的体育教育活动有效降低了 3—4 岁幼儿大肌肉动作的问题出现率,并有效提高了大肌肉动作能力[7]。

(2)家庭干预

Hamilton 等探讨家庭干预对有发展迟缓或学业障碍的学龄前儿童动作发展的影响。结果表明实验班的得分后测对比前测有显著提高[8]。Laukkanen 等为4—7 岁儿童的家长提供为期一年的儿童身体活动水平提升方面的咨询来构建

[1] 宁科.幼儿大肌肉动作发展特征及教学指导策略研究[D].北京:北京体育大学,2017.

[2] 吴升扣,姜桂萍,李曙刚,等.动作发展视角的韵律性身体活动促进幼儿粗大动作发展水平的实证研究[J].北京体育大学学报,2015(11):98-105.

[3] 姜桂萍,纪仲秋,焦喜便,等.动作发展视角的韵律性身体活动对3—6岁幼儿静态平衡能力的影响[J].中国运动医学杂志,2016,35(9):822-831.

[4] Altunsoz I H, Goodway J D. Skiping to motor competence:the influence of project successful kinesthetic instruction for preschoolers on motor competence of disadvantaged preschoolers [J]. Physical Education and Sport Pedagogy, 2016,21(4):366-385.

[5] 韩杰.基于动作发展理论下的幼儿园户外体育活动干预研究[D].北京:北京体育大学,2018.

[6] 石少锋.幼儿园户外区域体育活动的设计与实施[D].北京:北京体育大学,2017.

[7] 谢琴,赖艳霞,万文清.3—4岁幼儿大肌肉动作发展的干预研究[J].湖北体育科技,2018(6):518-523.

[8] Hamilton M , Goodway J D , Haubenstricker J. Parent-Assisted Instruction in a Motor Skill Program for At-Risk Preschool Children[J]. Human Kinetics ,1999,16(4):415-426.

家庭干预[1]。张烨等研究抚养方式对幼儿体育参与程度的影响,结果发现恰当的情境游戏干预可以有效地提高隔代抚养的幼儿的体育参与度[2]。

（3）社区干预

Kelly 等探讨了一项为期 12 周的社区体育干预项目对学龄前儿童 6 项基本动作发展的影响。结果表明实验班儿童在体育课所涉及的全部 6 项基本动作发展上都取得了显著的进步[3]。Catherine 等为了评估幼儿动作发展计划对粗大动作和认知功能的影响,对幼儿发展中心（ECDC）项目的 118 名儿童进行干预。结果显示:实验班儿童在移动性动作和物体控制动作方面的得分显著优于对照班[4]。Pope 对 111 名西班牙裔学龄前儿童(38—52 个月)物体控制动作进行调查,以获取在 Head start 项目中的物体控制的基线数据。研究发现 83% 的受试者得分低于标准分 5 分,11% 的低于标准分 3 分,这表明 Head start 干预项目对社会经济地位低的儿童的物体控制动作发展具有重要意义[5]。

（4）综合干预

王利红从家庭和幼儿园两个角度出发,探索 3—6 岁幼儿体质与健康发展的有效模式。研究表明家园共建模式虽然在 9 个月之内对促进幼儿体质与健康水平难以产生显著效果,但随着干预时间的增加,幼儿的体质与健康水平必然取得大幅度的提升[6]。Birnbaum 等采用幼儿园和家庭联合的形式来促进幼儿身体

[1] Laukkanen A,Pesola A J,Heikkinen R,et al. Family-Based Cluster Randomized Controlled Trial Enhancing Physical Activity and Motor Competence in 4-7-Year-Old Children[J]. Plos One, 2015,10(11):1-7.

[2] 张烨,全海英,张琪,等.隔代抚养幼儿的体育参与程度及其干预[J].学前教育研究,2017(10):28-37.

[3] Kelly L E,Dagger J,Walkley J. The effects of an assessment-based physical education program on motor skill development in preschool children[J]. Education and Treatment of Children,1989,12(2):152-164.

[4] Catherine E D,Masturah A,Jared F,Estelle V L. Impact of a community-based programme for motor development on gross motor skills and cognitive function in preschool children from disadvantaged settings[J]. Early Child Development and Care,2012,182(1):137-152.

[5] Pope M L,Liu T,Getchell N. Object-Control Skills in Hispanic Preschool Children Enrolled in Head Starte[J]. Perceptual and Motor Skills, 2011(1):193-200.

[6] 王利红.幼儿体质与健康促进家园共建模式的构建及其实证研究[D].北京:北京体育大学,2011.

活动水平和基本动作发展[1]。

从以上4种不同干预类型的研究成果来看,每种类型都有各自的特点。多数研究表明干预后幼儿动作发展都取得了不同程度的提高,表明了干预的有效性。但是还没有发现不同类型干预的对比研究,以及综合干预的效果是否优于单一干预类型,这些方面的相关研究还需要进一步深入探索。

2.动作发展干预内容

从我国学前教育专业教材中对体育活动内容分类可以看出,我国幼儿体育活动主要内容可分为基本动作类、基本体操类、体育游戏类、运动器械类、民族体育活动及其他项目(冰雪项目、游泳、定向运动、律动等)见表2.4。基本动作的练习始终占有重要的地位,是由基本动作在整个动作发展中的基础性作用和地位所决定的,发展基本动作是实现学前体育活动任务的基本前提。

表2.4 我国学前教育专业教材中体育活动内容

序号	幼儿体育专著	作者	体育活动内容
1	幼儿体育教学法	陈冬华 (1986)	①基本动作;②基本体操;③体育游戏或活动性游戏;④提高身体素质的练习;⑤器械练习;⑥游泳
2	幼儿体育教学法	王占春 (1996)	①基本动作;②基本体操;③体育游戏;④提高身体素质的练习;⑤器械练习;⑥游泳
3	幼儿园健康教育	顾荣芳、薛青华 (2004)	①体操类(队列队形);②器械活动;③游戏
4	幼儿园体育创新基础理论和方法	黄世勋 (2006)	①基本动作及游戏;②小球游戏;③体操;④律动;⑤冰雪活动;⑥大型体育器材
5	幼儿园体育活动的理论与方法	陈珂琦、陈冬华 (2013)	①幼儿体操;②基本动作与游戏;③运动器械与游戏;④利用环境的体育活动;⑤民族民间地域性体育游戏
6	学前儿童体育	刘馨 (2014)	①基本动作;②基本体操;③体育游戏;④运动器械

---

[1] Birnbaum J, Geyer C, Kirchberg F, et al. Effects of a kindergarten-based, family-involved intervention on motor performance ability in 3-to 6-year-old children: The Toy Box-study [J]. Journal of Sports Sciences, 2017,35(4):377-384.

序号	幼儿体育专著	作者	体育活动内容
7	幼儿园体育活动设计与指导	张首文、白秋红（2017）	①基本动作发展；②运动器械与游戏；③幼儿体育游戏；④幼儿体操；⑤民族民间体育游戏；⑥幼儿定向运动

（1）基本动作类

周兴生等通过构建3—6岁幼儿核心动作内容体系并进行实证，结果表明在核心动作经验指导下的教学活动对幼儿动作发展具有积极的促进作用[1]。周喆啸通过实验研究发现，园本体育活动和身体功能性动作都可对3—6岁幼儿粗大动作的发展产生积极影响，并且身体功能性动作对改善4—6岁幼儿行为表现问题更为有效[2]。杨清轩研究认为动作教学能够有效提高学前儿童大肌肉动作发展水平，并且效果明显优于传统体育教学[3]。

（2）体操类

贾宝童研究发现幼儿体操教学可以有效地促进4—6岁幼儿的大肌肉群动作的发展，且对移动性动作的影响较为显著[4]。查萍等对5—6岁幼儿进行幼儿体操干预，实验结果表明干预后5—6岁幼儿移动性动作和操作性动作得分较实验前增加，认为幼儿体操干预能促进粗大动作发展[5]。

（3）体育游戏类

许慧敏研究认为4—5岁是发展动作技能的敏感期，此阶段进行趣味体育游戏干预可以促进幼儿粗大动作的发展[6]。李绪琼认为幼儿趣味田径游戏干预

［1］　周兴生,周毅,刘亚举.构建3—6岁儿童动作教育中核心动作经验内容体系的研究［J］.广州体育学院学报,2016,36(3):113-116.

［2］　周喆啸.3—6岁幼儿身体功能性动作体系的构建与实证研究［D］.石家庄:河北师范大学,2017.

［3］　杨清轩.动作发展视域下学前儿童大肌肉动作发展的实验干预［J］.西安体育学院学报,2017,34(3):341-347.

［4］　贾宝童.幼儿体操教学对幼儿大肌肉动作发展影响的实验研究［J］.菏泽学院学报,2015(2):138-142.

［5］　查萍,申其淇,任园春.幼儿体操运动干预对粗大动作发展的影响［J］.中国学校卫生,2018,39(2):197-199.

［6］　许慧敏.动作技能发展视角下幼儿体育游戏实施效果的实证研究［D］.北京:北京体育大学,2017.

对跑步速度、跳远距离及投掷距离的影响显著,幼儿趣味田径游戏效果优于园本体育教学效果[1]。

(4)器械类

李红露对4—5岁幼儿进行球类游戏活动干预,研究表明球类游戏活动能促进4—5岁幼儿控制性动作发展[2]。肖欢采用篮球操对8—9岁儿童大肌肉群动作发展进行研究,结果表明位移技能中的六个项目实验后均具有显著性提高,物体控制技能的六个项目均具有非常显著的提高[3]。

(5)体能训练类

张莹认为有针对性的体能练习能够发展3—4岁幼儿身体素质,有助于提高幼儿基本动作的完成质量,激发幼儿运动潜能[4]。何建龙等研究认为现代体能教学对促进幼儿基本动作技能发展有积极影响,且更有利于3—6岁幼儿物体控制动作技能的发展[5]。

(6)游泳类

张腾研究表明游泳学习对4—6岁幼儿移动性和稳定性动作影响显著,但对操作性动作和感知身体能力影响不显著。游泳学习对3—4岁幼儿粗大动作发展的影响不显著;对4—6岁幼儿移动性和稳定性动作的影响显著,对操作性动作的影响较小;对6岁以上幼儿操作性和稳定性动作影响显著[6]。

从以上对幼儿动作发展的干预内容来看,主要集中在基本动作类、体操类、游戏类的干预。张莹认为幼儿体育活动内容的选择,应重视幼儿动作的准备与经验,练习动作的身体素质情况,练习动作的负荷强度大小,练习动作与环境的

[1] 李绪琼.4—6岁幼儿跑,跳,投动作发展特征与干预效果研究[D].南宁:南宁师范大学,2019.
[2] 李红露.球类游戏活动对4—5岁幼儿控制性动作发展影响的实验研究[D].北京:首都体育学院,2016.
[3] 肖欢.篮球操对8—9岁儿童大肌肉群动作发展能力影响的实验研究[D].西安:西安体育学院,2019.
[4] 张莹.幼儿期体能练习方法研究[D].北京:北京体育大学,2011.
[5] 何建龙,李燕,王琳,等.现代体能教学对幼儿基本动作技能发展比较研究[J].宜春学院学报,2014(3):121-124.
[6] 张腾.游泳学习对幼儿粗大动作发展及感知身体能力的影响[D].北京:北京体育大学,2019.

关系,练习动作与特定体育项目基本技术相结合等[1]。幼儿基本动作的练习是幼儿期体育活动的重要内容,以游戏为主要方式开展活动。在活动过程中,还应根据幼儿身心发展的规律和特点,采用多样化的内容进行练习,促进幼儿全面发展。

3. 动作发展干预方案

幼儿动作发展干预方案的科学制订直接关系到干预的效果。干预方案的制订是一项系统工程,需要考虑影响幼儿动作发展的诸多方面。因此,如何科学有效地制订干预方案成为值得关注的问题。

辛飞等对国外幼儿基本动作技能干预研究进行系统评述。研究认为体育教师、教练及专家主导的"以儿童为中心"的干预模式,单次干预时间 30~40 min,每周 2 次,8—16 周的干预效果最好。TGMD-2 测评工具的使用最为广泛,但只有 19% 的研究进行了跟踪测试。研究表明国外幼儿时期的基本动作技能干预对个体的基本动作技能发展具有促进作用[2]。

Hamilton 等探讨了运动干预对低收入西班牙学前儿童运动表现的影响。使用皮博迪动作发育量表(PDMS-2)对其精细和粗大动作进行评估。实验班儿童接受 800 min 技能指导,以粗大和精细动作为练习内容。对照班儿童接受 800 min 的基于游戏的课程,干预 16 周后,实验班和对照班儿童在静态和视觉运动测试方面有显著差异。结果表明实验班在有计划的运动干预下,他们的粗大、精细动作能力都有显著提升[3]。

吴升扣研究韵律性身体活动对幼儿粗大动作发展的影响,将实验对象分为实验班与对照班。实验班韵律性身体活动,每天累计活动时间为 20~30 min,干预周期为 1 年。对照班进行一般性的韵律性身体活动,其他所有实验条件与实验班均相同。干预后实验班幼儿粗大动作发展水平总得分、移动性动作得分、操作性动作得分均显著高于运动干预前得分。研究认为动作发展视角下韵律性身

[1]　张莹.动作发展视角下的幼儿体育活动内容实证研究[J].北京体育大学学报,2012,35(3):133-140.

[2]　辛飞,蔡玉军,鲍冉,等.国外幼儿基本动作技能干预研究系统评述[J].体育科学,2019,39(2):83-97.

[3]　Hamilton M,Liu T. The Effects of an Intervention on the Gross And Fine Motor Skills of Hispanic Pre-K Children from Low SES Backgrounds[J]. Early Childhood Education Journal,2018,46(2):223-230.

体活动能够有效地提高幼儿粗大动作发展水平,效果优于一般韵律性身体活动[1]。

赵吉刚认为设计合理的幼儿体育教学活动方案能够促进幼儿身体素质的提升。在制订活动方案时,应当依据教学活动方案目标、方案活动原则以及方案内容进行设计,同时依据教学、引导、强化、再教学、再观察的顺序来开展实际的教学活动[2]。

从以上研究可以看出,目前干预方案设计总体的思路是按照实验前测—干预实验—实验后测对比的模式,把研究对象分为实验班和对照班,多数是准实验设计。干预项目选择多以基本动作类、体操类、游戏类为主,年龄上多数以 3—6 岁为主,少数研究仅针对某一年龄阶段进行干预。干预周期差异较大,有 1 年、32 周、16 周、12 周,最少的 8 周,多数为 8—12 周。每周活动次数最多 5 次,多数研究在 2～3 次。每次活动时间上差异较大,多数为 25～40 min,但还有研究为每次 1 h。多采用 TGMD 工具进行测试。目前多数研究并没有给出更为详细、科学的干预方案。因此,在干预时应围绕干预目的、干预模式、干预内容、干预时间、强度负荷、教学指导、干预评价等诸多要素进行统筹设计。

4. 动作发展干预效果

动作发展干预效果是干预研究的重要内容,也是干预的主要目的。Goodway 等研究动作干预对发育迟缓的学龄前儿童动作发展的影响。实验班进行了 12 周(2 445 min)的干预。与对照班相比,干预组在干预后的移动性能力和操作性能力得分明显高于干预前[3]。Goodway 研究探讨一项为期 9 周的干预计划对有发展迟滞风险的学龄前儿童移动性动作及操作性动作发展的影响。实验班接受 1835 min 的训练,对照班接受常规的学前教育。采用 TGMD-1 测试。干预后实验班在移动性动作和操控性动作上的表现均优于对照班,并且该组的后测成绩明显高于对照班[4]。Goyakla 研究评估两种不同教学方法对动作发展的影

[1] 吴升扣,姜桂萍,李曙刚,等.动作发展视角的韵律性身体活动促进幼儿粗大动作发展水平的实证研究[J].北京体育大学学报,2015(11):98-105.

[2] 赵吉刚.幼儿体育教学活动方案开发与设置的实证研究[J].中国教育学刊,2015(S2):270-271.

[3] Goodway J D,Branta C F. Influence of a Motor Skill Intervention on Fundamental Motor Skill Development of Disadvantaged Preschool Children[J]. Research Quarterly for Exercise and Sport,2003,74(1):36-46.

[4] Goodway J D,Crowe H,Ward P. Effects of motor skill instruction on fundamental motor skill development[J]. Human Kinetics,2003,20(3):298-314.

响,研究结果表明,进行基于体育活动的教学方法干预后,幼儿在移动和操控技能方面都有显著提高[1]。多数研究表明实验干预后,实验班幼儿粗大动作发展总体水平高于对照班,或干预后在移动性动作、操作性动作或是稳定性动作的某个方面优于对照班,说明多数干预取得了一定效果。

从以上4个方面动作发展的干预研究中发现:①以场所划分的干预类型多数以园所干预为主,家庭、社区及综合干预相关研究较少。一方面这可能与幼儿一日生活主要集中在园所有关,另一方面从实验控制来看,单一干预类型实验控制难度相比综合干预要小。②体育活动干预内容研究方面,主要集中在基本动作类、体操类、游戏类的干预。③在干预方案制订上,多数研究表明干预取得了一定效果,但对于具体干预方案却没有进行详细阐述或解释不清,并且干预方案设计中对于干预类型、活动的频次、活动量与强度、干预效果测评等有不同的描述。④干预效果方面,多数研究表明实验班干预后较干预前动作发展水平有所提高,表明干预实验取得了一定效果。对于干预研究来讲,制订科学的干预方案和有效实施干预方案是取得干预效果的重要途径。因此,本书在多学科相关理论的指导下,首先通过实地调查与分析摸清幼儿基本动作发展的现实水平及存在的问题,其次有针对性地制订干预方案,再次通过实验实施方案,最后通过测评检验干预效果。

(四)动作发展与其他因素关系研究

1.动作发展与体力活动、体质关系研究

国内外学者对动作发展与体力活动、体质的关系进行了相关研究。Ward认为体力活动(PA)和体质、体重状态(WS)是影响动作发展的重要因素,基本动作与体力活动成正相关,即动作发展水平越高,体力活动水平越高。体力活动包括以下四大类型:家庭劳作类(家务、园艺等),交通出行类(步行、骑车等),工作任务类(搬运、伐木等),体育锻炼类(篮球、游泳等)[2]。Seefeldt指出,动作发展与体力活动关系密切,个体在儿童时期的动作能力应当达到某一

[1] Goyakla A R R. Activity-Based Intervention in Motor Skill Development[J]. Perceptual and Motor Skills,2005,100(3):1011-1020.

[2] Ward D S,Saunders R P,Pate R R. Physical Activity Interventions in Children and Adolescents[M]. Champaign IL:Human Kinetics,2007:3-5.

阈值,才能满足日后成长过程中的日常体力活动的需要[1]。Laukkanen 等研究发现,粗大动作与中、高神经肌肉代谢强度有关,与小学女生 PA 水平高度相关,与学龄前女生 PA 水平中度相关[2]。Logan 等研究表明,儿童早期 FMS 与 PA 的相关系数 r 为 0.16 ~ 0.48,儿童晚期 r 为 0.24 ~ 0.55,青少年时期 r 为 0.14 ~ 0.35。在各个年龄段,男孩和女孩的物体控制技能与身体活动的关系更为密切[3]。Veldman 研究表明,粗大动作和总体力活动或 MVPA 之间没有关联,但在年龄较大的儿童中这种关联更明显,说明年龄可能是促进粗大动作发展的潜在因素。[4]。桂春燕等通过综述研究发现,基本动作发展与体力活动两者成正相关关系,关联方向上更侧重于儿童基本动作发展对体力活动的促进,关联程度随年龄的增加而增强。不同性别关联程度存在一定的差异,女童更侧重移动技能,男童操作技能比女童高。在两种技能形式中,操作技能比移动技能对体力活动更具影响力[5]。

在动作发展与体质之间的关系研究中,Hondt 等研究儿童体重与粗大动作协调能力之间的关系,发现粗大动作协调能力与儿童体重状况密切相关,OW/OB 儿童的粗大动作协调能力与正常体重同龄人的差距会越来越大[6]。胡水清、王欢等发现体质测试成绩差的儿童,动作发展低于整体水平,粗大动作发展与体质测试结果中等相关[7]。从以上研究可以看出,基本动作发展与体重负相

[1] Seefeldt V. Psychology of Motor Behavior and Sport[M]. Champaign,IL:Human Kinetics, 1980:314-323.

[2] Laukkanen A,Pesola A,Havu M,Sääkslahti A,Finni T. Relationship between habitual physical activity and gross motor skills is multifaceted in 5 to 8-year-old children[J]. Scandinavian journal of medicine science sports, 2014,24(2):102-110.

[3] Logan S W, Webster E K, Getchell N, et al. Relationship Between Fundamental Motor Skill Competence and Physical Activity During Childhood and Adolescence:A Systematic Review [J]. Human Kinetics,2015,(4):416-426.

[4] VeldmanS L C,Jones R A,Santos R,et al. Associations between gross motor skills and physical activity in Australian toddlers[J].Journal of science and medicine in sport,2018, 21:817-821.

[5] 桂春燕,王荣辉,刘鑫.儿童基本动作技能与体力活动关联性研究进展[J].体育学刊, 2019,26(2):89-95.

[6] Hondt E D,Deforche B,Gentier I,et al. A longitudinal analysis of gross motor coordination in overweight and obese children versus normal-weight peers[J]. International Journal of Obesity,2013,37:61-67.

[7] 胡水清、王欢、李一辰.北京市3—6岁儿童国民体质测试成绩与粗大动作技能发展的关系[J].中国体育科技,2018,54(5):32-37.

关,与身体活动水平中等相关(并且相关系数与性别、年龄有关),与体质中等相关。Stodden 等建立了影响儿童体力活动变化轨迹的动态模型(图2.1),该模型分析了不同年龄阶段动作能力、体力活动、健康体质、感觉机能之间的动态关系,并分析了各种关系对健康影响的路径[1]。Barnett 和 Lloyd 认为儿童时期的基本动作的熟练情况能影响青少年时期的体育锻炼行为[2][3]。从儿童体力活动变化轨迹动态模型中可以看出,动作能力、动作感觉机能、体质、体力活动水平之间有密切的关系。高水平的动作能力、动作感知能力、体力活动水平和体质,让人拥有健康的体重。相反,就可能引起体重增加或导致肥胖。

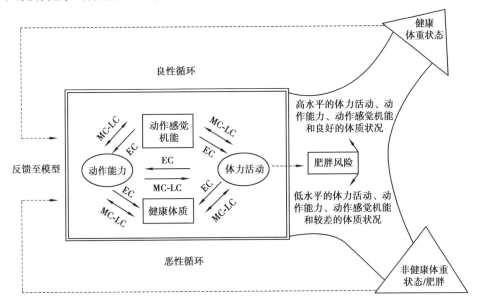

图2.1　儿童体力活动变化轨迹动态模型(Stodden,2008)

2.动作发展与感知能力关系研究

国内外研究表明,幼儿基本动作的学习与发展会对幼儿身体和心理的发展

[1] Stodden D F,Goodway J D,Langendorfer S J,et al. A developmental perspective on the role of motor skill competence in physical activity:An emergent relationship[J]. Quest,2008,60 (2):290−306.

[2] Barnett L M, Van Beurden E, Morgan P J, et al. Does childhood motor skill proficiency predict adolescent fitness? [J]. Medicine and Science in Sports and Exercise, 2008,40(12): 2137−2144.

[3] Lloyd M, Saunders T J, Bremer E, et al. Long−term importance of fundamental motor skills: A 20−year follow−up study[J]. Adapt Physical Activty, 2014,31(1):67−78.

产生重要影响。Robinson 对 119 名 4 岁幼儿粗大动作发展进行测验,用感知能力和社会接受量表评估感知身体能力。结果表明感知身体能力与基本动作发展存在中度正相关。性别差异上,男孩表现出更熟练的动作技能和更高的身体感知能力,两者之间存在正向关系[1]。Davis 等研究表明总认知水平和运动得分之间存在显著的相关性[2]。任园春等认为低龄学童粗大动作发展与其行为和认知发展水平相关,男童粗大动作发展与其行为表现有密切关系,而女童粗大动作发展与认知水平关系更加密切[3]。Robinson 发现基本动作发展与感知能力之间存在中度显著相关,并存在性别差异,男孩比女孩表现出更熟练的运动技能和更高的身体感知能力[4]。Lopes 等探讨幼儿中至高强度体力活动(MVPA)、久坐行为(SB)与动作能力(MC)及感知动作能力(PMC)之间的关系。结果表明,动作能力和感知动作能力与中至高强度体力和久坐之间没有关系。这两种动作能力早期缺乏联系可能是幼儿因认知能力较低而无法做出准确的自我判断和评估所致[5]。Brian 等对 326 名 4—5 岁幼儿进行 TGMD-2 和幼儿感知动作技能能力测验。结果发现,感知动作能力与操作性技能显著相关,但与移动性技能无关,还表明儿童动作能力长期下降可能是由于体育活动减少和久坐行为增加[6]。

在国内,李斐等提出的精细动作能促进认知发展的论点得到心理学、行为学

[1] Robinson L E. The relationship between perceived physical competence and fundamental motor skills in preschool children[J]. Child Care Health Development, 2011,37(4):589-596.

[2] Davis E E, Pitchford N J, Limback E. The interrelation between cognitive and motor development in typically developing children aged 4-11 years is underpinned by visual processing and fine manual control[J]. Psychology, 2011,102(3):569-584.

[3] 任园春,赵琳琳,王芳,等.不同大肌肉动作发展水平幼童的体质、行为及认知功能特点[J].北京体育大学学报,2013(3):79-84.

[4] Robinson L E. The relationship between perceived physical competence and fundamental motor skills in preschool children[J]. Child:care,health and development,2010,37(4):589-96.

[5] Lopes V,Barnett L,Rodrigues L. Is there an association among actual motor competence, perceived motor competence, physical activity, and sedentary behavior in preschool children?[J].Journal of Motor Learning and Development, 2016, 4(2): 129-141.

[6] Brian A,Bardid F,Barnett L M,etal. Actual and Perceived Motor Competence Levels of Belgian and United States Preschool Children[J]. Journal of Motor Learning and Development, 2018(6):320-336.

证实后,亟待寻找充分的神经生物学证据,以期阐明发生机制,进一步促进脑潜能的开发[1]。耿达等认为精细动作与认知在发展中不断相互促进,精细动作可以预测小学低年级学生的学业成绩,尤其是阅读和数学成绩。精细动作技能和认知发展的关系具有大脑神经发育基础,某些认知损伤的病症可以通过精细动作的训练而得到改善和治疗[2]。吴升扣、姜桂萍等认为幼儿的本体感觉能力与粗大动作发展水平之间有非常显著的正相关关系,而与幼儿身体质量指数之间没有显著的相关关系[3]。宁科、沈信生等分析学前儿童基本动作发展与感知动作能力的关系,认为学前儿童的感知动作能力与基本动作发展有中度相关性,男童基本动作发展与感知动作能力水平高于女童[4]。以上研究总体表明,动作发展与感知能力存在正相关性,动作发展水平越高,感知能力发展越好,并且两者之间存在性别差异。操作性动作技能与感知能力的关系要高于移动性动作技能与感知能力的关系。

3.动作发展与学业成绩关系研究

动作发展与学业成绩关系研究中的基本动作主要指精细动作。Fischer 等认为手指计数是儿童早期数学发展的重要步骤。儿童在早期计数经验中靠活动手指来帮助他们数数的能力大部分取决于他们早期的精细动作发展,FMS 在早期计数和数学知识中发挥了重要作用[5]。Cameron 等探讨执行功能(EF)及精细动作发展对成绩的影响。研究表明,执行功能与精细动作表现出明显的相关性。此外,EF 和精细动作水平的提高在实验班表现尤其明显,并可以预测幼儿

[1] 李斐,颜崇淮,沈晓明.早期精细动作技能发育促进脑认知发展的研究进展[J].中华医学杂志,2005,85(30):2157-2159.

[2] 耿达,张兴利,施建农.儿童早期精细动作技能与认知发展的关系[J].心理科学进展,2015(2):261-267.

[3] 吴升扣,姜桂萍,龚睿,等.3—6岁幼儿本体感觉能力和粗大动作发展水平的特征及相关性研究[J].体育学刊,2016,23(1):131-135.

[4] 宁科,沈信生,米青,等.学前儿童基本动作技能与感知运动能力的关系研究[J].山东体育学院报,2017,33(6):63-68.

[5] Fischer U,Suggate S P,Schmirl J,Stoeger, H. Counting on fine motor skills:links between preschool finger dexterity and numerical skills[J]. Developmental Science ,2018,21(4):1-11.

园入学时的成绩[1]。Dinehart等研究表明,精细动作中的书写和物体操作性练习对二年级学生以后的阅读和数学成绩均有显著影响[2]。李蓓蕾、林磊、董奇选取151名4—8岁儿童以及30名本科生,对精细动作能力的发展及与其学业成绩的关系进行研究。结果发现,不同精细动作能力的发展速度从高到低依次为线条填画能力、图形临摹能力和筷子使用能力。不同学业成绩儿童在各类精细动作能力上都存在显著差异[3]。从以上研究可以看出,基本动作中的精细动作与学业成绩有关,并且可以通过精细动作发展水平来预测儿童的学业成绩。

(五)本书的突破点

前人从不同角度分析讨论了动作发展测评、动作发展特征、动作发展干预、动作发展与其他因素的关系等诸多方面,取得了丰硕的成果,为本书的进一步拓展奠定了基础。但是通过综述发现,当前对幼儿基本动作的发展干预研究还需要从以下方面进行完善。

以往研究多是幼儿基本动作部分内容的干预,如"粗大动作""精细动作"或"移动性动作""操作性动作"等,缺少对"幼儿基本动作"内容的综合、整体干预。鉴于此,本书在基于对幼儿基本动作概念深入理解的基础上,在动作发展的视角下,通过对粗大动作和精细动作的全面调查研究,分析动作发展存在的不足,然后再有针对性地设计干预方案并实施,最后通过测评检验干预方案,旨在对幼儿基本动作内容进行全面、综合的干预。

国内外对基本动作发展特征的研究,都是通过测评了解现状、总结特征和规律,并发现不足。我国对幼儿粗大动作发展调查研究成果较多,而对精细动作特征研究不够深入。虽然在幼儿粗大动作发展的调查研究中取得的成果较多,但是在动作发展的性别、年龄特征上还存在争议。此外,多数研究认为儿童操作性动作发展较差,但并没有具体指明哪些动作发展较差,这些问题都有待进一步探讨。

[1] Cameron, CE. Brock LL. Murrah, WM. Bell, LH. Worzalla, SL. . Fine Motor Skills and Executive Function Both Contribute to Kindergarten Achievement[J]. Child Development,2012, 83(4):1229-1234.

[2] Dinehart, L,Manfra, L. Associations Between Low-Income Children's Fine Motor Skills in Preschool and Academic Performance in Second Grade [J]. Early Education and Development,2013,24(2):138-161.

[3] 李蓓蕾,林磊,董奇,等.儿童精细动作能力的发展及与其学业成绩的关系[J].心理学报,2002,34(5):494-499.

对比国内外儿童动作发展的干预研究可以发现,多数研究通过干预提高了幼儿动作发展水平,但是缺少对干预方案全面、细致、详细的内容描述。干预方案的制订和方案的实施一定程度上影响了干预效果,因此,如何制订科学、合理的干预方案,如何确定其内容构成,如何检验干预方案实效性等,都是值得思考的重要问题。

三、本书的思路及方法

(一)本书的思路

本书的基本思路包括 6 个环节:明确问题→理论分析→实地调查→设计干预方案→效果检验→机制分析。首先,树立问题意识,论证幼儿基本动作的发展干预为什么是当前幼儿体育活动中的重要问题,这也是本课题立论的前提条件。其次,明晰幼儿基本动作的发展理论基础,包括动作发展理论基础和幼儿基本动作发展干预的理论基础。然后,基于对西安市 7 所幼儿园的实地调查,摸清幼儿粗大动作和精细动作发展的特征、存在的问题及原因。根据实地调查的结果,在文献调研和专家访谈基础上,制订有针对性的干预方案。基于实证的角度,通过 12 周实验干预,对比实验班和对照班在粗大动作、精细动作上的差异来验证干预效果。最后,从学科角度总结出影响幼儿基本动作发展的内在机制,为更好地干预提供理论与实践参考。

(二)本书的目的

①通过文献资料梳理动作发展研究现状,找出本书的突破口。通过实地测试和观察,了解幼儿基本动作的发展现状,总结其特征和存在的主要问题,并分析原因,为下一步干预方案的制订提供现实依据。

②针对基本动作调查中存在的主要问题和原因,在动作发展理论指导下,制订有针对性、适宜的干预方案。

③采用实验法对幼儿基本动作的发展进行干预,干预后通过数理统计法对比干预前后实验班和对照班幼儿在粗大动作和精细动作方面的变化情况,验证本书设计的干预方案的实效性。

④更深层次剖析幼儿基本动作发展的影响机制。

（三）本书研究方法

本书在辩证唯物主义方法论的指导下,采用理论与实证相结合的研究范式,根据研究目的,采用的具体研究方法为文献资料法、观察法、专家访谈法、测试法、实验法和数理统计法。

1. 文献资料法

为了全面了解我国幼儿体育及幼儿动作发展的背景、热点、研究现状和发展趋势等,为研究课题的完成奠定坚实的理论基础,主要在国家图书馆、北京体育大学图书馆、兰州大学图书馆、陕西师范大学图书馆,借助国内知网、万方、中国优秀硕士学位论文全文数据库、百链云,国外 Google Scholar、Web of Science、EBSCO、Springer Link 等网站和数据库对本书相关主题进行检索和借阅。检索方式采用关键词、主题和标题等进行检索,无出版日期限制,其中中文检索词为幼儿、学龄前儿童、幼儿体育、动作、动作技能、动作发展、幼儿游戏、粗大动作、精细动作等;英文检索关键词或主题词主要包括 children, preschool children, children sports, movement, fundamental motor skill, motor development, game, gross motor development, fine motor development。查找国内外体育学、学前教育学、儿童心理学、教育学、生理学、统计学等有关幼儿体育、学前教育、儿童心理、体育游戏、动作技能、动作发展、体育统计等为主题的期刊文献、专著、学位论文、会议论文、电子文献等资料,以及购买幼儿相关书籍。本书收集的文献和引用文献见表2.5。

表2.5　本书收集的文献和引用文献

文献类型	收集文献	引用文献
期刊论文/篇	260	123
专著/本	92	66
学位论文/篇	56	25
论文集/本	8	2
研究报告/本	7	2
电子文献/条	13	9
合计	436	227

2. 观察法

观察法是人类获取外部世界信息的基本方法,是指研究者通过对目标行为进行有目的、有计划的考察、记录、分析,从而获取研究资料的方法[1]。在学前教育科学研究领域,观察法是幼教科研最基本的方法。本书主要通过观察了解不同年龄阶段幼儿粗大动作和精细动作发展特征和行为表现。根据研究目的需要选用观察评定法中的核对表法。核对表法是对一系列项目进行排序,并标明关于这些项目是否出现的几种选择,主要是对行为存在与否做出判断。核对表最大的优点在于使用方便,能迅速有效地记录观察到的内容,检验动作行为是否呈现,并提供诊断性信息[2]。

（1）观察目的

主要是了解不同年龄阶段幼儿粗大动作和精细动作发展特征和行为表现。

（2）观察对象、时间和地点

本书的观察对象为西安市蓝田县第三保育院抽取的大、中、小班共 80 名幼儿。预备观察时间在 2019 年 2 月,正式观察时间在 2019 年 3—4 月。观察时段包括做早操、体育游戏课、户外活动、自由玩耍、手工课、接送幼儿的时间。

（3）观察内容

我们根据《指南》的要求制订了观察记录表（附录一）,观察内容包括观察不同年龄阶段幼儿粗大动作和精细动作的能力发展水平和典型行为表现（表2.6）。

表2.6　幼儿基本动作的发展观察记录表

年龄	动作形式	幼儿基本动作	能	不能
3—4 岁	粗大动作	①沿地面直线或在较窄的低矮物体上走一段距离		
		②单脚连续向前跳 2 m 左右		
		③用手滚动皮球,双手向上抛球		
		④在 65～70 cm 高的障碍物下钻爬		
	精细动作	⑤单手将沙包向前投掷 2 m 左右		
		⑥用笔描横线、竖线以及圆圈		
		⑦半精准地沿着粗线剪纸		
		⑧熟练地用勺子吃饭		

---

[1]　霍力岩,姜姗姗,李敏谊,等.学前教育研究方法[M].北京:高等教育出版社,2011:113-238.

[2]　张燕,邢利娅.学前教育科学研究方法[M].北京:北京师范大学出版社,2014:79-83.

续表

年龄	动作形式	幼儿基本动作	能	不能
4—5岁	粗大动作	①听信号按节奏上下肢协调地走和跑		
		②单脚连续向前跳5 m左右		
		③连续自抛自接球		
		④在宽20 cm、高30 cm的平衡木(或斜坡)上走		
		⑤熟练协调地在60 cm高的障碍物下较灵活地侧钻		
		⑥单手将沙包向前投掷4 m左右		
	精细动作	⑦用剪刀剪出一个大圆		
		⑧完成4~5块的拼图		
		⑨用筷子吃饭		
5—6岁及以上	粗大动作	①绕过障碍、听信号走和跑		
		②单脚连续向前跳8 m左右		
		③单手将沙包向前投掷5 m左右		
		④在走平衡木时做手臂动作或持物走		
		⑤熟练协调地侧身钻过50 cm高的障碍物		
		⑥连续拍球		
		⑦玩攀爬架、荡秋千、拍皮球等体育活动		
	精细动作	⑧完成16~20块的拼图		
		⑨画出至少有6个身体部分的人物形象		
		⑩熟练使用筷子		

(4)观察法信效度

在实施观察法的过程中,很多因素都会对研究的信效度产生影响,导致研究误差。这些因素主要来自研究样本的选择、观察者的个人素质、被观察者三个方面。首先,样本的选择影响观察法信效度。一是选择的研究样本不能代表总体的全部特征;二是样本具有不稳定性,观察者没有认识到人群在一定时间内的变化,从而无法比较当前样本与历史样本;三是数据不具代表性,观察者没有考虑到样本之间的地理和地区差异。其次,观察者的个人素质也影响观察法信效度。一是观察者将个人期望、价值观和兴趣带入观察中,一方面可能会对被观察者的行为表现产生影响或诱导,另一方面使观察记录和对目标行为的评价有失客观;

二是随着观察时间的延长,观察者因疲劳等因素而改变了原来的行为判断标准,降低了研究信度;三是技术错误,观察者由于缺乏观察技巧,而在观察记录过程中出现错记、漏记等问题。最后,被观察者因素。被观察者影响观察法信效度的一个问题就是"观察者效应"。由于观察者的介入,被观察者并非一定能表现出自然状态下的行为特征,可能隐藏了某些特征,导致观察结果失真。

观察法信效度可以从三个方面进行检验[1]。一是标准关联观察者信度,指普通观察者的记录与专业观察者的记录达到一致。二是观察者间的信度。观察者间的信度(IOR),是在有两个及两个以上观察者的研究中,考量所有观察者记录的一致性。标准关联观察者的信度与观察者间的信度的不同在于,前者更关注普通观察者与专家的标准的符合程度,而后者则强调所有观察者记录相符的程度。三是观察者内部信度。观察者内部信度是指观察者在观察记录过程中的一致性。考察的是观察者本人在不同时间、不同情境进行观察时,是否遵循同样的标准、使用同样的记录方式,它直接说明观察者是否可靠。观察的信度计算公式如下[2]:

观察信度=[观察者记录相同行为的数量/(观察者记录相同行为的数量+不同行为的数量)]×观察者人数

该公式适用于标准关联观察者的信度、观察者之间的信度和观察者内部信度。一般认为,当观察者信度系数≥0.8时,观察记录是有效的[3]。本书在对观察者进行培训时,播放一段幼儿参加体育活动的录像视频,由3位幼儿教师对视频进行反复观看并记录,检验信度。3天后重放同一视频,要求3位幼儿教师再次进行记录,然后计算观察者内部信度。通过计算得到3位教师的观察信度为0.875(≥0.8),符合观察者信度要求(表2.7)。

表2.7　观察信度检验统计表

行为序号	类别	宋老师	贺老师	李老师	相同数
1	跑	2	2	2	2
2	跳	4	3	3	3
3	走	3	2	3	2

[1] 梅雷迪斯·D.高尔,沃尔特·R.博格,乔伊斯·P.高尔.教育研究方法导论[M].许庆豫,等,译.6版.南京:江苏教育出版社,2002:282.

[2] 格伦达·麦克诺顿,夏恩·诺尔夫,艾拉姆·西拉吉-布拉奇福德.早期教育研究方法:国际视野下的理论与实践[M].李敏谊,滕珺,译.北京:教育科学出版社,2008:244.

[3] 张燕,邢利娅.学前教育科学研究方法[M].北京:北京师范大学出版社,2014:58.

观察时间内行为出现的总次数:9、7、8、7,因此

$$观察信度=[7/(9+7+8)]×3=0.875$$

影响观察信度的有两个主要因素:结果的代表性和概括性。代表性是指在某一情境下、某一时段内观察到的行为,是否具有稳定性,是否在其他情境、其他时间也同样会出现。观察者不可能每时每刻都对被观察者进行观察,这就要选取目标行为可能出现的时间段来进行,但我们要确保选取时间段内观察到的行为是被观察者的常态,不会因为观察者的出现导致被观察者刻意表现。概括性是指根据观察到的被观察者的行为表现,能对其做出全面、整体的了解,一般需要通过多次观察才能对其有全面的了解。

本书为了提高观察的信度,拟采取以下措施。

①样本选择。根据袁方(1997)[1]对观察法的要求,本书观察园所大、中、小班各三个班,每班 25 ~ 35 人,约 270 余人。按照抽样的样本要求(20% ~ 50%),本书中对不同年龄、性别的幼儿进行随机抽样,抽样 80 人,人数上满足抽样要求。

②预备性观察。虽然幼儿教师具备一定的观察经验,但是为了使观察者能够更加高效、准确地进行观察,在正式观察前进行了预备性观察。

③对观察者进行培训。在正式观察之前,对观察者进行相关培训,统一观察的标准。培训主要讲明观察的目的、观察的对象和观察的主要内容,确认行为操作性定义和表现方式,确定观察的时间、地点、环境,明确观察记录表的填写、资料的收发、观察记录时的细节要求等。

④为了确保观察法的效度,一是尽量覆盖行为可能出现的时间段。对某个对象的某种行为反复进行观察,避免偶然性。二是控制"观察者效应",即减少观察者对被观察者的影响,尽量让被观察者在没有察觉的情况下进行观察。采取教师非现场观察(可以在远处观察),事后以访谈了解的方式进行,保证观察结果的客观性和真实性。

(5)观察流程

首先明确观察目的,本书试图了解不同年龄阶段幼儿粗大动作和精细动作发展特征和行为表现。观察内容包括幼儿基本动作的形式:粗大动作和精细动作;还包括预观察和正式观察两部分,正式观察时段观察幼儿的基本动作发展表现和动作行为特点,并对幼儿在活动中的动作发展特征进行动作的观察和记录。

---

[1] 袁方.社会学研究方法教程[M].北京:北京大学出版社,2204:228-256.

根据《指南》要求结合本书的目的制作了观察记录表(附录一),包括观察的对象、年龄、时间、地点、粗大动作和精细动作的动作行为。在正式观察之前,对 3 位幼儿教师进行相关培训,统一观察标准。然后选取有丰富教学经验的 3 位幼儿教师,通过视频培训检验 3 位教师的观察信度,达到观察法信度的要求。整个过程中,发放了观察记录表 86 份,回收 80 份。通过对观察结果的分析,了解幼儿动作发展的特征和动作行为表现。观察法的设计与实施流程如图 2.2 所示。

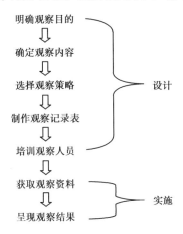

明确观察目的
⇩
确定观察内容
⇩
选择观察策略
⇩   设计
制作观察记录表
⇩
培训观察人员

获取观察资料
⇩   实施
呈现观察结果

图 2.2 观察法的设计与实施流程

(6)观察过程的控制

在观察过程中要求教师严格按照观察法培训要求进行观察,通过电话回访了解观察进展情况。对于观察中出现的特殊情况进行集体小组讨论,及时解决存在的问题。

3. 专家访谈法

本书在选题、概念界定、课题论证、实验设计、科研方法、数理统计、活动干预及撰写等过程中,为了更加准确、全面地获得有关幼儿基本动作的发展的有效信息,进一步提高研究的可靠性,以非开放式和开放式访谈了 45 位专家。根据本书的目的、专家的研究领域和专业特长分别制订了两份专家访谈提纲(附录五),以个人面谈、电话访谈、电子邮件等方式进行访谈,访谈时间主要根据专家回答问题的时间长短而定,访谈地点也较为灵活,并且对部分专家进行了多次访谈。

访谈时提前与专家取得联系,在征得同意后,根据专家研究专长选择访谈内容和主要问题。在访谈过程中,征得专家许可后进行录音。对专家的答复进行相关记录,针对专家不同的回答进行更加灵活、深入的追问,以便获取更多信息。

在讨论过程中讲明自己的观点和意见后,充分征求专家的意见,以矫正本书中存在的明显错误。在访谈后,进一步整理访谈记录资料和录音,并对专家的意见和建议进行更深入的思考和总结。

为了进一步深入理解幼儿基本动作的发展概念、体育活动的开展、干预方案的制订、测评等相关问题,访谈了 29 位专家。他们的学科领域或研究主要集中在体育教学与训练、学校体育学、运动人体科学、学前教育、幼儿体育、幼儿保健等方向,并且都具有较高的职称或学历,对本书中不同方面的问题,认识上具备一定的深度,并提出了非常宝贵的意见和建议。受访专家基本信息见表 2.8(专家姓名以字母代替)。

表 2.8 受访专家基本信息

序号	姓名	职称或职务	时间	工作单位	研究领域或方向	访谈形式
1	ZJG	教授、博导	2018 年 6 月	北京体育大学	体育教学与训练	面谈
2	CGR	教授、博导	2019 年 2 月	北京体育大学	体育教学与训练	面谈
3	XHS	教授、博导/副院长	2019 年 2 月	北京体育大学	体育教学与训练	面谈
4	QSH	教授、博导	2019 年 2 月	北京体育大学	体育教学与训练	面谈
5	LY	教授、博导	2019 年 2 月	北京体育大学	运动人体科学	面谈
6	LX	教授、博导/教研室主任	2019 年 2 月	北京体育大学	学校体育学	面谈
7	LDM	教授、博导/教研室主任	2019 年 3 月	北京体育大学	幼儿体育	面谈
8	Ulrich	教授、博导	2018 年 12 月	美国密歇根大学	幼儿体育	面谈
9	James	教授	2018 年 11 月	美国南康涅狄格州立大学	幼儿体育	面谈
10	WZT	教授/系主任	2019 年 3 月	台北市立大学体育学院	幼儿体育	邮件
11	GR	教授、博导/副院长	2018 年 10 月	北京师范大学	学校体育	邮件

续表

序号	姓名	职称或职务	时间	工作单位	研究领域或方向	访谈形式
12	ZYM	教授、博导/重点实验室主任	2019 年 8 月	北京体育大学	学生体质健康	面谈
13	LFM	教授、硕导	2019 年 9 月	西安体育学院	体育统计	面谈
14	ZXH	副主任医师	2018 年 12 月	兰州大学第二医院	儿童保健	面谈
15	XYB	主治医师	2018 年 12 月	兰州大学第二医院	儿童保健	面谈
16	GGX	教授/主任医师	2018 年 12 月	苏州大学附属儿童医院	儿童保健	邮件
17	HJ	副主任医师/妇幼保健部主任	2018 年 12 月	上海市第一妇婴保健院	儿童保健	邮件
18	YL	教授、博导/教研室书记	2019 年 2 月	北京体育大学	学校体育学	面谈
19	BDP	研究员、博导	2018 年 11 月	北京体育大学	运动人体科学	面谈
20	QDP	教授	2019 年 2 月	兰州大学	教育研究	面谈
21	BYJ	教授	2018 年 12 月	兰州大学	体育教学与训练	面谈
22	LS	教授、硕导/教研室主任	2018 年 12 月	西安体育学院	体育教学与训练	面谈
23	SHL	副教授	2019 年 2 月	西安体育学院	幼儿体育	面谈
24	ZXH	教授、硕导/副院长	2019 年 3 月	西安文理学院	体育教学与训练	面谈
25	ZH	副教授	2018 年 11 月	湖北文理学院	幼儿体育	电话访谈
26	MF	教授、硕导	2018 年 10 月	宝鸡文理学院	体育教学与训练	面谈
27	LKS	教授	2019 年 3 月	陕西师范大学	学前教育	电话访谈
28	NK	副教授	2019 年 2 月	陕西师范大学	幼儿体育	面谈
29	ZT	博士	2019 年 2 月	杭州师范大学	幼儿体育	面谈

　　笔者为深入了解幼儿体育活动、幼儿体育游戏、幼儿基本动作干预、幼儿体质、幼儿体育教学等,对 16 名一线专家(教师、园长、幼儿教育公司管理人员),进行了访谈。他们长期从事幼儿管理、幼儿保教、幼儿培训、幼儿测试等工作,对

幼儿的身心发展、体育活动的特点、体育游戏、幼儿体质、幼儿动作发展等有较为深刻的认识和实践经验。他们对本书在园所实践教学过程中给予了大力支持和帮助。一线专家基本信息见表2.9，专家姓名以字母代替。

表2.9 访谈一线专家基本信息

序号	姓名	职务或职业	时间	工作单位	访谈形式
1	ZYJ	幼儿园园长	2018 年 10 月	西安市第三保育院	面谈
2	LXY	幼儿园保教主任	2018 年 10 月	西安市第三保育院	面谈
3	YY	幼儿园保教主任	2019 年 3 月	西安市第一保育院	面谈
4	HLS	幼儿园保教主任	2019 年 3 月	西安翻译学院附属幼儿园	面谈
5	YLS	幼儿园园长	2019 年 3 月	西安大王镇启航幼儿园	面谈
6	ZHJ	幼儿园园长	2018 年 10 月	开封市城关镇幼儿园	电话访谈
7	GYZ	幼儿园园长	2018 年 12 月	西安蓝田新城保育院	面谈
8	WW	幼儿园园长	2018 年 10 月	淮南毛集镇幼儿园	电话访谈
9	SYH	幼儿园教师	2018 年 10 月	西安蓝田新城保育院	面谈
10	ZLS	幼儿园教师	2019 年 3 月	西安市第三保育院	面谈
11	CX	幼儿园教师	2018 年 10 月	汉中市市直机关幼儿园	电话访谈
12	LJ	幼儿园教师	2018 年 10 月	汉中市兴园湖幼儿园	面谈
13	BH	公司经理	2019 年 2 月	西安睿莱体测公司	面谈
14	GHZ	公司经理	2019 年 2 月	西安睿莱体测公司	面谈
15	YJ	高级讲师	2019 年 2 月	西安睿莱体测公司	面谈
16	YZX	公司总经理	2018 年 12 月	甘肃安然教育咨询公司	面谈

4. 测试法

(1)测试目的

为了解现阶段幼儿粗大动作和精细动作发展的特征和存在的主要问题，选用了粗大动作发展测评第三版(TGMD-3)[1]评估幼儿的粗大动作发展水平。

---

[1] Ulrich D A. The Test of Gross Motor Development-3 (TGMD-3)：Administration, Scoring, & International Norms[J]. Journal of Sport Sciences ,2013, 24 (2), 27-33.

选用儿童动作测评量表(MABC-2)[1]中精细动作测试指标评估精细动作发展水平,采用国民体质测试标准(幼儿部分)对幼儿身体形态、身体素质的特征进行测试。

（2）测试对象

采用整群抽样的方法,以班级为单位进行整群选取,抽取西安市7所幼儿园461名幼儿进行测试,这7所幼儿园按学校性质分有3所公立幼儿园和4所私立幼儿园,按地区分有5所城市幼儿园和2所农村幼儿园,总体能代表西安市幼儿动作发展水平。由于部分幼儿未能完整地进行测试,或因身体不适及情绪等原因中途退出测试,累计24名,因此实际测试有效被试437人。所选取被试身体发育水平在正常范围,无重大疾病,近期无影响肢体活动的外伤史,测试时无身体不适。为了分析不同年龄阶段幼儿动作发展的特征,在调查中详细登记了各班级幼儿出生年龄,并按照年龄阶段进行统计分析(表2.10)。

（3）测试时间

调查研究中预测试时间在2018年12月,正式测试时间在2019年3月。实验研究在2019年7月上旬完成实验后测。

（4）测试人员及培训

测试前笔者详细查阅TGMD-3和MABC-2相关文献,认真阅读测试使用手册,在相关机构进行了测试工具的测评培训,对测评内容、评分标准、测试流程、注意事项等有了详细的了解。

测试人员的培训:本书的测试团队由西安体育学院体育教育训练学专业4名硕士研究生、西安翻译学院学前教育专业三年级16名本科生、陕西学前师范学院体育系学前体育专业四年级2名本科生组成。2018年12月—2019年2月,先后3次对测试人员进行相关理论培训和实测练习。理论培训的内容包括:讲解使用手册、观看官方发布的测试视频,使测试人员明确测试流程、测试内容、动作示范与讲解、测试细节等测试知识。实测练习的内容包括:学习示范动作、现场讲解评分标准、现场评分考核幼儿测试,使测试人员统一测试及评分标准。

（5）幼儿粗大动作发展测试

测试工具简介:本书采用粗大动作发展测评量表第三版TGMD-3评估受试

[1] Henderson S E, Sugden D A. Barnett A L. (2007) The Movement Assessment Battery for Children-2. London, UK:The psychological corporation,2007.

幼儿的粗大动作发展水平。该工具由美国 Dale A. Ulrich 教授在 1985 年编制第一版,2000 年修订为第二版,2013 年修订为第三版。国内外众多研究都表明该工具有较高的信效度,宁科对该工具的内部一致信度、重测信度、评分者信度、组成信度、内容效度、校标关联效度、收敛效度和区别效度进行检验,证实其具有较好信度和效度,符合统计学要求,可以进行幼儿粗大动作发展的评估测量[1]。幼儿粗大动作发展评价工具由移动性动作、操作性动作两个分量表组成,共 13 个测试指标(表 2.10)。各个维度下的每个动作有 3~5 个动作执行标准。该量表评价标准是过程性评价,即评估者以测试者执行某项技能时出现的规定动作进行打分,如果出现该动作标准则记录"1",如果没有出现该动作标准则记录"0"。移动性动作的得分范围为 0~46 分,操作性动作的得分范围为 0~54 分,满分为 100 分,得分高代表该项能力强,反之则代表该项能力弱。具体测试内容、评分标准详细内容、数据采集表见附录二。

表 2.10　幼儿粗大动作发展测试指标

维度	测试指标
移动性动作	跑
	马步跑
移动性动作	单脚跳
	跑跳步
	立定跳远
	侧滑步
操作性动作	双手挥棒击打固定球
	单手握拍击打反弹球
	原地单手拍球
	双手接球
	脚踢固定球
	上手投球
	下手抛球

测试器材: 儿童用足球、篮球、网球、网球拍、棒球(塑料球棒和固定球底

---

[1]　宁科.幼儿大肌肉动作发展特征及教学指导策略研究[D].北京:北京体育大学,2017.

座)、10.2cm 直径充气软球、胶带若干、皮尺、标志桶等。

测试前:测试人员在正式测试前到测试园所,在教师帮助下填写受试幼儿的基本资料,打印好测试表格,准备好成绩记录表格,提前布置场地,由测试人员带领幼儿进行准备活动,主班和配班教师协助维持秩序。

测试中:首先为了确保受试幼儿能更好地理解如何完成这些测试动作,由一名测试人员先对全班幼儿进行正确的动作示范和准确简洁的口头动作描述,然后把全班幼儿分成若干组,采用"测试站"的形式循环分组测试。接着负责某站的测试人员进行正确动作示范和讲解,并带领该组幼儿进行 1 ~ 2 次尝试练习,以便幼儿进一步理解测试动作。当幼儿不理解要做什么时,测试人员给予额外的引导和示范,但在正式测试过程中不再提醒和纠错,每个幼儿每个动作指标连续测试 2 次,完成一组测试后与另一站测试人员交换测试记录表和幼儿。然后,测试人员站在幼儿执行动作的正前侧中线处,以便清晰、准确地观察和评分,测试中涉及要求受试者惯用手、惯用脚问题的项目时,测试人员先询问幼儿的惯用手、惯用脚,如果幼儿无法理解和准确判断时,观察幼儿在练习中连续 3 ~ 4 次使用到的是哪只手或脚。最后,为了有序快速地实施测试,测试负责人应有序组织测试人员尽可能快地分站循环实施测试。测试前应该准备尽可能多的球,减少捡球的时间。充分发挥幼儿教师的作用,协助维持测试纪律。

测试后:及时回收测试记录表,整理测试器材。进行分数统计,将每项动作得分相加,统计移动性动作、操作性动作两类总分以及粗大动作发展测试总分,对分值明显偏离正常水平的成绩进行核实,对遗漏测试项目进行补测。

(6)幼儿精细动作发展测试

测试工具简介:儿童动作测评量表(MABC)最早是由英国心理学家 Henderson 和 Sugden 于 1992 年编制完成的,2007 年修订完成第二版(MABC-2)。该工具可用于评估动作发展中的延迟或障碍问题,干预方案的制订,测量干预后的变化情况,研究动作发展。该测试分为三个年龄段:3 岁到 6 岁 11 月,7 岁到 10 岁 11 月,11 岁到 16 岁 11 月。依照年龄增加而逐渐加深测验难度,或者不同的实施项目。每个年龄层的测验均包含三个主要类别的基本能力,由于本书使用该工具的主要目的是分析精细动作,所以从中抽取精细动作指标维度的 3 个单项指标(投币、穿珠和描画轨迹)。每个题项包含 0—5 六个等级分数,其中 0 表示表现最好,5 表示表现最差,各测试项目的原始分转化为 1—19 的标准分(附录三)。

测试场地及器材:测试用房间至少有 6 m×4 m,一张表面光滑的桌子、测评手册、测评记录表、塑料硬币 24 枚、硬币盒子 2 个、蓝色桌垫、12 粒珠子、红线、红色中性笔 3 支、豆袋 6 个、地垫 6 个、地板垫 6 个(3 个纯黄的,2 个纯蓝的,1 个蓝色带有橙色靶心的)、皮尺、秒表、黄色胶带(25 毫米宽)和剪刀。

测试流程:测试者提前到测试园所,在教师的帮助下填写受试幼儿的基本资料,打印好测试表格,准备好成绩记录表格,提前布置场地,由测试人员带领幼儿进行准备活动,幼儿教师协助维持秩序。测试按照主试示范—幼儿练习—幼儿正式测试的顺序进行。所测项目,拒绝记录为 R,不适合记录为 I。测试后及时回收测试记录表,整理测试器材;进行分数统计,将每项动作得分相加,统计移动性动作、操作性动作两类总分以及粗大动作发展测试总分,对分值明显偏离正常水平的记录进行核实,并对遗漏测试项目进行补测。

测试项目及要求:

①投币:3—4 岁的儿童需要 6 枚硬币,5—6 岁的儿童需要 12 枚硬币。儿童用一只手扶着盒子,另一只手放在桌垫上。收到开始的信号后,儿童用被测试的手拿起硬币,一次一枚,通过投币口快速投入方盒中。投币时手离开垫子开始计时,放入最后一枚硬币时停止计时,记录所用时间。如果儿童出现以下行为,记录为失败 F:一次拿起或者投掷多于一枚硬币,在测试过程中换手或双手并用,将硬币掉落到够不着的地方。

②穿珠:3—4 岁的儿童穿 6 颗珠子,5—6 岁的儿童穿 12 颗珠子。开始后,幼儿拿起红绳穿一颗珠子,越快越好。穿线时手离开垫子开始计时,最后一颗珠子穿过红绳金属一端时停止计时。记录每次测评所花的时间,如果儿童出现以下行为,记录为失败 F:一次穿多于一颗珠子,将珠子掉落到够不着的地方。

③描画轨迹:使用年龄段 1 专用描画纸。允许儿童调整纸面角度(最多 45°)。本任务只测评惯用手,轨迹要在两条边界线里面,让笔与纸面接触并朝同一方向画线,保持画线在两条边界线之内,在拱形下面画线并继续到终点。正式测评一共有两次机会。如果儿童准确无误地完成了第一次轨迹的描画,就不需要画第二次。记录惯用手错误个数(0 表示没有错误),将错误次数填在记录表中。出现以下行为,记录为失败 F:画的过程中改变方向,纸面转动超过 45°。

(7)幼儿身体形态和身体素质测试

测试对象及年龄分组:《国民体质测定标准》(幼儿部分)作为 3—6 岁中国幼儿体质国家测试标准,包括身体形态和身体素质两个维度(表 2.11)。按年龄、性别分组,男女共计 14 个组别。3—5 岁每隔 0.5 岁为一组,6 岁只分为一组。年龄计算方法:3—5 岁者,测试时已过当年生日,且超过 6 个月:年龄 = 测试年−出生年+0.5,如果不满6个月:年龄＝测试年−出生年。当测试时未过当年生日,距生日6个月以下:年龄＝测试年−出生年−0.5,距生日6个月以上者:年龄＝测试年−出生年−1。6岁者,测试时已过当年生日:年龄＝测试年−出生年,测试时未过当年生日:年龄＝测试年−出生年−1(附录四)。

表2.11　幼儿身体形态和素质测试指标

内容分类	测试指标
身体形态	身高(cm)
	体重(kg)
身体素质	坐位体前屈(cm)
	立定跳远(cm)
	10米折返跑(s)
	双脚连续跳(s)
	网球掷远(m)
	走平衡木(s)

场地器材:采用身高计、体重秤、直线跑道(10 m、宽1.22 m)、标记物、卷尺、网球、秒表、软方包(长10 cm,宽5 cm,高5 cm)、平衡木(长3 m,宽10 cm,高30 cm)、坐位体前屈测试仪。

测试步骤:主试示范—幼儿练习—幼儿正式测试。提前详细阅读测试标准和流程,并进行练习。幼儿练习和正式测试时根据每个练习的具体要求进行练习。

测试方法:测试前受试者没有从事剧烈体力活动,并保持安静,穿运动服和运动鞋参加测试。

身高:用身高计测试,精确到0.1 cm。测试时,受试者赤脚、立正姿势站在身高计的底板上。脚跟、骶骨部及两肩胛间与身高计的立柱接触,头部正直,两眼平视前方,耳屏上缘与眼眶下缘最低点水平。以厘米为单位记录成绩,保留小数点后1位。

体重:用体重秤测试,精确到0.1 kg。测试时受试者站在体重秤中央,站稳后,读取数据。以千克为单位记录成绩,保留小数点后一位。注意测试时尽量减少着装。

坐位体前屈:用坐位体前屈测试仪测试。测试时受试者坐在垫上,双脚伸直,脚跟并拢,脚尖自然分开,全脚掌蹬在测试仪平板上。然后掌心向下,双臂并拢平伸,上体前屈,双手中指指尖推动游标前移,直至不能移动为止。测试两次,取最大值,记录以厘米为单位,保留小数点后一位。注意测试前应做准备活动,膝关节不得弯曲,不得有突然前振的动作,记录时正确填写正负号。

立定跳远:使用沙坑或软地面、卷尺或三角板测试。测试时受试者双脚自然分开,站立在起跳线后,然后摆动双臂,双脚蹬地尽力向前跳,测量起跳线距最近脚跟之间的直线距离。测试两次,取最好的一次,以厘米为单位记录成绩,不计小数。注意起跳时不能有垫跳动作。

10米折返跑:用秒表测试,长 10 m、宽 1.22 m 的直线跑道,在每条跑道折返线处设一手触物体,在跑道起终点线外 3 m 处画一条目标线。测试时以站立式起跑姿势站在起跑线前,当发令时开始计时,全力跑向折返线。跑到折返处手触物体后,转身跑向目标线,当胸部到达起点线的垂直面时停表。以秒为单位记录战绩,保留小数点后一位,小数点后第二位按"非零进一"的原则进位,如 10.11 秒记录为 10.2 秒。注意应全速跑,途中不得串道,接近终点时不要减速,起终点处和目标线处不得站人。

双脚连续跳:用绳梯和秒表测试。受试者测试时两脚并拢,站在起跳线后,听到"开始"后,双脚同时起跳,连续跳过 10 块软方包。受试者起跳时开始计时,当跳过第十个软方包双脚落地时停表。测试两次,取最好成绩,以秒为单位记录成绩,保留小数点后一位,小数点后第二位数按"非零进一"的原则进位,如 10.11 秒记录为 10.2 秒。注意事项:如果受试者两次单脚起跳跨越软方包、踩在软方包上或将软方包踢乱则重新测试。

网球掷远:使用网球和卷尺测试。画长 20 m、宽 6 m 的长方形,每隔 0.5 m 画一条横线,以一侧端线为投掷线。测试时,面向投掷方向,两脚前后分开,站在投掷线后约一步距离,单手持球举过头顶,向前掷出。球出后,后脚可以向前迈出一步,但不能踩线或越过投掷线。有效成绩为投掷线至球着地点之间的直线距离,若球着地点在横线上,记录该线所标数值;若球着地点在两条横线之间,记录靠近投掷线的横线所标数值;若球着地点超过 20 m 长的测试场,用卷尺丈量;若球着地点超出场地宽度,则重新投掷。测试两次,取最优成绩,以米为单位记录成绩。测试时严禁有人进入投掷区。

走平衡木:平衡木(长 3 m,宽 10 cm,高 30 cm)和秒表测试。测试时站在平台上,面向平衡木,双臂侧平举,听到"开始"后向前走。受试者起动时开表,当任意一个脚尖超过终点线时停表。测试两次,取最好成绩,以秒为单位记录成绩,保留小数点后一位,小数点后第二位数按"非零进一"的原则进位,如 10.11 秒记录为 10.2 秒。注意中途落地要重新测试,要对受试者进行保护。

5. 实验法

(1)实验目的

检验本书设计的干预方案对幼儿基本动作的促进效果。

(2)实验假设

本书设计的干预方案能促进幼儿粗大动作的发展,尤其是在操作性动作发展方面;该干预方案也能提高精细动作的发展水平。

(3)实验对象

根据本书的实验目的和调查研究结果,最终在西安市第三保育院选取实验班和对照班共 189 名幼儿作为受试对象。

(4)实验时间

预实验在 2018 年 12 月进行,正式实验在 2019 年 3 月下旬—7 月上旬,共 14 周,其中前后测试各 1 周,实际干预时间 12 周。

(5)实验方案

采用实验班和对照班前后测的准实验设计。按照方便原则,整群抽样,分为实验班大中小班和对照班大中小班,实验班进行本书设计的干预方案,对照班采用原有的教学方案。干预前后对所有幼儿进行测试,包括粗大动作和精细动作。活动理念都是让每个幼儿充分发展。活动都以《指南》和《纲要》为指导思想,都以促进幼儿基本动作的发展为主要目的。实验班和对照班都以游戏的形式开展活动,活动地点在同一园所,负荷监控都采用幼儿体育活动强度评价量表和幼儿体育活动强度自评量表。活动时间都是 12 周,大、中、小班每个班一周 3 次,实验班和对照班总实验方案见表 2.12。

表 2.12　实验班和对照班总实验方案

活动安排	实验班	对照班
活动理念	让每个幼儿充分发展	让每个幼儿充分发展
活动依据	以《指南》和《纲要》为指导思想	以《指南》和《纲要》为指导思想
活动目标	促进幼儿基本动作的发展为主要目的	促进幼儿基本动作的发展为主要目的
活动内容	分为基础期、提高期、强化期,包括走、跑、跳、投掷、钻爬与攀登、平衡六大类基本动作的体育游戏	常规体育游戏

续表

活动安排	实验班	对照班
活动形式	体育游戏	体育游戏
活动时间	共 12 周,每个班 3 次/周	共 12 周,每个班 3 次/周
活动地点	西安市第三保育院	西安市第三保育院
负荷监控	"幼儿体育活动强度评价量表"和"幼儿体育活动强度自评量表"	"幼儿体育活动强度评价量表"和"幼儿体育活动强度自评量表"
评价工具	TGMD-3,MABC-2	TGMD-3,MABC-2

(6)实验流程

本书实验流程包括实验园所的确定、受试对象的选择、实验前测、实验干预、实验后测、数据分析 6 个阶段。首先,通过与园长、保教主任和主班教师进行深入交流,讲明实验目的、实验条件、实验干预、具体测试过程等环节,经园所同意后开始实验。其次,选取实验班(小二班、中一班、大二班)和对照班(小一班、中二班、大一班)6 个班,共 189 名幼儿。实验前测采用 TGMD-3、MABC-2(精细动作部分)对实验班和对照班进行前测。再次,进行实验干预,实验班以本书制订的干预方案进行 12 周的练习,对照班按照园所原有的教学大纲也进行 12 周的练习。实验后测,测试工具与实验前测工具相同,测试人员与实验前测人员一致。实验班和对照班的前后测试结果进行对比,主要采用配对样本 T 检验和协方差分析。

(7)实验控制

实验控制主要拟从被试无关变量控制、实验者无关变量控制、实验过程、环境无关变量控制、负荷控制 4 个方面进行。

6.数理统计法

将测得数据用 Excel 收集、录入、整理以后,采用 SPSS 22.0 做数据统计处理。

(1)调查结果分析

描述性统计采用平均数±标准差(M±SD)。为了解不同年龄阶段粗大动作、精细动作、身体形态和身体素质是否存在差异,采用单因素方差分析。当方差齐性时采用 LSD 法进行多重比较,当方差不齐时,采用 Games-Howell 法进行两两比较。为分析不同性别幼儿粗大动作和精细动作差异,进行独立样本 T 检验。

（2）实验研究结果分析

实验班与对照班进行人数、年龄、身高、体重基本情况描述性统计，实验班与对照班在实验前年龄、身高、体重 3 个方面差异采用独立样本 T 检验。实验干预效果上，主要采用配对样本 T 检验进行组内差异分析，组间差异采用单因素协方差分析。以上所有检验显著性 P 值取 0.05 水平。

第三章
幼儿基本动作的发展干预理论基础

Payne,耿培新,梁国立认为动作发展的研究经历了前导时期、成熟论时期、规范描述时期、过程导向时期、信息加工时期、动态系统时期、动作神经科学时期[1]。根据动作发展理论研究现状,结合本书的主题,笔者选用动态系统理论、生态系统理论、认知发展游戏理论、动作发展理论模型、身心发展的特征与规律以及幼儿动作发展的特征和规律作为本书的理论基础。

一、动态系统理论

动态系统理论作为系统科学的核心,是解释复杂系统如何随时间而变化的综合理论,突出地表现了系统科学的动态性原则。它来源于经典力学,与自组织理论息息相关,是按确定规律随着时间演进的系统。动态系统理论主要由4个核心部分组成:初始状态、吸引状态、变异和非线性[2],它的显著特征是彻底关联性,系统中所有的变量都是相互联系的,一个变量的改变会影响其他变量,从而形成蝴蝶效应、迭代效应等[3]。

动态系统理论是解释儿童发展的一种元理论,它认为发展中的儿童个体是一个自组织的、不断与环境进行交流的开放系统。自组织是指个体会在不同的

[1] Greg Payne,耿培新,梁国立.人类动作发展概论[M].北京:人民教育出版社,2008:85.

[2] Kees De Bot. A dynamic systems theory approach to second language acquisition[J]. Bilingualism:language and Conition,2007,10(1):7-21.

[3] 岳建军,阎智力,杨尚剑.个体竞技能力结构分析[J].体育学刊,2013,20(3):97-102.

环境、任务等条件下,通过调整自身系统而表现出不同的动作模式[1]。在动态系统理论中,Newell 提出了动作发展的约束概念,建立了约束理论模型,认为动作发展是个体、任务及环境约束相互作用的产物(图 3.1)。约束模型中个体包括结构与功能的,如遗传、年龄、性别、器官、身体形态、肌肉骨骼等,任务主要指规则、目标、器材设备,环境包括物理环境和社会文化环境,如光线、声音、风俗、语言等。动作发展是多种复杂系统交互作用的结果,包括个体身体的、环境的以及个体所面临的任务要求等系统。Newell 还认为动作是多个相关系统以非线性模式交互作用的产物,是自组织的结果[2],比如人体各系统、器官、肌肉、组织以非线性模式交互作用,新的动作行为方式才会产生。一方面各个子系统使动作不断协调,另一方面整个系统又对子系统进行控制,动作发展在不断调控与协调的共同作用下得以实现。

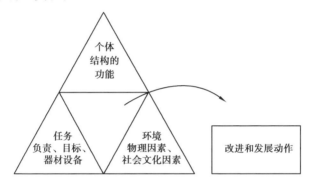

图 3.1　约束理论模型(引自 Newell,1986)

二、生态系统理论

美国心理学家布朗芬布伦纳(Bronfenbrenner)提出生态系统理论[3],认为人的发展受到多种环境的影响,主张在真实的生态环境中研究人的行为和发展,特别是人的生物学特征对人发展的影响,并在此基础上建立了"生物生态模型"(图 3.2)。该模型包括 4 种环境系统,由小到大分别是微系统、中系统、外系统

[1]　Smith L B,Thelen E. Development as a dynamic system[J]. Trends in Cognitive Sciences,2003,7(8):343-348.

[2]　Newell K M. Constraints on the development of coordination[J]. Motor development in children: Aspects of coordination and control, 1986,(34):341-360.

[3]　Bronfenbrenner U. Developmental Research,Public Policy and the Ecology of Childhood[J]. Child Development,1974,(45):1-5.

以及宏系统。微系统指对儿童产生最直接影响的环境系统,主要有家庭、学校、居住地、同伴、卫生服务、游乐场等。微系统内的所有关系都是双向的,也就是说,成人会影响儿童的行为,儿童发展也会影响成人的行为。其他系统也会对儿童发展产生影响,宏系统包含微系统、中系统及外系统。此外,还存在着一个时序系统,用于解释儿童发展的时间维度。在儿童发展的过程中,他们会选择、修正和创造自己的环境和经验,不断适应新的环境变化。因此,在生态系统理论中,儿童发展与环境共同建构起一个相互依赖的生态系统体系。

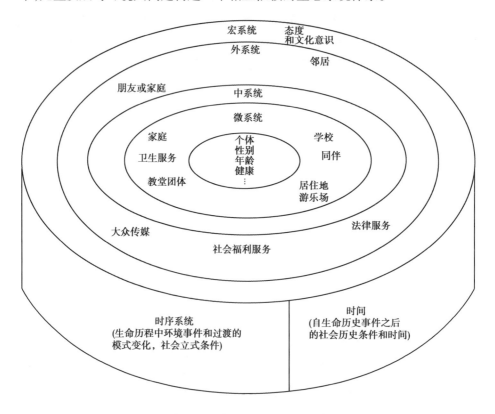

图 3.2　生物生态模型(引自 Bronfenbrenner,1979,1993)

幼儿发展的过程是与外部环境相互作用的一个过程,每个环境系统都会通过一定的方式对个体的发展产生影响。微系统中的学校和家庭是其直接影响因素。对于幼儿动作发展来说,幼儿园是幼儿离开家庭环境后接触时间最长的环境,也是幼儿身体活动的主要场所。研究表明,幼儿园环境是 3—5 岁幼儿身体活动的显著预测指标,不同幼儿园身体活动的差异可能与幼儿园政策和实践活动的差异性有关[1]。在幼儿园开展体育活动过程中,创设有利于动作发展的活动环境会对幼儿动作发展起到积极影响,可以通过改变教学内容、教学方法、营造较好的学习环境和气氛来实现。本书把幼儿体育活动的干预看作一个系统,在外部环境相同或相似的状态下,只改变教学内容,如果幼儿基本动作通过干预得到了提高,说明主要是由教学内容改变引起的,干预产生了一定效果。

三、认知发展游戏理论

皮亚杰的认知发展理论长期影响着全世界儿童认知发展的教学和研究。游戏是幼儿一日生活的主要活动形式。对于游戏的认知,皮亚杰认为游戏是同化大于顺应的一种活动。同化是指把外界元素整合于一个正在形成或已经形成的结构,是主体用自身的动作模式或认知结构去整合外部变化,从而加强和丰富自己的动作模式或认知结构。顺应指同化性的格式或结构受到它所同化的元素的影响而发生的改变,也就是主体在环境因素的作用下使自身发生改变以适应环境[2]。如幼儿学会了抓握动作后,就去抓周围的任何东西,即同化,但是当他去抓较小物体时,会发现原先掌握的抓握动作已无效,这时他就会改变原有的抓握动作,否则就抓不住较小物体,即顺应。当同化大于顺应的时候,所产生的活动就具有游戏特征,这时儿童会不顾外部事物的特点,按照主观意愿去行动,用已有的经验同化现实,这就带有了游戏活动的特征。如儿童骑着板凳说在骑大马,他们按照自己主观认识把板凳当马,而并不在意马和板凳有多大区别。

儿童的游戏反映了儿童的认知水平,皮亚杰从儿童认知发展角度将儿童游戏发展分为三个阶段,即0—2岁的感觉运动阶段,2—7岁的前运算阶段,7—12岁的具体运算阶段(表3.1)[3]。幼儿阶段对应的认知发展阶段是前运算阶段,游戏类型主要为象征性游戏和结构性游戏。象征性游戏是一种假想性游戏、角色游戏或模仿性游戏,它把一个客观现实的环境或事物转换为一个象征符号。这种"以物代物"的替代功能的出现是幼儿记忆、联想、延迟模仿的心理现象的一种表现,如小班教育活动中常安排模仿性游戏、假想性游戏或角色游戏。结构游戏指儿童通过操作各种材料进行建构的游戏。结构游戏不仅需要一定的操作

[1] Pate R R, Peiffer K A, Trost S G, et al. Physical activity among children attending pre-schools[J]. Pediatrics. 2004,114(5): 1258-1263.

[2] 皮亚杰. 皮亚杰教育论著选[M],卢濬,选译. 北京:人民教育出版社,2015:1-9.

[3] 李燕. 游戏与儿童发展[M]. 杭州:浙江教育出版社,2008:18.

技能,还需要空间知觉,以及以想象力为基础的象征能力。如中班常安排表演性游戏或建构性游戏,大班常安排建构游戏、规则性游戏等。各个年龄阶段不同类型游戏的目标设置、内容难度、环境创设、组织方法及效果评价等都应该符合其年龄特点和体育活动目标。

表 3.1 皮亚杰认知发展游戏理论的三个阶段

阶段	年龄阶段	认知发展阶段	游戏类型	游戏解释	举例
阶段一	0—2 岁	感觉运动阶段	练习性游戏	主要靠动作和感觉来认识客观事物,游戏的动力在于感觉器官和运动器官获得快感	抓握拨浪鼓,不断把玩具扔在地上
阶段二	2—7 岁	前运算阶段	象征性游戏	通过表象进行思维,把一个客观现实的环境转换为一个象征符号	扮演角色
			结构性游戏	通过操作各种材料,进行物体构造的活动	搭积木
阶段三	7—12 岁	具体运算阶段	规则游戏	在遵守相互约定的规则下进行的游戏,经常涉及竞争	下棋、跳房子、贴标签

四、动作发展理论模型

(一)动作发展金字塔模型

Seefeldt 提出的动作发展金字塔模型(图 3.3),也被称为动作熟练度发展序列模型。该模型将动作发展按照年龄阶段分为了婴儿期、儿童早期、儿童中期到成年期。反射—反应在金字塔的最底部,被视为基本动作技能、过渡性动作技能和专门竞技技能发展的基础。在基本动作发展与过渡性动作技能之间,还存在熟练障碍,个体的多种基本动作都得到发展,他们的动作发展水平才可能发展到金字塔的高级水平,即达到专门竞技运动和舞蹈动作技能阶段所要求的熟练度[1]。Clark 等根据动作发展山峰理论,也认为儿童早期形成的多种基本运动技能是将来发展专项运动技能和参与多种身体活动的基础[2]。将动作发展划分为 6 个时期:反射时期(妊娠的第 3 个月—第 9 个月—整个生命周期)、预先适应期(出生后第二周—1 岁)、基本动作技能时期、专项动作技能时期、技能熟练期、代偿时期。

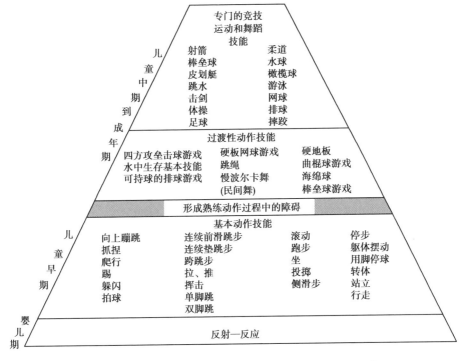

图 3.3　动作发展金字塔模型(引自《人类动作发展概论》)

(二)动作发展连续体模型

Gabbard 构建了动作发展连续体模型(图 3.4)[3],该模型描述了动作发展的 7 个不同时期(反射/无意识时期、初步动作发展时期、基本动作发展时期、运

[1]　Greg Payne,耿培新,梁国立.人类动作发展概论[M].北京:人民教育出版社,2008:195-196.

[2]　Clark J E,Humphrey J H. Motor development:Research and reviews[A]. NASPE Publications:Reston, VA. 2002, 2:163-190.

[3]　Gabbard C P. Lifelong motor development[M].6th ed. San Francisco:Pearson Higher Ed, 2011.

动技能发展时期、技能增长/精细化时期、技能高峰/竞技表现时期、动作技能消退时期），并给出了对应的近似年龄和年龄阶段。对于幼儿来讲，3—6岁阶段处于基本动作技能发展时期，此阶段的重要任务就是发展基本动作技能，包括抓握、爬行、走、跑、跳、投掷等基本动作。此阶段在产前期和婴儿期获得动作发展的基础上进一步发展动作能力，为以后获得专门的、复杂的运动技能打基础。

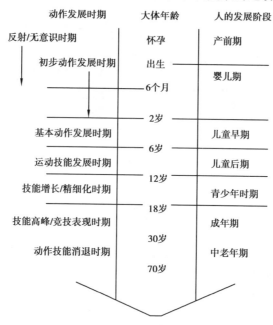

图3.4　动作发展连续体模型（引自 Gabbard，2011）

综上所述，无论是动作发展金字塔模型还是动作发展连续体模型，都表明了儿童早期是学习与掌握基本动作技能的重要时期。婴儿在早期通过遗传、反射获得了基础的动作能力并不断成熟。如果儿童在早期或幼儿期没有掌握正确的基本动作，那么将来他们完成更复杂的动作组合的能力会在一定程度上受到影响。幼儿基本动作的有效发展将为儿童中期到成人期更高动作的发展奠定基础，为他们今后的运动表现提供更大的自由度。

五、幼儿身心发展的特征与规律

要对幼儿有一个系统深刻的了解，就必须先了解幼儿身心发展的特征和规律。幼儿生理的发展是指大脑和身体在形态、结构和功能上的生长发育过程。幼儿心理的发展是指幼儿的认识和个性的发展，生理发展是基础并影响着心理的发展。下面拟从生理学、心理学两个方面进行相关阐述。

（一）幼儿生长发育特征与规律

1.幼儿生长发育的特征

（1）身体形态

身高是衡量体格特征和生长发育速度的重要指标之一。在幼儿期，儿童每年身高大约增长 7 cm，体重每年增加 2.5～3 kg[1]。幼儿的身体发育速度在 3 岁以后相对婴儿期有所减缓，但仍比后期发展速度快。体重是反映婴幼儿营养状况最简单的指标，在一定程度上反映了婴幼儿骨骼、肌肉以及脂肪等增长的总体情况，是衡量身体生长发育的重要指标之一[2]。幼儿 1 岁时的体重达到出生时的 3 倍，大约 9 kg。2 岁时的体重达到出生时的 4 倍左右，大约 11.5 kg。常用的体重计算公式为[3]：2—7 岁体重＝年龄×2+8（kg）。

（2）运动系统

幼儿生长发育的运动系统主要指骨骼、肌肉、关节、韧带及身体素质发展。幼儿骨骼和肌肉发育速度较快，骨膜较厚，血管丰富，骨骼较软，弹性大，可塑性强，骨骼中含有的有机物较多，超过 1/3，而无机盐比较少，所以在受压后容易弯曲变形。幼儿关节窝较浅，关节的伸展性及活动范围比成人大，但关节的牢固性较差，在过强的外力作用下，容易脱臼。肌肉嫩且柔软，肌肉纤维比较细，年龄越小肌肉中含的水分相对越多，而蛋白质、无机盐等固体物质就越少。由于幼儿肌肉娇嫩柔软，力量和耐力比较差，容易疲劳，尤其是在运动量过大，或长时间处于站立、写字、静坐等姿势时，都容易使肌肉疲劳。由于支配幼儿上下肢活动的大肌肉群发育较早，所以在 3 岁时，上下肢的活动就能逐步协调起来，走路、跑步开始能协调配合。到幼儿 5 岁时，下肢的肌肉发展较快，肌肉的力量和工作能力都有所提高，活动有节奏，跳跃也比较平稳，跑的速度和成绩都有所提高。而小肌肉群，如手指和腕部的肌肉群，发育得比较晚，到 3 岁还不能运用自如，往往不会拿笔和筷子。到 5 岁以后小肌肉群才能比较协调地做较细致的动作，如使用筷子、做手工、画画，等等。随着年龄的不断增长和运动锻炼，幼儿动作的速度、准确性以及控制活动的能力，都在不断地提高。这说明随着年龄的不断增长，幼儿

［1］ 李晓巍.学前儿童发展与教育［M］.上海：华东大学出版社，2018：56-57.

［2］ 桑标.儿童发展［M］.上海：华东师范大学出版社，2014：112-113.

［3］ 李立明.流行病学［M］.8 版.北京：人民卫生出版社，2017：101.

肌肉的活动能力也在不断加强[1]。

（3）神经系统

幼儿的脑重在出生后头两年发育最快，出生时脑重约为 350 g，相当于成人脑重的 25%，6 个月时为出生时的 2 倍，2 岁末为出生时的 3 倍，3 岁儿童的脑重约 1 000 g，相当于成人脑重的 75%，6 岁时相当于成人脑重的 90%，而 7 岁儿童的脑重约 1 280 g，基本上已接近成人的脑重（平均为 1 400 g）。3 岁左右的幼儿，大脑皮层的神经细胞体积不断增大，小脑的机能逐渐加强，4—5 岁神经纤维日益增长，髓鞘化过程迅速进行。6—7 岁时大脑皮层的一切传导通路的神经纤维几乎都髓鞘化，所以身体受到刺激后，会更加迅速而精确地通过神经传到大脑皮层，此时大脑皮层的发育已基本完成。这个年龄的幼儿具有初步分析综合能力，并对周围事物产生强烈的兴趣。幼儿此时的表现和 3—4 岁时有很大差别，他们对周围的事物抱积极态度，活跃好动，独立性较强，语言的发展也比较迅速，开始表达自己的思想。幼儿在 5 岁左右能比较容易地阅读和写字，到 6 岁已经能理解一些比较抽象的概念且有较强的模仿能力和丰富的想象力，注意力也逐渐集中。

幼儿高级神经活动的特点是兴奋过程强于抑制过程，即兴奋占优势。如果幼儿抑制过程发展得不够完善，兴奋抑制不平衡，则表现为幼儿容易激动，活泼好动。婴儿时期和幼儿初期条件反射形成较慢而且不稳定，到幼儿晚期条件反射形成比较快而且比较稳定。随着年龄的增长，幼儿大脑皮层的功能也日趋完善，兴奋过程和抑制过程都在不断加强。兴奋过程的加强，使幼儿睡眠时间逐渐减少，醒着的时间不断延长。3 岁儿童的睡眠时间为 12 ~ 13 小时，而 5—7 岁儿童只需 11 ~ 12 小时的睡眠时间。抑制过程的增强，使幼儿学会控制自己的行为和较精细地认识事物。总的来说，幼儿的兴奋与抑制过程仍然是不平衡的，兴奋仍然占优势。幼儿期的大脑皮层的神经细胞刚刚分化，容易受新鲜刺激物的影响，在高度兴奋或精力高度集中时很快会产生疲劳，年龄越小表现得越突出[2]。

（4）心血管系统

幼儿心脏体积比例相对比成人大，重量增长不均衡，新生儿的心脏重量为 20 ~ 25 g，1 岁时心重为出生时的两倍，6 岁时为出生时的 4 倍。幼儿的心肌纤维细弱，随着其年龄的增长，弹性纤维则变粗变长，到了 6—7 岁时弹性纤维开始分布到心肌壁内，增加了心脏的弹性，有利于心脏的收缩。幼儿期的心壁较薄，收缩能力差，每次收缩时输出的血量比成人少。幼儿年龄越小，心率越快。由于

---

[1]　王作瑞. 幼儿卫生知识[M]. 北京：中国广播电视出版社，1985：11-16.

[2]　王作瑞. 幼儿卫生知识[M]. 北京：中国广播电视出版社，1985：98-101.

幼儿的新陈代谢快,对氧气和养料的需要量多,而心肌收缩能力差,每次收缩时所输出的血量比较少,只有通过心跳次数增加来增加心排血量[1]。所以年龄越小,心率越快,随着年龄的增长,心跳次数会逐渐减少(表3.2)。

表3.2　不同年龄阶段安静时的平均心率

年龄	平均心率/(次·min⁻¹)
新生儿	140
1—12 月	120
1—2 岁	110
3—4 岁	105
5—6 岁	95
7—8 岁	85
9—15 岁	75
成人	72

(5)呼吸系统

幼儿年龄越小,呼吸频率越快,由于呼气和吸气动作浅,所以每次呼吸量较成人少。幼儿胸廓窄小,呼吸肌发育不健全、力量弱,肺的弹性较小,所以只能做浅表的呼吸。因为浅表的呼吸,每次呼吸气体的量少,潮气量和肺活量就比成人少,所以年龄越小,呼吸频率越快。成人每分钟呼吸 16～20 次,2—3 岁幼儿每分钟呼吸 25～30 次,4—7 岁幼儿每分钟呼吸 20～25 次[2]。幼儿年龄越小,呼吸的节律性就越不强,往往是深度与浅表的呼吸相交替。由于幼儿的神经系统发育还不完善,大脑皮层及呼吸中枢对呼吸的调节能力差,所以表现为呼吸节律不均匀,甚至可能出现呼吸暂停。这是幼儿时期正常的生理现象,随着年龄的增长,呼吸的节律性会逐渐加强。

2. 幼儿生长发育的一般规律[3]

(1)生长发育的连续性与阶段性

人的生长发育从卵细胞受精到发育成熟,是一个长达 20 年左右的连续统一的过程。同时生长发育又有一定的阶段性,每一阶段都具有自身的特点,若前一

[1]　薛辛东.儿科学[M].北京:人民卫生出版社,2010:21-32.

[2]　王作瑞.幼儿卫生知识[M].北京:中国广播电视出版社,1985:43.

[3]　万钫.学前卫生学[M].3 版.北京:北京师范大学出版社,2012:49-50.

阶段发育不好,将会给后一阶段的发育造成不良影响。从婴儿上肢动作的发展来看,最初上肢只有无意识的活动,然后学会抓握,最后才学会用拇指和食指拿细小物件,精细动作得到发展。从婴儿学走路来看,婴儿走路前要先学会站,站以前要先会坐,会坐以前一定要先能把头抬起来。可见生长发育是一个连续的过程,而且表现出阶段性。

(2)生长发育的速度呈波浪式

人生长发育的速度不是直线上升的,而是呈波浪式的,速度呈不均衡的状态。胎儿时期身长和体重的增长在一生中是最快的。在出生后前两年的身体增长速度仍比后几年快,第一年身长增长 20～25 cm,增长值为出生时身长 50 cm 的 50%,体重增加 6～7 kg,为出生时体重 3 kg 的 3 倍。身长和体重在第一年都是出生后增长最快的一年。第二年,身长增加约 10 cm,体重增加 2.5～3.5 kg,速度也较快。2 岁以后,增长速度急剧下降,身长每年平均增加 4～5 cm,体重每年增加 1.5～2 kg,保持相对平稳较慢的增幅,直到青春发育期再出现第二次突增。在生长发育过程中,身体各部分发育的比例是不同的,即从胎儿期大的头颅(占身长的 1/2)、较长的躯干和短小的双腿,发育到成人时较小的头颅(占身长的 1/8)、较短的躯干和较长的双腿。一个人从生到发育成熟,头部只增大了一倍,而躯干却增长了两倍,上肢增长了三倍,下肢增长了四倍。

(3)各系统发育的不均衡性与统一性

神经系统方面,尤其是大脑的发育,在胎儿期和出生后的发育先于其他系统。婴儿出生时脑重约 350 g,相当于成人脑重的 25%,而到 6 岁时,脑重已相当于成人脑重的 90%。在此期间由于大脑发育迅速,各种生理机能、语言和动作发展也相对较快。淋巴系统的发育在出生后较快,主要是因为儿童时期机体对疾病的抵抗力弱,需要淋巴系统进行保护。儿童 10 岁以后随着其他各系统的逐渐成熟和对疾病抵抗力的增强,淋巴系统的发育速度有所减缓,生殖系统在童年时期发展较慢。身体各系统的发育时间和速度虽然各有不同,但是人的机体是一个统一的整体,各系统又存在互相联系、互相影响、互相制约的关系。体育锻炼不仅能促进肌肉、骨骼的发育,而且能促进神经系统的发育,神经系统的发育可以更好地协调运动系统的活动。

(4)生长发育的个体差异性

由于先天遗传和后天环境条件的差异,个体的发育速度有所不同,存在高矮、胖瘦、强弱和智力的不同。因此,在评价一个儿童的生长发育状况时,应将其先前发育情况与目前发育状况进行比较,观察发育的动态变化。尽可能改善儿童的后天环境条件,使每个儿童都能充分发挥后天潜力,达到其可能的最佳发育水平。

(二)幼儿心理发展特征与规律

1. 幼儿心理发展的特征

幼儿心理是指3—7岁儿童的心理发展规律及其特点,总体来讲这个阶段的儿童具有以下5个基本特点。一是幼儿在生理发育的基础上,能较好地控制身体和动作,能学习掌握一些基本技能。二是由于心理和言语的发展,与客体的互动增加,幼儿智力得到开发。三是游戏是幼儿的主要活动方式,是生活内容的构成。四是幼儿开始形成初始人格特点,除先天的气质特点外,人格已经受到外界环境的强烈影响而萌芽。五是幼儿社会化行为开始形成,并形成了初步的社会认知。下面主要就幼儿与体育活动密切相关的思维、感知觉、情绪情感、注意等心理进行阐述。

(1)思维发展

思维是人脑对客观现实间接、概括的反映,反映事物的本质和内部规律性[1]。在概念方面,幼儿从以掌握具体实物概念为主,向掌握抽象概念发展。在抽象概念上,常常无法准确地掌握概念的内涵和外延。数概念发展需经历三个阶段:对数量的动作感知阶段(3岁左右);数词和物体数量间建立联系的阶段(4—5岁);数的运算初期阶段(5—7岁)。类概念的发展从年龄特征上来看,4岁以下儿童基本不能分类,5岁儿童主要按感知特点和具体情景分类,6—7岁儿童主要按物体的功用分类,并开始注意到物体的本质属性。

(2)认知发展

皮亚杰提出了认知发展理论,将认知发展描述成与环境相互作用的认知结构适应过程,并认为儿童认知发展经历四个阶段:感觉动作阶段、前运算阶段、具体运算阶段、形式运算阶段(表3.3)。2—7岁儿童的思维属于"前运算阶段",这一阶段儿童主要是表象性思维,思维的基本特点是相对具体性、不可逆性、自我中心性和刻板性。人们又把前运算阶段划分为前概念阶段(2—4岁)和直观阶段(4—7岁)[2]。象征阶段的主要特征是表象系统(如语言符号)的发展,又称为符号功能。符号功能是指儿童用某种信号物代表另一事物的能力。4—5

---

[1]　李晓巍.学前儿童发展与教育[M].上海:华东大学出版社,2018:148-151.
[2]　皮亚杰.皮亚杰教育论著选[M].卢濬,选译.北京:人民教育出版社,2015:3-7.

岁前的儿童认为他人的想法和自己的是一样的,分不清自我和非自我。直观阶段的思维特征受直觉的影响,以单维的方式认识事物。从守恒实验中能得出这一结论。守恒指当物体的外形或形状发生改变时,物体固有的本质属性不随其外在形状改变而发生变化。

表3.3　皮亚杰前运算认知阶段

年龄	阶段	行为类型	举例
2—4岁	象征阶段	出现符号表征(心理表象、图画、词、姿势)图式,具体形象性。认为万物有灵,以自我为中心,泛灵论	给太阳画笑脸;模仿他人;与小狗讲话
4—7岁	直观阶段	能反映事物的一些客观逻辑,但不精确。思维不可逆是具体性思维,仍然依靠表象,泛灵论。常常追究事物的因果关系	三山实验;守恒实验;爱问为什么

(3)感知觉发展

幼儿感知觉是认识的来源,是高级心理活动发展的基础。感觉是指大脑对直接作用于感觉的客观事物的个别属性的反映,是最初级的认识过程,是一种最简单的心理现象。当刺激物作用于感觉器官时,人能立即察觉并分辨出刺激物的个别属性。知觉是人脑对直接作用于感觉器官的客观事物的整体反映。[1]

幼儿首先通过多种感觉器官来认识世界,感觉器官包括眼、耳、鼻、舌和皮肤。感觉器官的构造和机能对人类认识世界及促进幼儿生长发育有重要作用。感觉器官接受刺激后产生的神经冲动,经过传入神经传到中枢部分,最后在大脑皮层形成感觉。视觉方面,幼儿在3岁时已能辨别红、黄、蓝、绿等基本颜色,但对相近的颜色还不能清楚地区分,如绿、草绿、墨绿色等。幼儿4岁开始,能区分各种色调的细微差别,开始认识一些混合色。5岁时不仅能注意色调,而且能注意到颜色的明度和饱和度,能辨别更多的混合色。听觉上,幼儿耳蜗的基膜纤维的感受能力比成人强,所以幼儿听觉比成人敏锐。随着年龄的增长,特别是在掌握语言、接触音乐的过程中,听觉不断发展。在辨别声音细微差别方面,由于小班儿童往往不能区分发音上的细微区别,因此在学会正确发音上会遇到困难。

---

[1]　夏凤琴,姜淑梅.教育心理学[M].北京:清华大学出版社,2017:135-137.

皮肤上有触觉、痛觉和温度感觉的感受器,它们的分布并不均匀,密度越大,感觉越灵敏。这些感受器在幼儿时期已经发育得较好。触觉的发育可使幼儿的生活知识更加丰富,便于了解周围环境的细微部分。由于年龄小,幼儿缺乏知识和经验,所以应引导他们观察周围的事物,充分利用他们的感觉器官。

幼儿知觉主要集中在空间知觉、时间知觉及跨通道知觉上。空间知觉包括形状知觉、大小知觉、方位知觉和深度知觉。形状知觉和大小知觉是对物体属性的知觉,方位知觉和深度知觉是对物体之间关系的知觉[1]。3 岁幼儿只是依据目测来判断大小,4—5 岁的儿童先用手去摸积木的边沿,把积木逐块地进行比较后,才能确定其大小是否相同。而到了 6—7 岁由于经验的作用,他们能单凭视觉直接从一堆积木中指出大小相同的两个。幼儿先后通过感知上下、前后、左右获得方位知觉能力。

(4)情绪情感发展

情绪是个体对客观事物或情境是否符合人的需要而产生的主观体验。它以人的需要为中介,当客观事物或情境能够满足人的需求或符合其愿望时,个体就会产生愉快、欢喜等积极的情绪体验,相反个体就会产生痛苦、烦闷等消极的情绪体验。情绪主要由三个层面构成,包括认知层面的主观体验,生理层面的生理唤醒,以及表达层面的外部表情与行为。

情绪还有社会化、丰富化、深刻化、自我调节化的特点。

①情绪的社会化。婴儿最初的情绪源于本能,且与生理需要的满足程度密切相关。社会化成为儿童情绪发展的一个主要趋势。儿童情绪社会化主要表现在以下方面:一是情绪中社会交往的成分不断增加,社会交往的内容、环境会随着年龄的增长而增加。二是引起情绪反应的社会性动因不断增加。1—3 岁儿童除受到生理因素的影响外,情绪反应与社会性需要是否满足相关,而 3—4 岁儿童的情绪动因处于从主要为满足生理需要向主要为满足社会需要过渡的阶段。三是表情日渐社会化。随着理解、辨别他人面部表情能力的发展,幼儿后期经常能识别他人的情绪,并据此改变行为。有研究表明,小班幼儿已经能辨别出他人高兴的表情,但对愤怒表情则要到幼儿园中班时期才能识别。

②情绪的丰富化和深刻化。情绪的丰富化主要表现在两个方面,一是情绪过程日益分化。婴儿最初只有少数几种原始情绪,到幼儿期还分化出如道德、理智等高级情感。二是情绪指向事物不断增加,从指向事物的表面到指向事物内

---

[1]　李晓巍.学前儿童发展与教育[M].上海:华东大学出版社,2018:77.

因。2 岁前的幼儿往往是因为生活上的需求没有得到成人的回应而愤怒(如饥饿、口渴等)。随着年龄的增长,幼儿进入幼儿园之后,产生愤怒情绪的原因也可能是人际关系问题,如没有得到教师的关注或是与小伙伴之间出现了争端等。

③情绪的自我调节化。幼儿随着年龄的增长,调节和控制情绪的能力会越来越强。这种发展趋势主要表现在冲动性逐渐减少、稳定性逐渐提高、情绪情感从外显到内隐三个方面。幼儿由于大脑皮层的兴奋容易扩散,常常处于激动状态。随着幼儿大脑发育逐渐成熟以及语言的发展,情绪的冲动性逐渐减少。最初情绪控制是被动的,通过不断教育和要求,到幼儿后期,自主调节情绪的能力逐渐发展。儿童情绪的不稳定性,一方面与其所处的情境密切相关,另一方面与儿童的易受感染性有关。直到幼儿后期,儿童的情绪会比较稳定,较少受人感染。幼儿前期不能意识到自己情绪的外部表现,情绪往往会毫无保留,不加控制和掩饰。到了幼儿后期,情绪调节能力已有一定的提高,会逐渐学会控制和掩饰情绪。

(5)注意发展

注意是心理活动对一定对象的指向和集中。注意有指向性和集中性两个特征。注意并不是独立的过程,常常与感觉、思维、记忆、想象等心理活动密不可分[1]。3 岁幼儿表现出对周围事物极大的兴趣,能集中注意力 15～20 min,无意注意占优势。4 岁幼儿有意注意得到较快发展,注意时间能达到 30 min,但是还需要提醒才能进行有意注意。5—6 岁幼儿有意注意会更快速发展。

幼儿注意的发展与神经系统发展密切相关,由于大脑两半球皮层的兴奋和抑制的产生和转移比较迅速,第二信号系统抑制作用较弱,容易受外界新鲜刺激的影响。随着接触环境的变化、事物的增多,无意注意对象的范围不断扩大,无意注意逐渐稳定。选择性变化主要表现在儿童对注意对象选择的偏好上,注意的选择性从倾向于刺激物的物理特点转向刺激物对儿童的意义。选择性注意的对象逐渐扩大,从更多地注意简单的刺激物发展到更多注意较复杂的刺激物。注意与认知、情感和意志的发展相联系。儿童注意的发展伴随着认知、情感和意志水平的提升。注意发展本身就是认知发展的一部分,认知水平的提高是注意发展的结果,也是注意发展的原因。幼儿的注意往往带有情绪色彩,对周围事物的探索以及成人有意识地对幼儿进行认知活动的训练都有助于幼儿注意的发展。

---

[1] 桑标.儿童发展[M].上海:华东师范大学出版社,2014:163.

2. 幼儿心理发展的一般规律[1]

(1)心理发展的连续性与阶段性

个体心理发展的过程是从量变到质变的过程,既有一定的连续性又有阶段性。连续性指在一定时期内,个体心理状态总体稳定和平衡,只会发生轻微的改变。阶段性指当量的积累达到一定程度时,就会出现质的变化,表现出心理过程的跳跃现象,体现一定阶段性。个体心理发展一般划分为以下几个阶段:乳儿期(0—1岁)、婴儿期(1—3岁)、幼儿期(3—6、7岁)、童年期(6、7岁—11、12岁)、少年期(11、12岁—14、15岁)、青年期(14、15岁—25岁)、成年期(25—65岁)、老年期(65岁以后)。人的一生是连续的,前一阶段是后一阶段的基础。

(2)心理发展的方向性与顺序性

心理发展是按照一定方向并遵循一定的顺序进行的,这种方向和顺序不可逆。在思维方面,婴儿到3岁前阶段主要是直观行动思维,通过外部感知去接触事物,尝试错误。3—7岁,这一阶段思维主要是具体形象思维,通过形象、具体的符号、表象进行思维,此阶段也被皮亚杰称为前运算阶段。6—7岁到11—12岁,思维发展从形象思维到抽象思维逐步发展。14—15岁至17—18岁,主要是抽象逻辑思维。这个阶段对事物的认识从表面到抽象,通过概括、比较、推理、综合、归纳等形式反映事物的本质过程,是认识的高级阶段。因此,在体育活动开展过程中,应按照受教育者身心发展的实际,有次序、有步骤地进行指导,促进其身心健康发展。

(3)心理发展的不均衡性

人体在心理发展的全周期中,并不是按照一个模式或速度发展的,而是不均衡的。其包含两层意思,一是不同的心理发展速度不一样,二是同一心理在不同的阶段发展不一样。从个体机能发展来看,神经系统发展先快后慢,到9岁时接近成人水平,生殖系统发展较慢,青春期前发展较慢,青春期发展较快,女孩早于男孩。从个体不同阶段来看,婴儿期非常快,到了幼儿期发展有所减慢,但总体较快。童年期,发展较平稳,青春期形成发展高峰,成年期进入稳定阶段,老年期为下降阶段,总体是一个不均衡发展的过程。心理发展的不均衡性要求在体育活动中把握发展的关键期或窗口期,在发展的关键期或窗口期进行有效干预就能获得良好的心理与行为反应,但是一旦错过就难以弥补。

---

[1] 付建中.教育心理学[M].北京:清华大学出版社,2010:21-25.

(4)心理发展的普遍性与差异性

心理发展具有普遍的规律,多数儿童都是按照这一过程和顺序发展的,因为心理发展的物质基础都很相似,都是从低级向高级,从无意识到有意识,从简单到复杂,从现象到本质。然而由于遗传、环境、学习等因素的不同,促使个体在心理发展过程中出现较大的差异。在具体的年龄、发展的速度、心理的最终水平以及各种心理成分在个体身上的结合模式都会有所不同,从而在思维方式、价值观念、认知程度、情感意志、态度动机、性格情绪等方面表现出明显的个人特点。因此在幼儿体育活动过程中,就要求教师和家长正确认识幼儿心理发展的普遍性和差异性,因势利导建立良好心理特性。

六、幼儿动作发展的特征与规律

(一)幼儿动作发展的序列和特征

动作发展序列是一个判断基本动作发展是否形成的方法,关注动作形式或行为模式质的变化,而非量的变化。整体序列法描述动作模式的发展变化是通过一系列步骤(或阶段)进行的,如阶段一、阶段二、阶段三、阶段四等,不同阶段的数量因动作技能的不同而有差异,表3.4整理出了11种基本动作整体发展序列及特征[1]。

表3.4　基本动作整体发展序列及特征

基本动作	阶段一	阶段二	阶段三	阶段四
爬	伏地爬行:胸腹部着地、手伸向前方,利用手臂的力量拖动身体前进,腿几乎没有发挥作用	手膝爬行:胸腹离开地面、依靠手和膝盖移动前行。从同侧身体协调发展到对侧身体协调	手脚爬行:头部稍抬起,手脚触地,肘关节和膝关节基本伸直。从同侧身体协调发展到对侧身体协调	攀爬:由同侧手脚同时攀爬,发展到手脚交替攀爬

---

[1]　Greg Payne,耿培新,梁国立.人类动作发展概论[M].北京:人民教育出版社,2008:197-259.

续表

基本动作	阶段一	阶段二	阶段三	阶段四
走	双臂抬高：步幅小，头向前伸，两腿间距大，手臂高抬摆动，走路不稳	偶尔脚跟着地：行进较平稳，偶尔脚后跟着地，过渡到脚前掌着地。步长一致性有所增加，膝关节不再摇晃。手臂在身体两侧，有时左右摇摆	腿部动作较连贯：脚跟到脚尖着地的过程中，身体重心移动自如，膝关节轻微的弯曲使前腿的伸展和直立动作自如产生。两臂协调向相反方向摆动	熟练动作：步长基本保持一致，动作节奏流畅自然，手臂和腿摆动协调。两腿间距小，部分脚尖着地动作
跑	高位保护跑：手臂—高位保护，脚扁平着地，步幅小，两脚与肩同宽	中位保护跑：手臂—中位保护，身体直立，膝关节接近伸展	低位保护跑：手臂反向摆动，脚跟—脚趾伸展，肘关节几乎伸直，脚跟—脚趾着地动作	熟练跑：疾跑时脚前掌着地，手臂协调有力摆动，肘关节自然弯曲
前滑步	断续跳：类似有节奏的不平衡跑，腾空阶段，后腿超过前腿	后腿僵硬：速度缓慢，断续节奏，后腿僵硬，臀部常侧倾，垂直方向动作夸张	有节奏跳：流畅富有节奏，适中的速度，脚距离地面近，髋部向前送	——
垫步跳	不连贯垫跳步：不连贯，缺乏节奏，缓慢而勉强地动作，手臂摆动不协调	手臂和腿高抬：手臂高抬帮助身体上升，有一定节奏地跳	熟练地连续垫跳：轻松有节奏，双手在体侧，单脚起跳时蹬地有力	——
单脚跳	摆动腿在体前：大腿与地面平行，身体垂直，手臂处于肩部位置	摆动腿在体侧：摆动腿膝关节弯曲在前，脚在后，身体稍微前倾，两侧手臂随重心而上下移动	摆动腿在支撑腿后：摆动腿膝关节弯曲，身体有较大前倾，两侧手臂随重心移动	摆动腿协调摆动：摆动腿有力摆动，身体前倾，手臂与摆动腿协调反向摆动

续表

基本动作	阶段一	阶段二	阶段三	阶段四
立定跳远	手臂制动:手臂动作僵硬无摆动,垂直向上跳,腿没有伸展	手臂稍有摆动:手臂如钟摆,垂直向上跳,腿部接近完全伸展	手臂向前上方摆动:起跳时手臂向前移动,肘位于躯干的前面,手臂摆动至头,起跳角度大于45°,膝关节几乎完全伸直	身体舒展地跳:起跳时手臂和腿部完全伸展,起跳角度接近45°,落地时屈膝缓冲
投掷	砍:身体向前,手臂砍切动作,下肢静态支撑,躯干无扭转	扔掷:手臂上挥扔掷,稍有转体动作,后续动作手臂超过身体	同侧跨步:手臂高挥,同侧上步,躯干小幅度扭转,手臂后续动作超过身体	异侧跨步:手臂高挥,异侧上步,躯干扭转,手臂超过身体
接球	延迟反应:手臂延迟反应,手臂向前伸展,能触球	抱球:手臂先向两侧伸展,然后做弧线画圈动作,将球抱在胸部	捞球:用胸触球,手臂前伸到球的下方,用手将球抱住,脚移动接球	手接球:只用双手接球,原地或迈出一小步
踢球	原地用脚推球:腿稍微或没有摆动,原地站立用脚推球,推球后经常后退	原地腿摆动:腿稍向后摆动,原地站立,手臂和腿反向摆动	移动踢球:脚以较小的弧度迈出,胳膊反向运动,踢球后脚向前或侧迈步	跨步踢球:跨步接近球,躯干后倾,踢球后身体跟进
挥棒击球	砍:用球棒从上向下砍,双脚原地不动	推:水平方向将球推出,稍转体,双脚原地不动或迈出一小步	同侧上步:迈出同侧腿,斜向下挥动击球	异侧上步:异侧腿上步,击球,身体转动挥棒击球

图 3.5 是 60% 的儿童达到基本动作技能水平的不同阶段的对应年龄。图中 1、2、3、4、5 代表动作整体发展阶段。从图中可以看出,8 种基本动作技能的掌握在 120 个月的时候基本上完成;掌握最晚的基本动作技能是双脚跳,到 120 个月的时候完成到动作阶段 4;最容易掌握的动作是跑,基本上在 60 个月左右能达到动作阶段 4。此外,还可以看出男生和女生部分动作技能存在性别差异,多数技能男生掌握得比女生早,如投掷、踢、跑、双脚跳、挥击,而接、单脚跳、连续垫跳步女生掌握得比男生早。

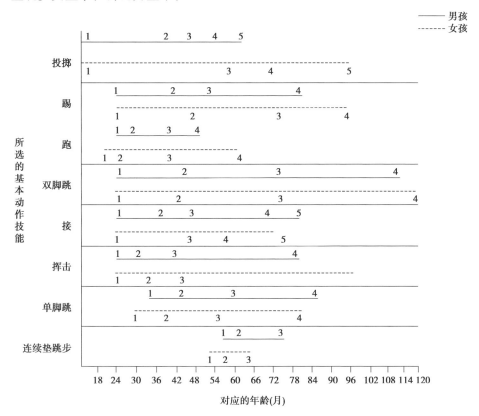

图 3.5　60% 的儿童达到基本动作技能水平的不同阶段对应年龄(引自《人类动作发展概论》)

表 3.5 给出了三个精细动作(伸够、抓握、绘画书写)的发展对应的阶段及表现出的特征。从表中可以看出,不同的精细动作经历了不同的时期和阶段,体现了动作发展的过程和序列。其中个体伸够动作和抓握动作主要是在婴儿时期得到发展。绘画书写动作的组合期、整合期和绘画期主要是在幼儿阶段,有一个从最早的尝试画出线条、图形,到画出复杂的图形,然后再到更为复杂和精确的图形、人物等的过程。

表 3.5　精细动作发展阶段及特征

动作	阶段一	阶段二	阶段三	阶段四
伸够	前伸够阶段：动作发展很快，轨迹呈抛物线。动作不精确，常常不能成功接近目标，没有抓握动作。12—22 周	成功伸够阶段：可以拿到物体，但伸够动作不流畅，动作轨迹呈锯齿状。能抓住物品，但抓握动作和手臂伸够动作不能整合，手臂先动接近物品，然后张开手，抓握物体。4—7 个月	熟练伸够阶段：动作更加精确，手臂轨迹更加流畅，协调地伸手和抓握。9 个月以后	——
抓握	全手掌式抓握：手掌、大拇指和其他手指。婴儿早期	拇指对掌式抓握：四指与拇指相对。出生后半年左右	钳捏式抓握：食指与拇指相对。1 岁左右	——
绘画书写	涂鸦期：做出一些随机或重复动作，画出类似圆形或重复直线。15—20 个月	组合期：尝试画出基本几何图形，如螺旋线、圆形、正方形、长方形、三角形及图形组合。3—4 岁	整合期：可画出更复杂的图形，组合至少 3 种不同的图形。4—5 岁	绘画期：更加准确和复杂的图形，开始用笔表现自己的生活世界，如人物、动物、房屋等。5 岁以上

　　动作的发展在生长发育的过程中，按照从整体的、粗大的动作到局部的、精细化的工作不断完善和提高。精细动作主要指与手部动作相关的小肌肉群动作，生活中常见的精细动作包括：抓握、书写、描画、穿珠、裁剪、系绳子、搭建积木以及使用餐具等。表 3.6 是精细动作行为表现特征及对应年龄。以绘画书写为例，幼儿在 3 岁左右就可以用笔照着涂写简单的线条、图形，到 4 岁左右时能照着画出更为复杂的圆形和"X"形，到 5 岁左右就能画出至少有 6 个身体部分的人物形象，6 岁左右就能写出自己的名字，说明手部精细动作的发展是迅速的，

并且是按照由简单到复杂的过程逐渐发展的。幼儿通过感知觉、触觉等与外部世界进行信息交换,手是幼儿认识事物的重要途径,不但反映了精细动作发展水平而且还反映了心智发展水平。

表 3.6　精细动作行为表现特征及对应年龄

大致对应年龄	行为表现特征
3 岁	1. 能够跟着示范画出圆形; 2. 可以将纸剪成两半; 3. 可以用笔去描横线、竖线以及圆圈; 4. 可以半精准地沿着粗线剪纸; 5. 开始穿直径两厘米左右大的珠子; 6. 给各种物品分类; 7. 能自己扣及解开大一点的扣子
4 岁	1. 能照着画出简单的线,类似于"/"、圆形和"X"形; 2. 能用各个手指的指尖去碰触大拇指; 3. 能给涂色纸涂色,涂出界外不超过 1/4; 4. 能用剪刀剪出一个大圆; 5. 能完成 4~5 块的拼图; 6. 能正确地用叉子; 7. 能自己穿脱衣服; 8. 形成右手/左手偏好
5 岁	1. 正确握笔; 2. 可以描出字母或是自己的名字; 3. 可以画三角形; 4. 可以剪小圆形; 5. 能轻松用钥匙开锁; 6. 如果有参照物,可以画出四边形; 7. 能画出至少有 6 个身体部分的人物形象(头、身体、四肢,但可能没有脖子、手脚等细节); 8. 能自己系鞋带

续表

大致对应 年龄	行为表现特征
6岁	1. 能写出自己的名字； 2. 能用积木搭建一些建筑； 3. 能玩 16～20 块的拼图； 4. 能用刀叉吃东西或熟练地使用筷子； 5. 能非常好地使用剪刀,不会剪出界外； 6. 可以描 3 个以上的字； 7. 能描出 0—9 所有的数字； 8. 能描出所有的大小写字母

(二)幼儿动作发展的一般规律

动作发展有着内在规律,它按照一定的顺序、一定的原则、一定的常模发展,是一个复杂多变而又有规律可循的动态发展系统。这是实验干预依据的另一重要方面,主要包括 5 条动作发展规律[1]。

1. 整分规律

整分规律指动作发展是从未经分化的整体动作到分化的整体动作不断分化、不断整合的过程。初生婴儿的动作是混乱笼统的、未分化的大肌肉群动作。随着神经系统发育的不断完善,肌肉的不断成熟,加之自身的反复练习,最初未分化的大肌肉群动作不断分化为局部、相对准确、专门化的动作。幼儿后期在获得对各部分的小肌肉群动作控制后,又学会把这些小动作整合到一起,形成更加复杂、准确的整体性动作。

2. 首尾规律

首尾规律指儿童动作发展是从头部到下部,从上肢到下肢逐渐发展的过程。儿童最早发展的是头部动作,其次是躯干动作,最后是脚的动作。婴儿最先学会抬头和转头,然后发展到俯撑、翻身、坐、爬、站立和行走。在幼儿出生后的前几年中,头、颈、上肢的动作发展先于下肢的发展,身体上部的发展先于身体下部的发展。

---

[1]　李晓巍.学前儿童发展与教育[M].上海:华东大学出版社,2018:62-65.

3.大小规律

大小规律是指儿童最初发展与大肌肉群相联系的动作,然后逐渐发展与小肌肉群相联系的动作。先发育的是躯体粗大动作,之后才是手部灵巧的小肌肉群动作以及准确的视觉动作等。在粗大动作方面,婴幼儿经历了"三(表示月份)翻六坐七滚八爬十二走"的过程和顺序,在2岁时跑的动作逐渐形成,然后发展到双脚跳、单脚跳。5—6岁时能在投、跑、跳等活动中灵活、协调地运动。小肌肉群动作方面,抓握动作是按照全手掌式抓握—拇指对掌式抓握—钳捏式抓握的顺序发展。2岁时手指的末梢神经还没有完全髓鞘化,手指动作还不够精细。到4岁时,这种髓鞘化基本完成,能很容易地用笔画图、使用剪刀、堆积木等。5岁时能扣扣子、拉拉链、使用勺子或筷子等。

4.近远规律

近远规律指以身体躯干为中心,越接近躯干的部分,动作发展越早;相反,远离躯干的远端动作发展较迟。上肢动作发展中,首先发育成熟的是肩和大臂,其次是肘、腕、手,最后是手指。下肢动作发展中,大腿先发育,再到小腿,最后到脚和脚趾。

5.无有规律

无有规律指动作发展的早期是无意识的动作,随着生长发育的不断进行,逐渐形成有意识的动作。最初无意识的动作是不随意的动作,完成动作无目的性,主要由外界客观刺激引发,如婴儿时期头部转动动作是随着光线方向的变化而变化的。随着时间的推移,幼儿动作越来越受到意识的支配,动作具有一定主动性和目的性,外部客观刺激不存在时,也会主动地、有目的地去接触事物。

第四章
现阶段幼儿基本动作的发展水平及干预的现实需求

在对幼儿基本动作发展的基本理论有了一定了解后，笔者抽取西安市7所幼儿园461名幼儿为调研对象，这7所幼儿园从学校性质方面看有3所公立幼儿园和4所私立幼儿园，从地区方面看有5所城市幼儿园和2所农村幼儿园，能够代表西安市幼儿动作发展的总体水平；运用粗大动作发展测评量表（TGMD-3）和儿童动作测评量表（MABC-2）中的精细动作部分对幼儿进行测试。主要目的：一是发现幼儿粗大动作、精细动作的特征；二是通过对比分析找出以上方面存在的不足；三是分析问题产生的原因，为下一步制订干预方案提供依据。

一、现阶段幼儿动作的发展水平调查

（一）现阶段幼儿粗大动作的发展水平调查

粗大动作发展测评量表（TGMD-3），包括移动性动作和操作性动作两个维度，共13项测试指标。共抽取被试461名，由于部分幼儿未能完整地进行测试，或者因身体不适及情绪等原因中途退出测试，累计24名，因此实际测试有效被试437人。437名受试儿童中男童236人（54%），女童201人（46%），平均年龄4.98±0.97岁，最大年龄6.5岁，最小年龄3.1岁。粗大动作发展测试被试情况见表4.1。

表 4.1 粗大动作发展测试被试情况（ $n=437$ ）

年龄组	性别	人数（人）	年龄均值	年龄标准差
3—4 岁	男	47	3.69	0.26
	女	57	3.73	0.21
4—5 岁	男	66	4.58	0.29
	女	56	4.51	0.27
5—6 岁	男	74	5.50	0.30
	女	53	5.52	0.29
6 岁以上	男	49	6.35	0.10
	女	35	6.30	0.09
总计		437	4.98	0.97

注：3—4 岁，4—5 岁，5—6 岁分别包含 4 岁、5 岁、6 岁。

1. 不同年龄阶段粗大动作发展对比分析

表 4.2 是 437 名幼儿不同年龄阶段粗大动作得分描述性统计表，粗大动作总分是移动性动作总分和操作性动作总分之和，并且该测评工具包含 13 项指标。表中 437 个样本分成 4 个年龄阶段，相对应的各年龄段人数分别为 104、122、127、84 人，统计表还给出了每个年龄段各指标得分的均值、标准差、标准误、95% 置信区间的上下限和极值。

表 4.2 不同年龄阶段粗大动作得分描述性统计（ $n=437$ ）

指标（分）	年龄阶段	样本（人）	均值	标准差	标准误	95%置信区间下限	95%置信区间上限	极小值	极大值
跑	3—4 岁	104	4.92	1.64	0.16	4.61	5.24	1	8
	4—5 岁	122	5.54	1.59	0.14	5.26	5.83	1	8
	5—6 岁	127	5.88	1.39	0.12	5.64	6.13	2	8
	6 岁以上	84	5.98	1.20	0.13	5.72	6.24	4	8
	总计	437	5.58	1.52	0.07	5.43	5.72	1	8
马步跑	3—4 岁	104	2.88	2.32	0.23	2.43	3.34	0	8
	4—5 岁	122	4.73	2.06	0.19	4.36	5.10	0	8
	5—6 岁	127	4.74	1.69	0.15	4.44	5.04	0	8
	6 岁以上	84	5.33	1.48	0.16	5.01	5.65	2	8
	总计	437	4.41	2.11	0.10	4.21	4.61	0	8

续表

指标（分）	年龄阶段	样本（人）	均值	标准差	标准误	95%置信区间下限	95%置信区间上限	极小值	极大值
单脚跳	3—4岁	104	2.55	2.22	0.22	2.12	2.98	0	8
	4—5岁	122	4.00	2.14	0.19	3.62	4.38	0	8
	5—6岁	127	3.70	1.49	0.13	3.44	3.96	0	8
	6岁以上	84	4.30	1.66	0.18	3.94	4.66	0	8
	总计	437	3.62	2.00	0.10	3.44	3.81	0	8
跑跳步	3—4岁	104	1.69	1.74	0.17	1.35	2.03	0	6
	4—5岁	122	3.29	2.10	0.19	2.91	3.66	0	6
	5—6岁	127	4.13	1.24	0.11	3.91	4.34	1	6
	6岁以上	84	4.49	1.34	0.15	4.20	4.78	1	7
	总计	437	3.38	1.95	0.09	3.20	3.57	0	7
立定跳远	3—4岁	104	2.92	1.93	0.19	2.55	3.30	0	8
	4—5岁	122	4.47	2.01	0.18	4.11	4.83	0	8
	5—6岁	127	4.62	1.46	0.13	4.37	4.88	0	8
	6岁以上	84	4.83	1.26	0.14	4.56	5.11	2	8
	总计	437	4.22	1.86	0.09	4.04	4.39	0	8
侧滑步	3—4岁	104	3.74	2.25	0.22	3.30	4.18	0	8
	4—5岁	122	5.44	2.14	0.19	5.06	5.83	0	8
	5—6岁	127	6.13	1.66	0.15	5.84	6.43	1	8
	6岁以上	84	6.25	1.54	0.17	5.92	6.58	2	8
	总计	437	5.39	2.16	0.10	5.19	5.60	0	8
双手挥棒击打固定球	3—4岁	104	3.73	2.00	0.20	3.34	4.12	0	8
	4—5岁	122	4.38	1.70	0.15	4.07	4.68	1	8
	5—6岁	127	4.82	1.35	0.12	4.58	5.06	2	8
	6岁以上	84	4.95	1.32	0.14	4.67	5.24	2	8
	总计	437	4.46	1.68	0.08	4.30	4.62	0	8
单手握拍击打反弹球	3—4岁	104	1.26	1.58	0.16	0.95	1.57	0	7
	4—5岁	122	2.25	1.79	0.16	1.93	2.57	0	6
	5—6岁	127	2.80	1.64	0.15	2.51	3.09	0	6
	6岁以上	84	2.99	1.43	0.16	2.68	3.3	0	6
	总计	437	2.32	1.75	0.08	2.15	2.48	0	7

指标（分）	年龄阶段	样本（人）	均值	标准差	标准误	95%置信区间下限	95%置信区间上限	极小值	极大值
原地单手运球	3—4岁	104	1.49	1.56	0.15	1.19	1.79	0	6
	4—5岁	122	2.63	1.75	0.16	2.32	2.95	0	6
	5—6岁	127	3.17	1.72	0.15	2.86	3.47	0	6
	6岁以上	84	3.39	1.27	0.14	3.12	3.67	1	6
	总计	437	2.66	1.76	0.08	2.50	2.83	0	6
双手接球	3—4岁	104	3.03	1.39	0.14	2.76	3.3	0	6
	4—5岁	122	3.33	1.43	0.13	3.07	3.58	0	6
	5—6岁	127	3.86	1.36	0.12	3.62	4.1	0	6
	6岁以上	84	3.82	1.20	0.13	3.56	4.08	0	6
	总计	437	3.51	1.40	0.07	3.37	3.64	0	6
脚踢固定球	3—4岁	104	3.71	1.94	0.19	3.33	4.09	0	8
	4—5岁	122	3.82	1.94	0.18	3.47	4.17	0	8
	5—6岁	127	4.44	1.59	0.14	4.16	4.72	0	8
	6岁以上	84	4.71	1.36	0.15	4.42	5.01	2	8
	总计	437	4.15	1.78	0.09	3.98	4.31	0	8
上手投球	3—4岁	104	2.72	1.62	0.16	2.41	3.04	0	7
	4—5岁	122	4.02	1.45	0.13	3.76	4.28	1	7
	5—6岁	127	4.39	1.52	0.14	4.12	4.65	0	8
	6岁以上	84	4.68	1.36	0.15	4.38	4.97	2	8
	总计	437	3.94	1.66	0.08	3.79	4.1	0	8
下手抛球	3—4岁	104	3.3	2.24	0.22	2.86	3.73	0	8
	4—5岁	122	4.4	1.67	0.15	4.10	4.7	0	8
	5—6岁	127	4.62	1.62	0.14	4.34	4.91	0	8
	6岁以上	84	4.71	1.32	0.14	4.43	5	2	8
	总计	437	4.26	1.83	0.09	4.09	4.44	0	8

为了解不同年龄阶段幼儿粗大动作是否存在差异，采用单因素方差分析。首先，分析数据是否服从正态分布，然后进行方差同质性检验，当方差齐性

时,采用LSD法进行多重比较;当方差不齐时,采用Games-Howell法进行两两比较[1]。经过比较发现,多数非相邻年龄段各单项指标存在显著性差异,所以本书只对相邻年龄段的粗大动作发展差异进行检验,并以3—4岁为基准,将后一年龄段数据与前一年龄段相比,将差异结果标注在后一年龄段数据上。

不同年龄阶段幼儿移动性总分差异检验、操作性总分差异检验和粗大动作总分差异检验分别如图4.1—图4.3所示。从图中可以看出,在移动性动作、操作性动作、粗大动作总分三项指标上,得分均值随着年龄的增加而增加。4—5岁组与3—4岁组相比,在移动性总分、操作性总分、粗大动作总分上差异都具有统计学意义,并且差异非常显著(P<0.01)。5—6岁与4—5岁组相比,在操作性总分和粗大动作总分上差异具有统计学意义,差异非常显著(P<0.01)(用 ** 表示)。6岁以上组与5—6岁组相比,在移动性动作总分和粗大动作总分上差异有统计学意义(P<0.05)(用 * 表示)。总体表明,幼儿各年龄阶段的移动性动作总分、操作性动作总分和粗大动作总分随着年龄的增加而增加,并且年龄差异显著。

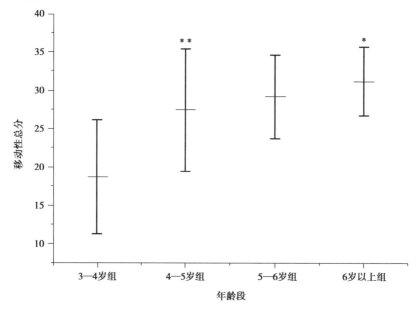

图4.1　不同年龄阶段移动性总分差异检验

[1]　武松,潘发明,等.SPSS统计分析大全[M].北京:清华大学出版社,2014:82.

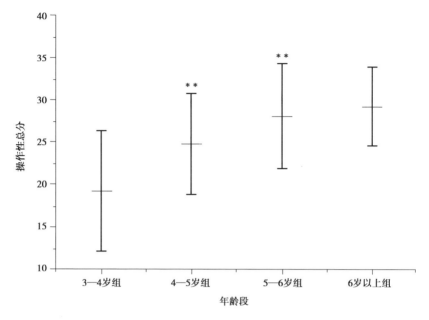

图 4.2　不同年龄阶段操作性总分差异检验

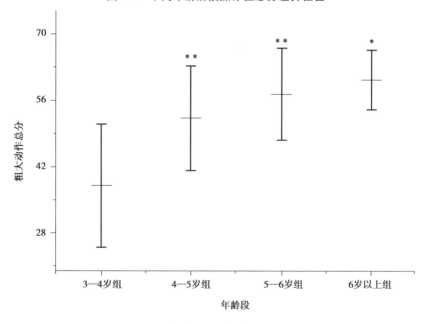

图 4.3　不同年龄阶段粗大动作总分差异检验

　　表 4.3 是不同年龄阶段粗大动作各单项指标得分差异检验。从表中可以看出,4—5 岁与 3—4 岁组相比,13 个单项指标中除了双手接球和脚踢固定球两项指标年龄不存在统计学差异外($P>0.05$),其他 11 项指标均存在年龄差异,并且

多数指标年龄差异非常显著。5—6岁组与4—5岁组相比,跑跳步、侧滑步、双手接球和脚踢固定球4项指标有统计学意义($P<0.05$)。6岁以上组与5—6组岁相比,马步跑和单脚跳两项指标有统计学意义($P<0.05$)。从总体可以看出,4—5岁组与3—4岁组多数指标有统计学差异,而其他年龄组个别指标存在年龄差异,说明4—5岁可能是幼儿动作发展的快速时期。

表4.3 不同年龄阶段粗大动作各单项得分差异检验

指标(分)	3—4岁组	4—5岁组	5—6岁组	6岁以上组
跑	4.92±1.64	5.54±1.59*	5.83±1.39	5.98±1.20
马步跑	2.88±2.32	4.73±2.06**	4.74±1.69	5.33±1.48*
单脚跳	2.55±2.22	4.00±2.14**	3.70±1.49	4.30±1.66*
跑跳步	1.69±1.74	3.29±2.10**	4.13±1.24**	4.49±1.34
立定跳远	2.92±1.93	4.47±2.01**	4.62±1.46	4.83±1.26
侧滑步	3.74±2.25	5.44±2.14**	6.13±1.66*	6.25±1.54
双手挥棒击打固定球	3.73±2.00	4.38±1.70*	4.82±1.35	4.95±1.32
单手握拍击打反弹球	1.26±1.58	2.25±1.79**	2.80±1.64	2.99±1.43
原地单手运球	1.49±1.56	2.63±1.75**	3.17±1.72	3.39±1.27
双手接球	3.03±1.39	3.33±1.43	3.86±1.36**	3.82±1.20
脚踢固定球	3.71±1.94	3.82±1.94	4.44±1.59*	4.71±1.36
上手投球	2.72±1.62	4.02±1.45**	4.39±1.52	4.68±1.36
下手抛球	3.30±2.24	4.40±1.67**	4.62±1.62	4.71±1.32

注:星号表示后一年龄段与前一年龄段相比的差异,*表示$P<0.05$,**表示$P<0.01$。

2.不同性别粗大动作发展对比分析

前面对不同年龄阶段粗大动作发展进行了分析,为了解不同性别幼儿粗大动作得分差异,进行了独立样本T检验。本书中观测变量均为连续变量,变量分为男生组和女生组,观测值之间相互独立,观测变量不存在异常值,变量在各组内接近正态分布。然后进行方差Levene检验,当方差检验结果$P>0.05$时,推断方差齐性,进行均值比较时观测"假设方差相等"所在行对应的T检验的P值。相反,当方差检验结果$P<0.05$时,推断方差不齐,观测"假设方差不相等"所在

行对应的 T 检验的 P 值[1]。

　　不同性别移动性总分差异、操作性总分差异和粗大动作总分差异分别如图 4.4—图 4.6 所示。从图 4.4 中看出，移动性动作总分在 3—4 岁组、4—5 岁组、5—6 岁组和 6 岁以上组，性别差异都没有统计学意义（$P>0.05$），但是从均值上对比发现，3—4 岁组男生优于女生，4—5 岁组、5—6 岁组和 6 岁以上组，女生优于男生。从图 4.5 中可以看出，4—5 岁组、5—6 岁组和 6 岁以上组，操作性动作总分性别差异有统计学意义，并且性别差异非常显著（$P<0.01$），4 个年龄段均值都是男生优于女生。从图 4.6 中可以看出，6 岁以上组粗大动作总分性别差异有统计学意义（$P<0.05$），4 个年龄段粗大动作总分均值都是男生优于女生。以上总体表明，粗大动作总分和移动性动作总分 4 个年龄阶段都不存在性别差异，而操作性动作总分除了 3—4 岁组外，其他 3 个组都存在性别差异，并且男生操作性得分优于女生。

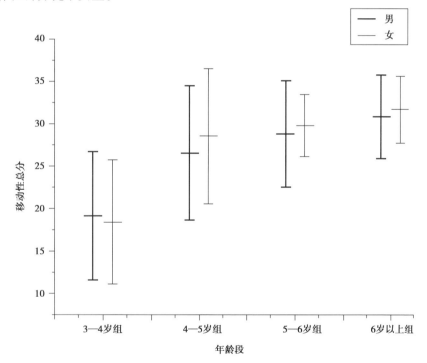

图 4.4　不同性别移动性动作总分差异

［1］　雷福民.体育统计方法与实例［M］.北京:高等教育出版社,2017:129.

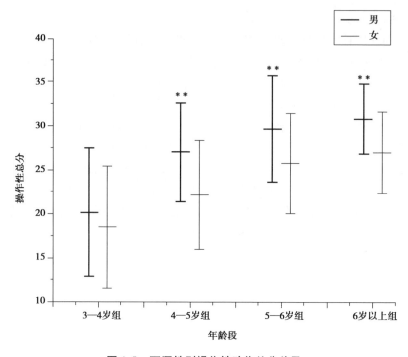

图4.5　不同性别操作性动作总分差异

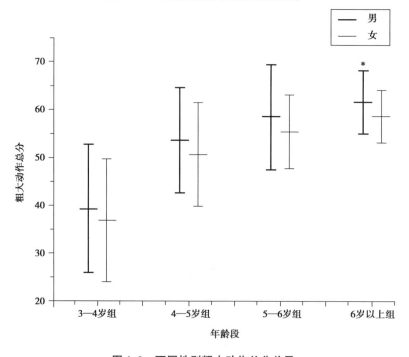

图4.6　不同性别粗大动作总分差异

表 4.4 是不同年龄阶段粗大动作 13 个单项指标性别差异检验。从表中可以看出,在 3—4 岁组中,只有双手握拍击打反弹球和脚踢固定球两项指标性别差异有统计学意义($P<0.05$),男生优于女生,而其他指标都不存在性别差异。4—5 岁组中,跑跳步、双手挥棒击打固定球、单手握拍击打反弹球、原地单手运球、脚踢固定球、上手投球和下手抛球 7 项指标性别有统计学差异($P<0.05$),其他指标都不存在性别差异,而且存在差异性的 7 项指标中,反映操作性动作的 6 项指标均是男生优于女生。5—6 岁组中,性别差异与 4—5 岁组相似,7 项指标性别差异有统计学意义($P<0.05$),其中 6 项指标男生优于女生。6 岁以上组中,跑跳步、双手挥棒击打固定球、单手握拍击打反弹球、原地单手运球、脚踢固定球和上手投球 6 项指标性别差异有统计学意义($P<0.05$)。

表 4.4 粗大动作 13 个单项性别差异检验(M±SD)

指标(分)	性别	3—4 岁组	4—5 岁组	5—6 岁组	6 岁以上组
跑	男	5.13±1.74	5.39±1.72	5.82±1.46	5.96±1.22
	女	4.75±1.54	5.71±1.41	5.96±1.30	6.00±1.19
马步跑	男	2.89±2.31	4.55±2.08	4.61±1.95	5.14±1.58
	女	2.88±2.35	4.95±2.03	4.92±1.22	5.60±1.29
单脚跳	男	2.87±2.54	3.70±2.08	3.82±1.68	4.55±1.60
	女	2.28±1.90	4.36±2.20	3.53±1.17	3.94±1.71
跑跳步	男	1.66±1.71	2.77±2.27**	3.91±1.22*	4.08±1.44**
	女	1.72±1.78	3.89±1.70	4.43±1.22	5.06±0.94
立定跳远	男	2.60±1.94	4.58±2.08	4.73±1.71	4.96±1.29
	女	3.19±1.90	4.34±1.90	4.47±1.03	4.66±1.21
侧滑步	男	3.96±2.30	5.58±2.30	5.93±1.80	6.14±1.51
	女	3.56±2.21	5.29±1.95	6.42±1.41	6.40±1.58
双手挥棒击打固定球	男	3.57±1.82	4.76±1.64**	5.14±1.98**	5.29±1.21**
	女	3.86±2.14	3.93±1.68	4.38±1.83	4.49±1.34
单手握拍击打反弹球	男	1.60±1.79*	2.55±1.76*	3.07±1.6*	3.29±1.17*
	女	1.23±1.34	1.91±1.77	2.43±1.65	2.57±1.65
原地单手运球	男	1.55±1.61	2.94±1.95*	3.43±1.86*	3.63±1.37*
	女	1.44±1.52	2.27±1.42	2.79±1.45	3.06±1.06

续表

指标(分)	性别	3—4 岁组	4—5 岁组	5—6 岁组	6 岁以上组
双手接球	男	3.15±1.49	3.33±1.54	3.72±1.28	3.80±1.04
	女	2.93±1.31	3.32±1.30	4.06±1.45	3.86±1.42
脚踢固定球	男	4.15±1.95 *	4.44±1.87 **	4.81±1.67 **	4.98±1.11 *
	女	3.35±1.89	3.09±1.77	3.92±1.60	4.34±1.59
上手投球	男	2.79±1.76	4.33±1.36 **	4.72±1.37 **	4.98±1.27 *
	女	2.67±1.50	3.64±1.48	3.92±1.60	4.26±1.40
下手抛球	男	3.36±2.36	4.73±1.54 *	4.88±1.47 *	4.90±1.33
	女	3.25±2.16	4.02±1.73	4.26±1.77	4.46±1.29

注：* 表示 $P<0.05$，** 表示 $P<0.01$。

以上总体可以看出，跑跳步动作在 4—5 岁组、5—6 岁组和 6 岁以上组中性别差异显著，女生优于男生。操作性动作中的双手挥棒击打固定球、单手握拍击打反弹球、原地单手运球、脚踢固定球、上手投球和下手抛球 6 项指标，在 4—5 岁组、5—6 岁组和 6 岁以上组中存在性别差异，并且都是男生操作性动作得分优于女生，说明在 4 岁以后，男生操作性动作发展比女生好。

(二)现阶段幼儿精细动作的发展水平调查

儿童动作测评量表(MABC-2)中包含了反映手部精细动作的投币、穿珠、描画轨迹等测试指标，投币动作又细分为了惯用手和非惯用手。幼儿精细动作发展测试同样抽取被试 461 名，由于 19 名幼儿因请假、身体不适及情绪等原因未能完成整个测试，因此实际参与动作能力测试有效被试 442 人。在 442 名受试儿童中男童 233 人(52.7%)，女童 209 人(47.3%)，平均年龄 5.03±0.91 岁，最大年龄 6.5 岁，最小年龄 3.1 岁。幼儿精细动作测试被试基本情况见表 4.5。

表 4.5　幼儿精细动作测试被试基本情况($n=442$)

年龄组	性别	人数	年龄均值	年龄标准差
3—4 岁	男	44	3.67	0.25
	女	55	3.68	0.21

续表

年龄组	性别	人数	年龄均值	年龄标准差
4—5 岁	男	69	4.56	0.27
	女	62	4.60	0.25
5—6 岁	男	72	5.45	0.27
	女	55	5.43	0.25
6 岁以上	男	48	6.28	0.22
	女	37	6.20	0.21
总计		442	5.03	0.91

注:3—4 岁,4—5 岁,5—6 岁分别包含 4 岁、5 岁、6 岁。

　　表 4.6 是 442 名幼儿不同年龄阶段精细动作各指标得分描述性统计表。该得分是由原始分经换算而成 0—19 分标准分。表中 442 个样本分成 4 个年龄阶段,相对应的各年龄段人数分别为 99、131、127、85 人。

表 4.6　不同年龄阶段精细动作得分描述性统计(*n* = 442)

指标(分)	年龄阶段	样本(人)	均值	标准差	95%置信区间下限	95%置信区间上限	极小值	极大值
投币惯用手	3—4 岁	99	8.22	2.88	7.65	8.80	1	12
	4—5 岁	131	9.28	3.61	8.66	9.91	1	19
	5—6 岁	127	11.56	4.88	9.70	11.42	1	19
	6 岁以上	85	11.66	3.30	10.16	11.15	3	19
	总计	442	9.68	3.80	9.32	10.03	1	19
投币非惯用手	3—4 岁	99	8.85	2.48	8.35	9.34	1	13
	4—5 岁	131	8.66	3.72	8.02	9.31	1	19
	5—6 岁	127	10.15	5.13	9.25	11.05	1	19
	6 岁以上	85	10.69	2.73	10.11	11.28	3	17
	总计	442	9.52	3.88	9.16	9.89	1	19

续表

指标(分)	年龄阶段	样本(人)	均值	标准差	95%置信区间下限	95%置信区间上限	极小值	极大值
穿珠	3—4岁	99	7.37	2.80	7.41	8.53	1	13
	4—5岁	131	7.95	3.63	7.32	8.57	1	15
	5—6岁	127	9.72	3.61	9.09	10.36	1	16
	6岁以上	85	9.46	2.68	8.88	10.04	1	14
	总计	442	8.75	3.38	8.44	9.07	1	16
描画轨迹	3—4岁	99	8.00	3.84	7.23	8.77	1	13
	4—5岁	131	8.35	3.16	8.45	9.55	1	13
	5—6岁	127	9.26	3.20	8.60	9.72	1	12
	6岁以上	85	9.36	3.78	8.55	10.18	1	12
	总计	442	8.89	3.48	8.57	9.22	1	13
精细动作总得分	3—4岁	99	7.80	3.21	7.16	8.44	1	14
	4—5岁	131	8.48	3.74	7.83	9.13	1	18
	5—6岁	127	9.98	4.51	9.19	10.78	1	19
	6岁以上	85	10.05	2.29	9.55	10.54	5	15
	总计	442	9.06	3.76	8.71	9.41	1	19

为了解不同年龄阶段幼儿精细动作是否存在差异,采用单因素方差分析。经检验,数据满足正态分布,在方差同质性检验上,当方差齐性时($P>0.05$),采用LSD法进行多重比较,当方差不齐($P<0.05$)时,采用Games-Howell法,进行两两比较[1]。经过比较发现多数非相邻年龄段各单项指标存在显著性差异,所以本书只标注了相邻年龄段的差异性,并以3—4岁为基准,将后一年龄段数据与前一年龄段相比,将差异结果标注在后一年龄段数据上。

图4.7是不同年龄阶段精细动作总得分差异比较。从图中可以看出,4—5岁组较3—4岁组年龄差异有统计学意义($P<0.05$)。5—6岁组与4—5岁组相比,年龄差异有统计学意义,并且差异非常显著($P<0.01$)。而6岁以上组与5—6岁组相比,年龄差异没有统计学意义($P>0.05$)。

---

[1] 武松,潘发明,等.SPSS统计分析大全[M].北京:清华大学出版社,2014:82.

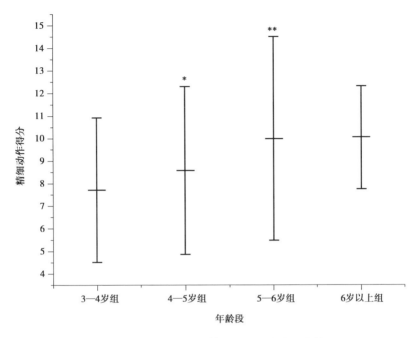

图 4.7 不同年龄阶段精细动作总分差异比较

在对精细动作总分进行年龄差异比较后,进一步对精细动作的单项指标得分的年龄差异进行两两比较。表 4.7 表明,投币惯用手和投币非惯用手在 4—5 岁组与 3—4 岁组相比年龄差异都有统计学意义($P<0.05$),5—6 岁组与 4—5 岁组相比,各项指标年龄差异有统计学意义,并且非常显著($P<0.01$),而 6 岁以上组与 5—6 岁组相比,除描画轨迹指标外年龄差异没有统计学意义($P>0.05$)。穿珠动作只有 5—6 岁组与 4—5 岁组相比所得年龄差异有统计学意义($P<0.05$)。描画轨迹动作上 5—6 岁组与 4—5 岁组相比,年龄差异有统计学意义,并且非常显著($P<0.01$),4—5 岁组与 3—4 岁组相比,6 岁以上组与 5—6 岁组相比,年龄差异也有统计学意义($P<0.05$)。

表 4.7 不同年龄阶段精细动作单项得分差异检验

指标	3—4 岁组	4—5 岁组	5—6 岁组	6 岁以上组
投币惯用手	8.22±2.88	9.28±3.61 ∗	11.56±4.88 ∗∗	11.66±3.30
投币非惯用手	7.85±2.48	8.66±3.72 ∗	10.15±5.13 ∗∗	10.69±2.73
穿珠	7.37±2.80	7.95±3.63	9.72±3.61 ∗	9.96±2.68
描画轨迹	7.45±3.84	8.35±3.16 ∗	9.26±3.20 ∗∗	10.36±3.78 ∗

注:∗ 表示 $P<0.05$,∗∗ 表示 $P<0.01$。

前面对不同年龄阶段精细动作进行了分析,为了解不同性别幼儿精细动作得分差异,进行了独立样本 T 检验。本书中观测变量均为连续变量,有男女两个组别,观测值之间相互独立。经检验观测变量不存在异常值,变量在各组内接近正态分布。方差 Levene 检验时,当方差检验结果 $P>0.05$ 时,推断方差齐性,均值比较时观测"假设方差相等"所在行对应的 T 检验的 P 值。相反,当方差检验结果 $P<0.05$ 时,推断方差不齐,观测假设方差不相等所在行对应的 T 检验的 P 值。图 4.8 是精细动作得分性别差异比较。精细动作得分上,4 个年龄阶段性别差异都存在统计学意义,除 3—4 岁组外,其他 3 个年龄组性别差异非常显著($P<0.01$)。从均值上看,女生优于男生,说明精细动作发展整体女生优于男生。

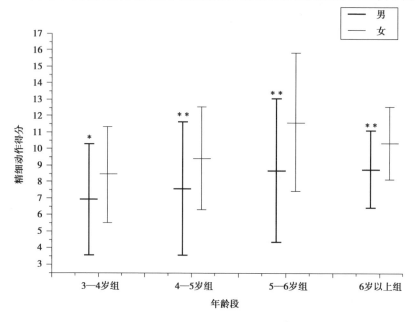

图 4.8　不同性别精细动作得分差异比较

从表 4.8 可以看出,在精细动作单项指标中,3—4 岁组中,除了投币惯用手和投币非惯用手性别上没有统计学差异外($P>0.05$),其他指标各年龄段都存在性别差异。说明总体上精细动作各单项指标存在性别差异,女生优于男生。

表 4.8　精细动作各单项得分性别差异检验(M±SD)

指标	性别	3—4 岁组	4—5 岁组	5—6 岁组	6 岁以上组
投币 惯用手	男	7.68±2.98	8.33±4.28 *	9.60±4.07 *	10.19±2.04 *
	女	8.65±2.76	9.69±2.65	11.42±5.70	11.27±2.49

指标	性别	3—4 岁组	4—5 岁组	5—6 岁组	6 岁以上组
投币非惯用手	男	8.36±2.81	8.00±4.06 *	9.16±4.48 *	9.35±2.61 **
	女	9.24±2.12	9.40±3.18	11.05±5.80	11.14±2.84
穿珠	男	7.07±2.90 **	7.13±3.74 **	8.74±3.89 **	8.75±3.03 **
	女	8.69±2.52	8.85±3.30	11.02±2.74	10.38±1.82
描画轨迹	男	7.05±4.32 *	8.27±3.21 *	8.68±3.55 *	8.33±4.12 *
	女	8.76±3.24	9.48±3.07	9.78±2.59	10.05±3.21

注:性别差异显著性标注在男生上,* 表示 $P<0.05$, ** 表示 $P<0.01$。

二、现阶段幼儿身体形态和身体素质发展水平调查

(一)现阶段幼儿身体形态发育水平

幼儿身体形态和素质测试共抽取被试461名,由于16名幼儿因请假、身体不适及情绪等原因未能完成整个测试,因此实际测试有效被试445人。445名受试儿童中男童238人(53%),女童207人(47%),见表4.9。

表4.9　幼儿身体形态和素质测试被试年龄、人数

情况统计($n=445$)

年龄组	人数	
	男	女
3 岁组	17	8
3.5 岁组	27	17
4 岁组	39	25
4.5 岁组	39	47
5 岁组	31	28
5.5 岁组	42	41
6 岁及以上组	43	41
总计	238	207

1. 不同年龄阶段身体形态差异分析

表4.10是445名幼儿不同年龄阶段身体形态各指标体质测试成绩描述性

统计表。表中共有 8 个测试指标,445 个样本分成 7 个年龄阶段,对应的各年龄段人数分别为 25、44、64、86、59、83、84 人。

表 4.10 不同年龄阶段幼儿身体形态描述性统计(*n*=445)

指标	年龄阶段	样本量	均值	标准差	95%置信区间下限	95%置信区间上限	极小值	极大值
身高(cm)	3 岁组	25	98.93	3.22	97.60	100.26	93	106
	3.5 岁组	44	102.87	4.43	101.52	104.21	92.5	113
	4 岁组	64	107.99	4.61	106.83	109.14	97.6	121
	4.5 岁组	86	109.12	4.43	108.17	110.07	100	121.5
	5 岁组	59	114.07	4.23	112.97	115.17	104.7	125
	5.5 岁组	83	117.45	3.85	116.60	118.29	109	127
	6 岁组	84	120.77	5.36	119.60	121.93	106.5	134
体重(kg)	3 岁组	25	15.63	1.55	14.99	16.27	13	20.5
	3.5 岁组	44	17.80	2.27	17.11	18.49	13.5	23.2
	4 岁组	64	18.64	2.49	18.02	19.26	13	24.8
	4.5 岁组	86	18.83	2.93	18.20	19.46	14.4	28.2
	5 岁组	59	21.24	3.09	20.44	22.05	16	30.5
	5.5 岁组	83	23.03	3.37	22.29	23.76	17	32
	6 岁组	84	22.86	4.13	21.96	23.76	16	38.3

为了解不同年龄阶段幼儿身体形态是否存在差异,采用单因素方差分析。先进行数据正态分布检验,再进行方差同质性检验,当方差齐性时($P>0.05$),采用 LSD 法进行多重比较,当方差不齐($P<0.05$)时,采用 Games-Howell 法,进行两两比较。经过比较发现多数非相邻年龄段各单项指标存在显著性差异,所以本书只标注了相邻年龄段的差异性,以 3 岁组为基准,将后一年龄段数据与前一年龄段相比,并将差异结果标注在后一年龄段数据上。

表 4.11 是不同年龄阶段身体形态差异性检验表。纵向对比中,身高指标上,除了 4.5 岁组与 4 岁组相比年龄差异没有统计学意义外,其他年龄段与前一年龄段相比均有显著差异,表明幼儿身高发育速度较快,且年龄差异显著;体重指标上,4 岁组与 3.5 岁组相比、4.5 岁组与 4 岁组相比、6 岁组与 5.5 岁组相比,年龄差异没有统计学意义,其他年龄段与前一年龄段相比均有显著的统计学意义。

表 4.11　不同年龄阶段身体形态差异检验（M±SD）

指标	3 岁组	3.5 岁组	4 岁组	4.5 岁组	5 岁组	5.5 岁组	6 岁组
身高（cm）	98.93± 3.22	102.87± 4.43＊＊	107.99± 4.61＊＊	109.12± 4.43	114.07± 4.23＊＊	117.45± 3.85＊＊	120.77± 5.36＊＊
体重（kg）	15.63± 1.55	17.8± 2.27＊＊	18.64± 2.49	18.83± 2.93	21.24± 3.09＊＊	23.03± 3.37＊	22.86± 4.13

注：＊表示 $P<0.05$，＊＊表示 $P<0.01$。

2. 不同性别幼儿身体形态差异分析

从表 4.12 可以看出，身高和体重的性别差异都是在 6 岁以上组中有统计学意义（$P<0.05$），且男生身高和体重均显著优于女生，而其他性别差异在各年龄段不显著。说明总体上身体形态发育不存在性别差异。

表 4.12　不同性别幼儿身体形态对比分析（M±SD）

指标	性别	3 岁组	3.5 岁组	4 岁组	4.5 岁组	5 岁组	5.5 岁组	6 岁组
身高（cm）	男	98.69± 2.84	103.16± 4.62	108.16± 4.59	109.66± 5.24	114.91± 3.85	117.96± 4.55	121.94± 5.28＊
	女	99.44± 4.09	102.4± 4.19	107.71± 4.73	108.68± 3.62	113.24± 4.67	116.91± 2.94	119.54± 5.23
体重（kg）	男	15.5± 1.46	17.85± 2.42	18.70± 2.46	19.35± 3.55	21.5± 3.30	22.44± 3.81	23.77± 4.75＊
	女	15.9± 1.80	17.72± 2.08	18.55± 2.57	18.4± 2.24	20.95± 2.87	21.61± 2.83	21.9± 3.14

注：差异性标注在男生得分上，＊表示 $P<0.05$，＊＊表示 $P<0.01$。

（二）现阶段幼儿身体素质发展水平

表 4.13 是 445 名幼儿不同年龄阶段身体素质各指标测试成绩描述性统计表。表中共有 8 个测试指标，445 个样本分成 7 个年龄阶段，对应的各年龄段人数分别为 25、44、64、86、59、83、84 人。

表 4.13 不同年龄阶段身体素质描述性统计($n=445$)

指标	年龄阶段	样本量	均值	标准差	95%置信区间下限	95%置信区间上限	极小值	极大值
立定跳远（cm）	3 岁组	25	45.66	17.39	38.49	52.84	14.1	80.1
	3.5 岁组	44	55.11	14.14	53.81	62.41	30	80
	4 岁组	64	64.80	20.04	59.80	69.81	15	109
	4.5 岁组	86	71.69	19.27	67.56	75.82	20.4	122
	5 岁组	59	96.90	21.04	91.41	102.38	60	160
	5.5 岁组	83	101.47	18.19	97.50	105.44	66	150
	6 岁组	84	102.52	17.39	98.74	106.29	60	148
双脚连续跳（s）	3 岁组	25	13.27	6.04	10.78	15.77	5.9	29.3
	3.5 岁组	44	8.39	3.26	7.40	9.38	4.7	21.6
	4 岁组	64	7.15	1.93	6.67	7.63	4	13.5
	4.5 岁组	86	6.87	1.94	6.46	7.29	3.69	15.8
	5 岁组	59	6.18	1.47	5.80	6.57	4	12.6
	5.5 岁组	83	5.55	1.32	5.26	5.84	3.3	13.4
	6 岁组	84	5.30	1.16	5.04	5.55	3.6	10.3
十米折返跑（s）	3 岁组	25	11.08	2.85	9.90	12.26	7.9	20.4
	3.5 岁组	44	10.14	1.43	9.70	10.57	7.58	13.91
	4 岁组	64	9.29	1.50	8.91	9.66	6.7	13.7
	4.5 岁组	86	9.03	1.51	8.70	9.35	6.1	13.6
	5 岁组	59	7.53	0.69	7.35	7.71	6.1	9.56
	5.5 岁组	83	7.35	0.92	7.15	7.55	5.7	10.5
	6 岁组	84	6.91	0.77	6.74	7.07	5.5	9
网球掷远（m）	3 岁组	25	2.57	0.82	2.24	2.91	1	4
	3.5 岁组	44	3.61	1.41	3.18	4.04	1.5	8
	4 岁组	64	3.63	1.38	3.28	3.97	1	9.5
	4.5 岁组	86	3.68	1.22	3.41	3.94	1	6
	5 岁组	59	5.01	1.96	4.50	5.52	2	11
	5.5 岁组	83	5.07	1.53	4.74	5.41	2.5	9.5
	6 岁组	84	5.60	1.76	5.22	5.98	2.5	10.6

指标	年龄阶段	样本量	均值	标准差	95%置信区间下限	95%置信区间上限	极小值	极大值
走平衡木（s）	3 岁组	25	22.66	8.53	19.14	26.18	9.15	41.8
	3.5 岁组	44	22.07	8.20	19.58	24.57	8.41	40.3
	4 岁组	64	21.00	10.12	18.47	23.53	5.9	55.5
	4.5 岁组	86	17.49	10.02	15.35	19.64	4.28	53.1
	5 岁组	59	14.31	8.79	12.01	16.6	4.1	46.2
	5.5 岁组	83	9.42	5.83	8.14	10.69	4.1	31.8
	6 岁组	84	6.36	5.17	5.23	7.48	3.6	37.8
坐位体前屈（cm）	3 岁组	25	8.79	2.99	7.56	10.03	3	15
	3.5 岁组	44	8.28	2.79	7.43	9.13	3.3	15
	4 岁组	64	8.71	4.06	7.69	9.72	0.5	18.5
	4.5 岁组	86	10.19	4.20	9.29	11.09	0	22
	5 岁组	59	11.07	4.37	9.94	12.21	0	19
	5.5 岁组	83	9.78	4.28	8.85	10.72	−5	19
	6 岁组	84	10.22	4.26	9.29	11.14	0.1	17

1.不同年龄阶段幼儿身体素质差异分析

为了解不同年龄阶段幼儿身体素质发展是否存在差异,采用单因素方差分析。同样以 3 岁组为基准,将后一年龄段数据与前一年龄段相比,并将差异结果标注在后一年龄段数据上。

表4.14 是不同年龄阶段身体素质差异性检验表。纵向对比中,3.5 岁组与 3 岁组相比,立定跳远、双脚连续跳、网球掷远年龄差异显著($p<0.05$)。4 岁组与3.5 岁组相比,立定跳远差异显著($p<0.05$)。4.5 岁组与 4 岁组相比,立定跳远和坐位体前屈年龄差异有统计学意义($p<0.05$)。5 岁组与4.5 组相比,立定跳远、十米折返跑、网球掷远年龄差异非常显著($p<0.01$)。5.5 岁组与 5 岁组相比,走平衡木年龄差异显著($p<0.05$)。6 岁组与5.5 岁组相比,十米折返跑年龄差异显著($p<0.05$),走平衡木年龄差异非常显著($p<0.01$)。横向对比中,在 7 个年龄阶段中,在3.5—5 岁阶段,立定跳远每个年龄段年龄差异显著,说明在3.5—5 岁阶段可能是立定跳远的快速发展时期。5.5 岁组与 5 岁组相比,6岁组与5.5 岁组相比,走平衡木年龄差异非常显著($p<0.01$),说明在5.5—6 岁阶段可能是平衡能力的快速发展时期。

表4.14　不同年龄段身体素质差异检验(M±SD)

指标	3岁组	3.5岁组	4岁组	4.5岁组	5岁组	5.5岁组	6岁组
立定跳远(cm)	45.66± 17.39	55.11± 14.14**	64.80± 20.04*	71.69± 19.27*	96.90± 21.04**	101.47± 18.19	102.52± 17.39
双脚连续跳(s)	13.27± 6.04	8.39± 3.26*	7.15± 1.93	6.87± 1.94	6.18± 1.47	5.55± 1.32	5.30± 1.16
十米折返跑(s)	11.08± 2.85	10.14± 1.43	9.29± 1.50	9.03± 1.51	7.53± 0.69**	7.35± 0.92	6.91± 0.77*
网球掷远(m)	2.57± 0.82	3.61± 1.41**	3.63± 1.38	3.68± 1.22	5.01± 1.96**	5.07± 1.53	5.60± 1.76
走平衡木(s)	22.66± 8.53	22.07± 8.2	21.00± 10.12	17.49± 10.02	14.31± 8.79	9.42± 5.83**	6.36± 5.17**
坐位体前屈(cm)	8.79± 2.99	8.28± 2.79	8.71± 4.06	10.19± 4.2*	11.07± 4.37	9.78± 4.28	10.22± 4.26

注:差异性标注在后一年龄段上,*表示 $P<0.05$,**表示 $P<0.01$ 。

2.不同性别幼儿身体素质差异分析

从表4.15可以看出,在3岁组中,只有坐位体前屈性别差异有统计学意义($P<0.01$),女生优于男生。3.5岁组各指标性别差异都没有统计学意义($P>0.05$)。4岁组网球掷远性别差异有统计学意义($P<0.01$)。4.5岁组、5岁组和5.5岁组都是坐位体前屈和网球掷远性别差异有统计学意义($P<0.05$),女生坐位体前屈优于男生,而男生网球掷远优于女生。6岁组坐位体前屈、立定跳远、网球掷远3项指标性别差异有统计学意义($P<0.01$)。从总体上可看出,性别差异有统计学意义的指标是坐位体前屈和网球掷远,女生坐位体前屈优于男生,而男生网球掷远优于女生,说明总体上女生柔韧性优于男生,而男生力量优于女生。

表 4.15　不同性别幼儿身体素质对比分析（M±SD）

指标	性别	3 岁组	3.5 岁组	4 岁组	4.5 岁组	5 岁组	5.5 岁组	6 岁组
坐位体前屈（cm）	男	7.69±2.65＊＊	7.94±2.76	8.21±3.98	8.58±4.21＊＊	9.89±4.12＊	8.31±4.39＊＊	8.47±3.88＊＊
	女	11.14±2.34	8.83±2.83	9.49±4.15	11.53±3.74	12.39±4.32	11.29±3.64	12.05±3.89
立定跳远（cm）	男	46.32±18.01	59.22±14.16	66.78±19.08	70.74±18.17	99.03±20.01	99.6±18.28	107.86±17.65＊＊
	女	44.28±17.07	56.35±14.35	61.72±21.49	72.48±20.30	94.54±22.26	103.39±18.12	104.91±15.41
双脚连续跳（s）	男	11.89±4.35	8.31±3.02	7.04±1.90	7.02±2.14	6.46±1.61	5.46±1.64	5.36±1.30
	女	16.21±8.21	8.51±3.70	7.32±1.99	6.75±1.77	5.88±1.26	5.65±0.91	5.22±0.99
十米折返跑（s）	男	11.71±3.19	9.82±1.34	9.19±1.40	9.07±1.48	7.39±0.73	7.27±0.87	6.88±0.73
	女	9.74±1.21	10.64±1.47	9.45±1.66	8.99±1.56	7.69±0.62	7.43±0.96	6.93±0.83
网球掷远（m）	男	2.66±0.87	3.66±1.17	4.03±1.45＊＊	4.21±1.13＊＊	5.77±2.23＊＊	5.59±1.62＊＊	6.33±2.03＊＊
	女	2.38±0.69	3.53±1.76	3.00±1.01	3.23±1.12	4.18±1.16	4.54±1.24	4.84±0.96
走平衡木（s）	男	23.23±9.15	23.53±8.78	22.79±11.35	17.83±9.92	14.76±8.92	9.51±6.40	6.68±6.75
	女	21.44±7.48	19.76±6.80	18.2±7.17	17.21±10.21	13.81±8.78	9.32±5.26	6.02±2.70

注：差异性标注在男生得分上，＊表示 $P<0.05$，＊＊表示 $P<0.01$。

三、幼儿动作发展与身体素质关系分析

在对粗大动作、精细动作和身体素质进行测试后,了解到不同年龄阶段幼儿的动作发展和身体素质状况。动作发展各维度之间又有什么关系?动作发展与身体素质关系如何?本书试图进一步探讨移动性动作与操作性动作、操作性动作与精细动作、移动性动作与身体素质之间的关系,拟采用偏相关分析对两者之间的关系进行探讨。

按照相关分析对样本的要求,同一测试对象同时需要进行多种测试。本书从粗大动作测试的437人、精细动作测试的442人、身体形态和素质测试的445人中,删除部分缺失数据,最终保留398名被试的测试成绩,并进行相关分析。幼儿基本动作发展相关分析各指标得分描述性统计见表4.16。

表 4.16　幼儿基本动作发展相关分析各指标得分描述性统计($n=398$)

指标	均值	标准差	标准误	95%置信区间下限	95%置信区间上限	极小值	极大值
跑	5.56	1.50	0.08	5.41	5.71	1	8
马步跑	4.56	2.15	0.11	4.35	4.77	0	8
单脚跳	4.07	2.10	0.11	3.86	4.28	0	8
跑跳步	3.25	2.00	0.10	3.05	3.45	0	6
立定跳远(移动性)	4.36	1.92	0.10	4.17	4.55	0	8
侧滑步	5.54	2.06	0.10	5.34	5.74	0	8
移动性动作总分	27.33	7.83	0.39	26.56	28.11	10	44
双手挥棒击打固定球	4.91	1.89	0.09	4.72	5.10	0	10
单手握拍击打反弹球	2.39	1.88	0.09	2.20	2.57	0	8
原地单手运球	3.11	1.93	0.10	2.92	3.30	0	6
双手接球	3.63	1.40	0.07	3.49	3.77	0	6
脚踢固定球	4.37	1.74	0.09	4.20	4.54	0	8
上手投球	3.66	1.64	0.08	3.50	3.82	0	8
下手抛球	4.16	1.81	0.09	3.98	4.33	0	8
操作性动作总分	26.24	6.99	0.35	25.55	26.92	9	48
投币惯用手	14.33	4.76	0.24	13.86	14.80	5	43

续表

指标	均值	标准差	标准误	95%置信区间下限	95%置信区间上限	极小值	极大值
投币非惯用手	15.77	5.39	0.27	15.24	16.30	0	36
穿珠	47.22	17.91	0.90	45.46	48.99	0	130
描画轨迹	3.04	4.28	0.21	2.61	3.46	0	28
精细动作总分	9.04	3.79	0.19	8.66	9.41	1	19
坐位体前屈(cm)	9.88	4.03	0.20	9.48	10.28	−5	22
立定跳远(cm)	83.40	26.80	1.34	80.76	86.04	14.1	160
双脚连续跳(s)	6.71	2.89	0.14	6.43	7.00	3.3	29.3
十米折返跑(s)	8.32	1.81	0.09	8.14	8.50	5.5	20.4
网球掷远(m)	4.46	1.76	0.09	4.28	4.63	1	11
走平衡木(s)	14.32	9.87	0.49	13.34	15.29	3.6	55.5
身体素质总分	16.91	3.39	0.17	16.58	17.25	9	26

在相关统计上,本书选择了偏相关分析。其一,简单相关分析中的皮尔逊相关分析、斯皮尔曼相关分析和肯德尔相关分析,只考虑了两个变量之间的关系,而没有考虑第三方的影响,有可能导致对事物的解释出现偏差。其二,偏相关分析就是在研究两个变量之间的线性关系时控制可能对其产生影响的变量,也就是说在排除其他因素作用后,重新考察这两个因素的关联程度,这种方法的目的就是消除其他变量关联性的传递效应[1]。鉴于此,本书将性别和年龄作为控制变量,进行二阶偏相关分析,控制年龄和性别因素对研究结果的干扰。

(一)移动性动作与操作性动作相关分析

粗大动作测试包含移动性动作测试和操作性动作测试两个维度,分别包含6个和7个指标,下面进一步对这两个维度总分之间以及各单项指标之间的相关关系进行分析。首先,移动性动作得分变量和操作性动作得分变量数据为连续型数据,经检验服从正态分布,满足条件。其次,为了解两者之间的关系,绘制了散点图(图4.9),并标注了线性拟合线,方程为 $y = 14.82 + 0.42^* x$,可以初步判断两者之间存在一定正相关。通过偏相关分析得到两者的相关系数

---

[1] 张文彤,闫洁.SPSS统计分析基础教程[M].北京:高等教育出版社,2004:335-338.

$r=0.468$，$p=0.000$，说明两者相关关系有统计学意义。根据对相关系大小的界定：$0.00\sim\pm0.30$ 为微正负相关（低正负相关），$\pm0.30\sim\pm0.50$ 为实正负相关，$\pm0.50\sim\pm0.80$ 为显著正负相关，$\pm0.80\sim\pm1.00$ 为高度正负相关[1]。相关系数 $r=0.468$，说明移动性动作和操作性动作的相关关系为实正相关，也就是中度正相关，表明在控制年龄和性别因素的前提下，移动性动作和操作性动作为中度相关关系。

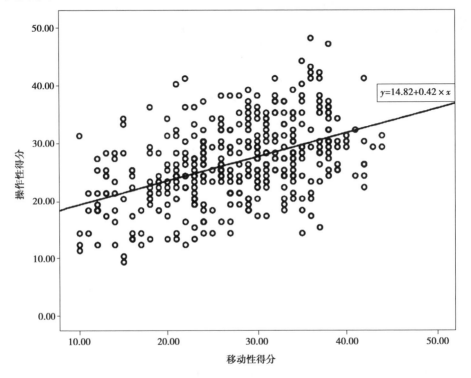

图4.9 移动性得分与操作性得分关系散点图

在对移动性动作与操作性动作总分进行偏相关分析后，进一步对移动性动作与操作性动作各单项相关程度进行检验（表4.17）。从表中可以看出，各单项之间相关系数为正，表明操作性动作各单项得分与移动性动作得分具有相互促进发展的关系；还发现，各单项相关系数 $|r|$ 在 $0.067\sim0.289$，说明总体各单项间呈低相关，除了跑与双手接球、上手投球和下手抛球相关关系不存在统计学差异外（$P>0.05$），其他各单项之间相关都有统计学意义。总体表明移动性动作与

---

[1] 覃朝玲,唐东辉.体育统计学:Excel 与 Spss 数据处理案例[M].重庆:西南师范大学出版社,2010:104—111.

操作性动作各单项之间呈低度相关关系。

表4.17　**移动性动作与操作性动作各单项偏相关**($n=398$)

指标	双手挥棒击打固定球	单手握拍击打反弹球	单手运球	双手接球	脚踢固定球	上手投球	下手抛球
跑	0.151**	0.146**	0.197**	0.077	0.195**	0.067	0.087
马步跑	0.190**	0.208**	0.196**	0.179**	0.129*	0.210**	0.190**
单脚跳	0.164**	0.192**	0.230**	0.127**	0.123*	0.201**	0.209**
跑跳步	0.223**	0.180**	0.289**	0.136**	0.139**	0.207**	0.131**
立定跳远	0.271**	0.223**	0.284**	0.145**	0.142**	0.128**	0.163**
侧滑步	0.181**	0.170**	0.338**	0.250**	0.203**	0.213**	0.265**

（二）操作性动作与精细动作相关分析

　　幼儿在完成操作性动作和精细动作时多数情况是用手操作完成,为了解两个变量间的关系,采用偏相关分析。粗大动作中的操作性动作有7项指标。精细动作包含4个指标。操作性动作与精细动作两变量的数据为连续型变量,经检验两变量服从正态分布。通过绘制散点图（图4.10）了解两者的关系,并标注了线性拟合线,得到方程为$y=7.08+0.07x$,可以初步判断两变量之间存在线性关系,且为正相关。通过偏相关分析,得到两者的相关系数,$r=0.139$,$P=0.005$。$P<0.01$说明两者间相关关系有统计学意义,根据相关系数判断为低度正相关,表明在控制年龄和性别因素的前提下,操作性动作和精细动作低度相关。

　　在对操作性动作与精细动作的总分进行偏相关分析后,进一步对操作性动作与精细动作各单项进行相关检验（表4.18）。从表中可以看出,各单项之间相关系数为负,说明是负相关。投币、穿珠和描画轨迹都是低优指标,即完成精细动作用时越少成绩越好,表明精细动作得分数值越小操作性动作得分越大。从P值上看,除了个别指标$P>0.05$外,多数指标有统计学意义（$P<0.05$）。还可看出,各单项相关系数$|r|$均在$0.049\sim0.241$,说明操作性动作与精细动作各单项之间低度相关。

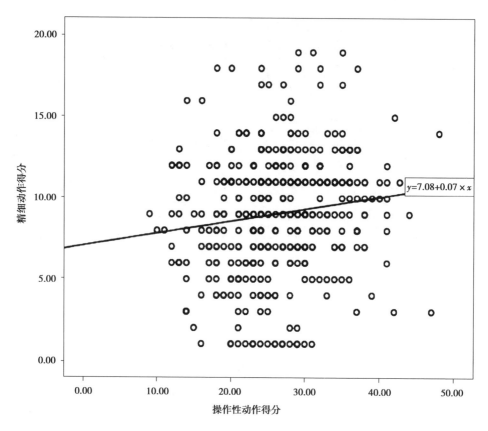

图4.10 操作性得分与精细动作得分关系散点图

表4.18 操作性动作与精细动作各单项偏相关($n=398$)

指标	投币惯用手	投币非惯用手	穿珠	描画轨迹
双手挥棒击打固定球	$-0.098*$	$-0.107*$	$-0.157**$	$-0.178**$
单手握拍击打反弹球	$-0.177**$	$-0.119*$	$-0.104*$	$-0.129*$
单手运球	-0.085	$-0.110*$	$-0.070*$	$-0.222**$
双手接球	$-0.111**$	$-0.142**$	$-0.241**$	$-0.196**$
脚踢固定球	-0.052	-0.082	-0.049	-0.087
上手投球	$-0.115**$	-0.068	$-0.163**$	$-0.115*$
下手抛球	$-0.102*$	-0.075	$-0.143**$	$-0.121*$

（三）移动性动作与身体素质相关分析

随着幼儿不断生长发育,在移动性动作发展的同时身体素质也得到发展,为了解这两者之间的关系,进行偏相关分析。移动性动作总分与身体素质总分两个变量数据都为连续型变量,经检验两变量服从正态分布。通过绘制散点图(图4.11),初步判断两者之间存在线性相关,得到拟合方程为:$y=15.31+0.06 \times x$,通过对两个变量进行偏相关分析,得到两者的相关系数 $r=0.135$,$P=0.007$。$P<0.01$ 说明两者相关关系有统计学意义,根据相关系数判断两者为低度正相关。表明在控制年龄和性别因素的前提下,移动性动作和身体素质是显著的正相关关系。

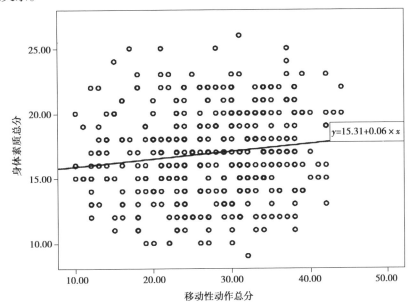

图4.11　移动性总分与身体素质总分关系散点图

在对两个变量的总分进行偏相关分析后,为了解各单项之间的关系,又进一步对两个变量的各单项指标进行相关检验(表4.19)。从表中可以看出,双脚连续跳、10 米折返跑和走平衡木与其他 6 项移动性指标相关系数为负值,说明是负相关。由于这 3 项指标都是低优指标,测评时完成任务用时越少表明成绩越好,而其他 3 项指标成正相关。从 P 值上看,除了马步跑与坐位体前屈 $P>0.05$ 外,其他指标间相关有统计学意义($P<0.05$)。还可看出,各单项相关系数 $|r|$ 均在 $0.095 \sim 0.287$,说明移动性动作与身体素质各单项之间成较低相关关系。

表 4.19　移动性动作与身体素质各单项偏相关（$n=398$）

指标	坐位体前屈	立定跳远	双脚连续跳	10 米折返跑	网球掷远	走平衡木
跑	0.122 **	0.215 **	−0.158 **	−0.177 **	0.139 **	−0.160 **
马步跑	0.095	0.238 **	−0.279 **	−0.267 **	0.146 **	−0.199 **
单脚跳	0.119 *	0.262 **	−0.211 **	−0.191 **	0.181 **	−0.229 **
跑跳步	0.112 **	0.239 **	−0.259 **	−0.260 **	0.193 **	−0.220 **
立定跳远	0.185 **	0.287 **	−0.150 **	−0.210 **	0.190 **	−0.116 **
侧滑步	0.119 *	0.265 **	−0.213 **	−0.259 **	0.129 *	−0.177 **

四、现阶段幼儿基本动作的发展存在的问题

（一）现阶段幼儿粗大动作的发展存在的问题

由于我国目前还没有 TGMD-3 的常模，因此本书根据幼儿粗大动作的掌握情况来分析存在的问题。Behan 等对于掌握的界定是：以过程为导向评分的移动性动作和操作性动作，在两次测试中都以正确的动作表现出所有动作标准[1]。接近掌握是指一个人完成所有的动作但只有一个标准在两次试验中没有完成[2]，差（Poor）定义为原始得分低于前两种情况得分[3]。本书依据以上界定，同样把基本动作发展掌握情况分成三类：完全掌握、基本掌握和未掌握，并计算频率以报告 MNM 每项技能的人数及掌握百分比（表 4.20）。

图 4.12 是 3—4 岁组粗大动作掌握和接近掌握百分比统计图。从图中可以看出，掌握和接近掌握百分比较高的前三个动作技能是跑、侧滑步和跑跳步，都超过了 20%，而掌握率不到 10% 的指标有双手挥棒击打固定球、单手握拍击打反弹球和上手投球。这说明对于 3—4 岁幼儿来讲，跑、侧滑步和跑跳步易于掌握，而双手挥棒击打固定球、单手握拍击打反弹球和上手投球较难掌握。

[1] Behan S, Belton S, Peers C, et al. Moving Well-Being Well: Investigating the maturation of fundamental movement skill proficiency across sex in Irish children aged five to twelve[J]. Journal of sports sciences, 2019,37(22):2604-2612.

[2] Beurden E, Zask A, Barnett L M, et al. Fundamental movement skills - How do primary school children perform? The 'Move it Groove it' program in rural Australia[J]. Journal of Science and Medicine in Sport,2002,(5):244-252.

[3] O'wesley B, Belton S, Issartel J. Fundamental movement skill proficiency amongst adolescent youth[J]. Physical Education and Sport Pedagogy, 2016,21(6):557-571.

表 4.20 不同年龄阶段粗大动作掌握情况 单位:%

指标	3—4 岁			4—5 岁			5—6 岁			6 岁以上		
指标内容 百分比	完全掌握	基本掌握	未掌握	完全掌握	基本掌握	未掌握	完全掌握	基本掌握	未掌握	完全掌握	基本掌握	未掌握
跑	11	25	68	16	57	49	20	66	41	12	44	28
百分比	10.58	24.04	65.38	0.13	46.72	40.16	15.75	51.97	32.28	14.29	52.38	33.33
马步跑	3	14	87	10	42	70	12	45	70	7	29	48
百分比	2.88	13.46	83.65	8.2	34.43	57.38	9.45	35.43	55.12	8.33	34.52	57.14
单脚跳	4	10	90	6	22	94	8	37	82	6	18	60
百分比	3.85	9.62	86.54	4.92	18.03	77.05	6.3	29.13	64.57	7.14	21.43	71.43
跑跳步	4	17	83	26	43	53	25	51	51	26	31	53
百分比	3.85	16.35	79.81	21.31	35.25	43.44	19.69	40.16	40.16	30.95	36.9	63.1
立定跳远	4	7	93	10	32	80	6	45	76	3	33	48
百分比	3.85	6.73	89.42	8.2	26.23	65.57	4.72	35.43	59.84	3.57	39.29	57.14
侧滑步	7	21	76	28	40	54	36	52	39	24	39	21
百分比	6.73	20.19	73.08	22.95	32.79	44.26	28.35	40.94	30.71	28.57	46.43	25
双手挥棒击打固定球	0	4	100	0	9	113	2	15	110	0	11	73
百分比	3.85	96.15	0	7.38	92.62	1.57	11.81	86.61	0	13.1	86.9	3.85
单手握拍击打反弹球	0	4	100	0	5	117	0	6	121	1	8	75
百分比	0	3.85	96.15	0	4.09	95.81	0	4.72	95.28	1.19	9.52	89.29
原地单手运球	1	16	87	6	23	93	15	33	79	10	23	51
百分比	0.96	15.38	83.65	4.92	18.85	76.23	11.81	25.98	62.20	11.90	27.38	60.71
双手接球	3	15	86	8	27	87	12	26	89	9	22	53

续表

指标	3—4 岁			4—5 岁			5—6 岁			6 岁以上		
百分比	2.88	14.42	82.69	6.56	22.13	71.31	9.45	20.47	70.08	10.71	26.19	63.10
脚踢固定球	6	12	86	8	24	90	9	33	85	2	18	64
百分比	5.77	11.54	82.69	6.56	19.67	73.77	7.09	25.98	66.93	2.38	21.43	76.19
上手投球	0	7	97	0	14	108	5	19	103	3	15	66
百分比	0	6.73	93.27	0	700	88.52	3.94	14.96	81.1	3.57	17.86	78.57
下手抛球	3	19	82	3	24	95	7	23	97	4	23	57
百分比	2.88	18.27	78.85	2.46	19.67	77.87	5.51	18.11	76.38	4.76	27.38	67.86

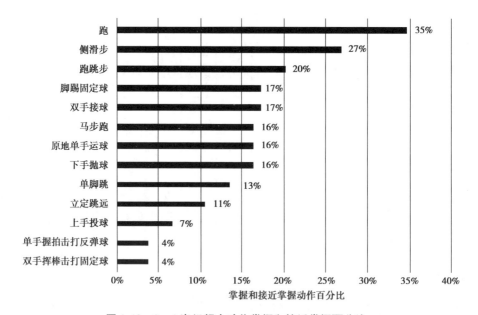

图 4.12　3—4 岁组粗大动作掌握和接近掌握百分比

　　图 4.13 是 4—5 岁组粗大动作掌握和接近掌握动作百分比统计图。从图中可以看出,掌握和接近掌握百分比较高的前三个指标是跑、跑跳步和侧滑步,都超过了 50%,而掌握率不到 20% 的指标有单手握拍击打反弹球、双手挥棒击打固定球和上手投球,说明对 4—5 岁幼儿来讲,跑、跑跳步和侧滑步易于掌握,而上手投球、双手挥棒击打固定球和单手握拍击打反弹球较难掌握。

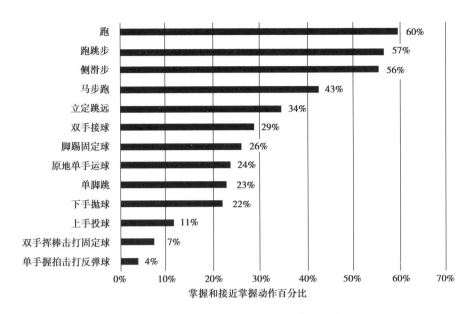

图 4.13　4—5 岁粗大动作掌握和接近掌握百分比

图 4.14 是 5—6 岁组 13 项动作掌握和接近掌握百分比统计图。从图中可以看出,掌握和接近掌握百分比较高的前三个指标是侧滑步、跑、跑跳步,都超过了 60%,而掌握率不到 20% 的指标有单手握拍击打反弹球、双手挥棒击打固定球和上手投球,说明对于 5—6 岁幼儿来讲,侧滑步、跑、跑跳步较易掌握,而上手投球、双手挥棒击打固定球和单手握拍击打反弹球较难掌握。

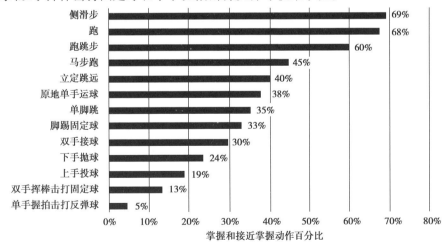

图 4.14　5—6 岁组粗大动作掌握和接近掌握百分比

图 4.15 是 6 岁以上组粗大动作掌握和接近掌握百分比统计图,从图中可以看出,掌握和接近掌握百分比较高的前三个指标是侧滑步、跑跳步和跑,都超过

了60%,而掌握率不到20%的指标有单手握拍击打反弹球和双手挥棒击打固定球,说明对于6岁幼儿来讲,侧滑步、跑跳步和跑易于掌握,而双手挥棒击打固定球、单手握拍击打反弹球较难掌握。

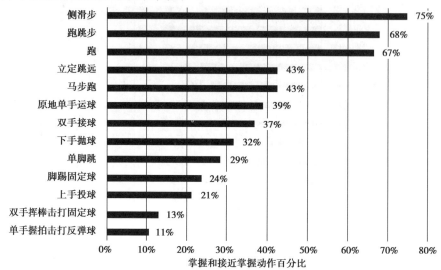

图4.15 6岁以上组粗大动作掌握和接近掌握百分比

表4.21是幼儿粗大动作发展观察统计表,从各年龄阶段的完成动作百分比总体来看,动作完成情况随着年龄的增加而增加。从能完成的前两位来看,3—4岁钻爬动作和滚皮球抛球动作完成较好,所占百分比分别为91.25%和90.00%,4—5岁完成较好的动作是钻的动作和走、跑的动作,所占百分比分别为87.50%和86.25%,5—6岁完成较好的动作是攀爬、走和跑、走平衡木的动作。从不能完成的动作排序前两位来看,3—4岁为单脚跳动作和平衡能力,所占百分比分别为67.50%和61.25%,4—5岁为抛接动作和单脚跳动作,所占百分比分别为31.25%和25.00%,5—6岁为单脚跳、投掷和拍球动作,所占百分比分别为18.75%和16.25%。通过以上数据可以发现,完成较好的动作各年龄段都有钻爬、走和跑动作,而完成较差的动作中都有单脚跳及与球类动作操控相关的抛接球、拍球等动作。说明钻爬、走和跑动作对于幼儿来说易于掌握,而单脚跳动作需要较强力量和协调性,对不同年龄阶段幼儿来说掌握都较难。因此,有必要在幼儿体育活动开展中加入下肢力量的游戏练习以及操作控制性动作练习的比例。

表4.21　幼儿粗大动作观察结果统计

年龄阶段	幼儿基本动作的发展	能 /%	能完成排序	不能 /%	不能完成排序
3—4岁	①沿地面直线或在较窄的低矮物体上走一段距离	38.75	5	61.25	2
	②单脚连续向前跳2 m左右	32.50	4	67.50	1
	③用手滚动皮球，双手向上抛球	90.00	2	10.00	4
	④在65~70 cm高的障碍物下钻爬	91.25	1	8.75	5
	⑤单手将沙包向前投掷2 m左右	57.50	3	42.50	3
4—5岁	①听信号按节奏上下肢协调地走和跑	86.25	2	13.75	5
	②单脚连续向前跳5 m左右	75.00	5	25.00	2
	③连续自抛自接球	68.75	6	31.25	1
	④在宽20 cm、高30 cm的平衡木（或斜坡）上走	77.50	3	22.50	4
	⑤熟练协调地在60 cm高的障碍物下较灵活地侧钻	87.50	1	12.50	6
	⑥单手将沙包向前投掷4 m左右	76.25	4	23.75	3
5—6岁及以上	①绕过障碍、听信号走和跑	91.25	2	8.75	6
	②单脚连续向前跳8 m左右	81.25	6	18.75	1
	③单手将沙包向前投掷5 m左右	83.75	5	16.25	2
	④在走平衡木时做手臂动作或持物走	87.50	3	12.50	5
	⑤熟练协调地侧身钻过50 cm高的障碍物	86.25	4	13.75	4
	⑥连续拍球	83.75	5	16.25	2
	⑦玩攀爬架、荡秋千、拍皮球等体育活动	96.25	1	3.75	7

（二）现阶段幼儿精细动作的发展存在的问题

　　MABC-2已建立全国常模，通过与全国常模比较就可以发现西安市幼儿精细动作存在的问题。根据统计学高低分组经验值，取前27%以上和后27%以下样本的原则，将73百分位对应分数以上儿童划分为高分位组，将27百分位对应得分以下儿童划分为低分位组[1]。年龄组别中,3 岁组在 3—3 岁 11 月,4 岁组在 4—4 岁 11 月,5 岁组在 5—5 岁 11 月,6 岁组在 6—6 岁 11 月。

表 4.22 是精细动作高低组在全国同龄幼儿中的百分位,百分位数越高说明动作发展越好。从表中可以看出,在低分位组中,3 岁组最差,平均占全国 18.64 个百分位,其次是 6 岁以上组,在全国占 19.95 个百分位,而 4 岁组和 5 岁组所占百分位较 3 岁组和 6 岁组高。高分位组中,可以看出精细动作随着年龄的增加所占百分位也呈现出增高的趋势,其中 5 岁组最高达到 83.17 个百分位。从以上可以总结出,无论高分位组还是低分位组,3 岁组都在各年龄段中所占百分位最低,3 岁到 3 岁 11 月这一年龄阶段应重点加强精细动作的发展。

表 4.22　精细动作高低组各维度百分位(M±SD)

组别	年龄阶段	人数	精细动作百分位
低分位组	3 岁组	57	18.64±20.77
	4 岁组	74	27.51±15.85
	5 岁组	60	24.04±26.39
	6 岁组	44	19.95±21.13
高分位组	3 岁组	13	66.92±15.85
	4 岁组	15	76.03±15.86
	5 岁组	23	83.17±22.53
	6 岁组	6	82.83±10.30

表 4.23 是幼儿精细动作观察结果统计。精细动作的发展通常体现在幼儿手工活动课、书写、绘画以及吃饭使用工具等方面,主要涉及手部肌肉的精确控制和操作。从总体可以看出,幼儿随着年龄增长精细动作能完成的百分比逐渐增加。从能掌握的动作百分比来看,3—4 岁使用勺子吃饭完成最好,达到 77.50%。3—4 岁完成 4~5 块的拼图能力最好,为 75%,5—6 岁及 6 岁以上熟练使用筷子完成百分率最高,为 87.50 %。从不能掌握的动作百分比来看,3—4 岁半精准地沿着粗线剪纸最不易掌握,达到 60.00 %,4—5 岁同样是使用剪刀剪的能力最不易掌握,为 51.25 %,5—6 岁画出至少有 6 个身体部分的人物形象最不易掌握,但只占到 20.00%。从以上可以发现,总体使用餐具动作能力发展较好,最低也达到 67.50%。而总体上使用剪刀剪纸动作发展较差。

---

[1]　马瑞,蔺梦科,宋珩,等.动作技能发展对学前儿童行为自我调节能力的影响[J],体育科学,2019,39(11):40-47.

表4.23　幼儿精细动作观察结果统计

年龄阶段	幼儿基本动作的发展	能/%	不能/%
3—4岁	①用笔去描横线、竖线以及圆圈	57.25	42.75
	②半精准地沿着粗线剪纸	40.00	60.00
	③熟练地用勺子吃饭	77.50	22.50
4—5岁	①用剪刀剪出一个大圆	48.75	51.25
	②完成4~5块的拼图	75.00	25.00
	③用筷子吃饭	67.50	32.50
5—6岁 及6岁以上	①玩16~20块的拼图；	86.25	13.75
	②画出至少有6个身体部分的人物形象	80.00	20.00
	③熟练使用筷子	87.50	12.50

五、结　论

本书对粗大动作发展测试结果表明,移动性动作、操作性动作、粗大动作总分随着年龄的增加而增加,且各年龄阶段差异都较明显。宁科等也发现粗大动作发展测试总分随年龄增大而增加,组间差异非常显著,同龄组性别差异显著[1]。刁玉翠等也认为基本动作发展存在年龄和性别差异[2]。这与前人研究结果相一致。幼儿期是生长发育的快速时期有关,幼儿的身体发育速度与婴儿的第一个生长高峰发育速度相比,虽然有所减缓但仍比后期发展速度快。在此阶段内,幼儿无论是在身体上,还是在心理、社会性等方面发展都进入了快速成熟的阶段,成熟可能是导致年龄差异显著的主要原因。格赛尔(Arnold Gesell)的成熟理论就认为成熟因素是动作发展的主要原因,在生理成熟后进行练习,才能取得事半功倍的效果,提早的训练效果并不好。

在粗大动作性别差异比较上,粗大动作总分和移动性动作总分4个年龄阶段都不存在性别差异,但操作性动作总分除了3—4岁组外,其他3个年龄段男生得分优于女生。也就是说,总体上操作性动作存在性别差异,这一结果与胡水

[1]　宁科,沈信生,邵晓军.学前儿童大肌肉动作发展水平年龄和性别特征研究[J].中国儿童保健杂志,2016,24(12):1322-1325.

[2]　刁玉翠,董翠香,李静.大肌肉动作发展测验上海市常模的建立[J].中国体育科技,2018,54(2):99-105.

清等[1]、张莹[2]的研究结论基本一致,但与戴雯等[3]认为的3—6岁幼儿操作性动作没有性别差异有所不同。究其原因,可能是与测评工具、测评对象、测试环境的不同有关。此外,Barnett 等研究发现男孩的动作能力感知高于女孩,而且可以预测体力活动的参与度,他还发现感知身体能力受儿童动作熟练度影响[4]。Louise 等研究认为,动作发展总分女孩高于男孩,女孩移动技能的掌握程度较高,男孩对物体控制技能的掌握程度较高[5]。生态系统理论认为人的发展受到多种环境的影响,人的发展与环境之间是相互作用、相互影响的关系,这可能与不同国家的文化差异有关。此外,从幼儿心理层面看,一般男孩对于玩具汽车、球类、带有挑战性的项目表现出较大的兴趣,而女生对于装饰玩具、书写绘画、手工制作等兴趣较高。这可能是男孩对于操作性的玩具获得较好的个体经验和感知能力的缘故。

在粗大动作掌握上本书结果表明,4个年龄阶段中跑、侧滑步和跑跳步是容易掌握的动作,双手挥棒击打固定球、单手握拍击打反弹球和上手投球较难掌握。跑、侧滑步和跑跳步都属于移动性动作,而双手挥棒击打固定球、单手握拍击打反弹球和上手投球都属于操作性动作,说明移动性动作容易掌握,而操作性动作不易掌握。究其原因,一可能是操作性动作本身难度大造成。根据环境背景稳定性对动作技能分类[6],单手击握拍打反弹球属于开放性动作,而快速跑属于封闭式动作。开放性动作掌握受到外界环境、本体感觉、注意、动作储备、身体素质等诸多方面的影响,虽然封闭性动作也受很多因素影响,但影响较小。二是由于幼儿的动作发展与日常体力活动密切相关,走、跑、跳类等移动性动作练习机会较多,个体经验较丰富,而双手握棒击球、单手握拍击打反弹球等动作接

[1] 胡水清,王欢,李一辰.北京市3—6岁儿童国民体质测试成绩与粗大动作技能发展的关系[J].中国体育科技,2018,54(5):32-37.

[2] 张莹.我国3—6岁幼儿基本动作发展特征研究:以北京市某一级幼儿园幼儿的投掷动作发展为例[J].中国体育科技,2013,49(4):92-102.

[3] 戴雯,李雪佩,张剑,等.学前儿童大肌肉动作发展特点与规律:基于身体移动与物体控制能力具体动作任务的分析[J].学前教育研究,2017,270(6):29-39.

[4] Barnett L M, Van Beurden E, Morgan P J, et al. Childhood motor skill proficiency as apredictor of adolescent physical activity[J]. Journal of adolescent health,2009,44(3):252-259.

[5] Louise L H, Lesley K, Louise F, et al. Fundamental movement skills among Australian preschool children [J]. Journal of Science and Medicine in Sport,2010(13):503-508.

[6] Magill R A.运动技能学习与控制[M].张忠秋,等译.7版.北京:中国轻工业出版社,2006:9.

触较少。此外,双手握棒击球动作类似于美国的棒球击球动作,地域文化差异可能是造成此类动作难以掌握的重要因素。

从对粗大动作的观察来看,钻爬、走和跑动作较容易完成,而单脚跳动作对不同年龄阶段幼儿来说较难掌握。钻爬、走和跑动作都是幼儿最基本的动作,也是幼儿通过这些动作获取外部世界信息的主要方式。这也反映了幼儿动作发展的过程,即从钻爬到走,然后到跑的变化过程。幼儿的一日生活中离不开钻爬、走、跑这些基本动作,获得充分的练习机会可能是这些动作发展较好的主要原因。调查中发现,反映幼儿下肢力量的单脚跳动作以及部分操作控制性动作(如抛接球、拍球等动作),部分幼儿还不能很好地完成,说明幼儿下肢力量还有待进一步提高,在幼儿体育活动开展中有必要加入跳跃类动作练习以及球类等操作性练习。

精细动作方面,本书结果表明幼儿期精细动作存在年龄差异,4—5岁组与3—4岁组相比,5—6岁组与4—5岁组相比,都存在年龄差异,并且在幼儿早期精细动作差异显著,而到幼儿后期差异缩小。侯如兰等研究西安市3—6岁幼儿手部精细动作发育状况,结果发现手部精细动作发育水平随年龄增加而提高,3—4.5岁幼儿发展速度最快,此后速度虽有降低但仍然很快,认为3—6岁幼儿是手精细动作发育的关键时期,当手部精细动作发育达到一定程度时才能掌握正确的握笔姿势[1]。李蓓蕾等研究发现4—5岁幼儿使用筷子的稳定性发展十分迅速,而5—8岁幼儿使用筷子稳定性发展缓慢[2]。本书中精细动作的测试指标是投币、穿珠和描画轨迹,与观察法中的使用筷子这一指标的观察结果基本一致。这一结果不仅表明了筷子的使用和投币、穿珠及描画轨迹都属于精细动作的重要测评指标,与手部小肌肉群动作的发展及手眼协调有一定的关系。此外,曾祥钱等为了解肥胖儿童的精细动作发展情况,对天津市8—10岁252名男童进行调查,采用插入钢针和移动钢针评定精细动作发展情况。结果发现,正常体重儿童精细动作发展随年龄的增长而增长,肥胖儿童精细动作发展缓慢,肥胖儿童精细动作全面落后。[3] 这说明了体重可能是影响精细动作发展的另一个

[1] 侯如兰,夏莉莉,王维清,等.西安市幼儿手精细动作发育状况[J].中国学校卫生,2004,25(6):682-683.

[2] 李蓓蕾,林磊,董奇,等.儿童筷子使用技能特性的发展及其与学业成绩的关系[J].心理科学学,2003,26(1):87-89.

[3] 曾祥钱,徐冬青,李庆雯,等.天津8—10岁肥胖男童精细动作发展特点分析[J].中国学校卫生,2016,37(5):644-646,650.

因素。

此外,通过观察发现,精细动作中使用餐具动作能力发展较好,可能与文化差异有关。而使用剪刀剪纸动作发展较差,剪刀剪纸动作不仅需要手部小肌肉群的精确操控,而且还需要视觉、触觉、本体感觉等多种感觉能力,可以说剪纸是一项较复杂的精确控制的操作性动作。在调查中发现,幼儿如果在描画轨迹或穿珠动作上完成得较好,那么投币动作通常会完成得较好。相反,如果描画轨迹或穿珠动作上不能很好地完成,那么投币动作一般也掌握不好。

第五章
幼儿基本动作的发展干预方案制订

    本书在查阅大量文献资料的基础上,结合西安市幼儿动作发展的调查结果,制订了幼儿基本动作的发展干预方案。为了检验该方案的科学性和合理性,进行了专家访谈。访谈的 11 位专家中包括 7 位相关领域专家和 4 位幼儿园园长,专家们对干预方案内容适宜度进行了总体评价(表5.1)。评价中认为非常合理占比31.17%,比较合理占比61.04%,一般占比7.79%,总体表明该方案比较合理。对于干预方案内容适宜度中专家评价一般的部分,详细征求专家修改意见并进一步修改和完善,最终形成了本书的干预方案。具体内容包括 7 个方面:干预方案制订的依据、制订的原则、目标构成、内容构建、活动形式、活动指导及负荷控制。

表 5.1　幼儿基本动作的发展干预方案内容适宜度调查统计

干预方案构成	非常合理	比较合理	一般	不太合理	不合理
依据	2	8	1	0	0
目标	4	6	1	0	0
原则	4	7	0	0	0
内容	4	6	1	0	0
活动形式	5	6	0	0	0

续表

干预方案构成	非常合理	比较合理	一般	不太合理	不合理
活动指导	2	7	2	0	0
负荷控制	3	7	1	0	0
合计	24	47	6	0	0
占比/%	31.17	61.04	7.79	0	0

一、幼儿基本动作的发展干预方案制订依据

教育部在 2012 年制定了《3—6 岁儿童学习与发展指南》(以下简称《指南》),《指南》作为指引幼儿学习与发展的纲领性文件,指引着我国 3—6 岁儿童学习与发展的方向,其本质属性是导向性和指引性[1]。《指南》从健康、语言、社会、科学、艺术五个领域描述了幼儿的学习与发展,每个领域又给出了要学习的最基本内容,并给出了学习目标和教育建议。

在健康领域中,包括了身心状况、动作发展,以及生活能力三个方面。其中动作发展中又包括三个子目标[2]:一是具有一定的平衡能力,动作协调、灵敏(表5.2);二是具有一定的力量和耐力(表5.3);三是手的动作灵活协调(表5.4)。从目标构成来看,包括了粗大动作的发展和精细动作的发展两个方面,粗大动作的发展从身体素质(平衡、协调、灵敏、力量、耐力)体现,而精细动作主要从手部的灵活性和协调性表现出来。从目标及具体内容表述来看,用到"具有""一定""左右""能"等词汇,表明了目标或不同年龄段的目标内容只是一个大致的范围或程度,而没有具体量化,《指南》提出的目标是对幼儿的合理期望。目标二中对于5—6岁幼儿力量发展目标是能双手抓杠悬空吊起 20 秒左右,即使幼儿没达到 20 秒,也不能够表明该幼儿力量素质差,可能是错误的技巧或是不感兴趣等原因造成的。从不同年龄阶段目标制订的难度可以看出,难度随着年龄的增加而逐渐增加,是按照身心发展的规律而制订的。此外,目标的实现通过

[1] 李季湄,冯晓霞.《3—6 岁儿童学习与发展指南》解读[M].北京:人民教育出版社,2013:20.
[2] 中华人民共和国教育部.3—6 岁儿童学习与发展指南[N].北京:首都师范大学出版社,2012:7-10.

具体的动作来体现,从表中可以看出,幼儿的动作发展涵盖多种的基本动作发展:走、跑、攀爬、跳、拍、抛接、投掷、抓、绘画、剪纸、使用工具等。

表 5.2　平衡能力,动作协调、灵敏

3—4 岁	4—5 岁	5—6 岁
①能沿地面直线或在较窄的低矮物体上走一段距离	①能在较窄的低矮物体上平稳地走一段距离	①能在斜坡、荡桥和有一定间隔的物体上较平稳地行走
②能双脚灵活交替上下楼梯	②能以匍匐、膝盖悬空等多种方式钻爬	②能以手脚并用的方式安全地爬攀登架、网等
③能身体平稳地双脚连续向前跳	③能助跑跨跳过一定距离,或一定高度的物体	③能连续跳绳
④四散跑时能躲避他人的碰撞	④能与他人玩追逐、躲闪跑的游戏	④能躲避他人滚过来的球或扔过来的沙包
⑤能双手向上抛球	⑤能连续自抛自接球	⑤能连续拍球

表 5.3　力量和耐力

3—4 岁	4—5 岁	5—6 岁
①能双手抓杠悬空吊起 10 s 左右	①能双手抓杠悬空吊起 15 s 左右	①能双手抓杠悬空吊起 20 s 左右
②能单手将沙包向前投掷 2 m 左右	②能单手将沙包向前投掷 4 m 左右	②能单手将沙包向前投掷 5 m 左右
③能单脚连续向前跳 2 m 左右	③能单脚连续向前跳 5 m 左右	③能单脚连续向前跳 8 m 左右
④能快跑 15 m 左右	④能快跑 20 m 左右	④能快跑 25 m 左右
⑤能行走 1 km 左右(途中可适当停歇)	⑤能连续行走 1.5 km 左右(途中可适当停歇)	⑤能连续行走 1.5 km 以上(途中可适当停歇)

表5.4 手的动作灵活协调

3—4岁	4—5岁	5—6岁
①能用笔涂涂画画	①能沿边线较直地画出简单图形,或能沿边线基本对齐折纸	①能根据需要画出图形,线条基本平滑
②能熟练地用勺子吃饭	②能用筷子吃饭	②能熟练使用筷子
③能用剪刀沿直线剪,边线基本吻合	③能沿轮廓线剪出由直线构成的简单图形,边线吻合	③能沿轮廓线剪出由曲线构成的简单图形,边线吻合且平滑
—	—	④能使用简单的劳动工具或用具

　　《幼儿园教育指导纲要》(以下简称《纲要》)也是指导幼儿园教育工作的纲领性文件。对于健康领域提出了4个具体目标:①身体健康,情绪安定和愉快;②养成良好的生活和卫生习惯,具有一定的生活自理能力;③懂得基本安全知识,学会保护自己;④喜欢参加体育活动,动作协调、灵活。对幼儿体育活动开展也提出了相应要求:一是要开展丰富多彩的户外游戏和体育活动,培养体育兴趣和积极性,增强体质,提高对环境的适应能力;二是培养他们团队协作、不怕困难、坚强勇敢的意志品质和主动、乐观、合作的态度[1]。《纲要》还指出,幼儿园的基本活动要以游戏为基础寓教育于各项活动中。从时间和空间的角度看,幼儿绝大部分时间是在园所,要以游戏性活动为主,幼儿园应在游戏时间开展区域游戏、体育游戏、表演游戏、绘画游戏、户外游戏等。从方法和手段的角度来看,游戏作为一种方法和手段已融入幼儿园的一日活动之中。教师应采用各种游戏来丰富体育活动,激发幼儿学习兴趣。从内容和形式的角度来看,游戏作为一种内容和形式融入幼儿园教育,不是孤立的、分割的,而是以这种幼儿最喜爱的学习方式来促进幼儿的发展。此外,各领域的内容是相互渗透的,要全面促进幼儿在情感、态度、能力、知识、技能等方面的和谐发展。

　　鉴于以上分析,在制订幼儿基本动作的发展干预方案时,首先要深刻正确理

---

[1]　中华人民共和国教育部.幼儿园教育指导纲要(试行)[M].北京:北京师范大学出版社,2001:2-3.

解《指南》和《纲要》的精神和要求。其次,明确干预方案中幼儿活动形式要以游戏为基本活动方式,使游戏趣味化、生活化、情景化,培养幼儿对体育活动的兴趣。第三,目标制订上以《指南》为参照,根据本班级幼儿的能力水平,制订较为全面、合理、多领域融合的课时目标。最后,按照年龄阶段特点,结合实际情况,设计出内容丰富、趣味性强、适宜性强的基本动作发展干预方案。

二、幼儿基本动作的发展干预方案目标构成

本书设计以提高幼儿基本动作为核心目标,以体育游戏为基本活动方式,以激发兴趣、参与体验、模仿探索、合作挑战、健康快乐为价值取向。在干预方案设计与实施过程中,注重激发兴趣,重视融合教育,培养体育行为习惯,发展良好心理品质,增进社会适应力。下面从基本动作发展干预方案的阶段目标和课程目标进行阐述。

(一)干预方案的阶段目标

本书根据《指南》要求、干预的时间安排以及不同年龄阶段幼儿基本动作的发展状况,将 3 个月(12 周)干预周期划分为基础期、提高期和强化期,并制订了不同年龄阶段幼儿基本动作的发展干预方案的阶段目标(表 5.5—表 5.7)。

表 5.5　基础期幼儿基本动作的发展干预方案阶段具体目标

阶段		目标
基础期 (4~5月)	小班	①能向指定方向走和跑,能一个跟着一个走,能在平行线中间走 ②能较轻松、自然地双脚向前跳、向上跳 ③能用手滚动皮球 ④能在 65~70 cm 高的障碍物下钻爬 ⑤会玩滑梯、皮球、羊角球、挖沙子、搭积木、跷跷板等游戏 ⑥喜欢并愿意参加体育活动
	中班	①能听信号按节奏上下肢协调地走和跑 ②能连续纵跳 20 cm 左右,能双脚熟练地向前跳或两侧行进跳 ③能肩上挥臂投掷轻物 ④能在宽 20 cm、高 30 cm 的平衡木(或斜坡)上走 ⑤能熟练、协调地在 60 cm 高的障碍物下较灵活地侧钻 ⑥能较熟练地听信号集合、分散 ⑦会玩滑梯、跷跷板、秋千等各类大型体育活动器械 ⑧喜欢参加体育活动,初步养成体育锻炼的习惯

续表

阶段		目标
基础期 (4~5 月)	大班	①能绕过障碍,听信号走和跑 ②能原地纵跳 25 cm 左右,能双脚熟练地跳方格 ③能半侧面单手投掷小沙包等轻物约 4 m 远 ④能在走平衡木时做手臂动作或持物走 ⑤能熟练、协调地侧身钻过 50 cm 高的障碍物 ⑥能熟练地听各种口令和信号,并做出相应的动作 ⑦会进行攀爬架、荡秋千、拍皮球等体育活动 ⑧具有一定环境适应能力和抵抗疾病的能力

表 5.6 提高期幼儿基本动作的发展干预方案阶段具体目标

阶段		目标
提高期 (5~6 月)	小班	①能走成一个圆,能较轻松地双脚交替跳着走 ②能双手用力将球向前、上、后方抛 ③能在宽 25 cm、高 20 cm 的平衡木(或斜坡)上走 ④能手膝着地向前爬、倒退爬,钻爬过低矮障碍物 ⑤能边念儿歌或边听音乐,边做模仿操或简单的徒手操 ⑥会推拉独轮车,传球、抛接球和原地拍皮球 ⑦能团结合作,爱护公物,能合作收拾小型体育器材
	中班	①能听信号变向走、变速走、变速跑,能前脚掌着地走、倒退走,能跨过低障碍物,快跑 20 m,走跑交替 200 m 左右 ②能立定跳远,能跳不少于 50 cm,能从高 30 cm 处往下跳 ③能自抛自接低(高)球,能两人近距离互抛互接大球 ④能原地自转至少 3 圈不跌倒 ⑤能手脚着地,协调地向前爬 ⑥能听信号排成纵队 ⑦会骑小三轮车、带辅轮的小自行车或平衡车 ⑧能较自觉地遵守体育活动规则
	大班	①能快跑 30 m 或接力跑 ②能从 40 cm 高处自然地跳下,能立定跳远不少于 60 cm ③会肩上挥臂投掷轻物并投准目标,投掷距离约 3 m ④能两臂侧平,举闭目起踵自转至少 5 圈,不跌倒 ⑤能手脚交替协调熟练地在攀登架上爬上爬下 ⑥能听信号迅速地集合、分散、整齐队列、变化队形 ⑦会骑平衡车、跳绳累计 50 次以上,会运球、传接球、用脚踢足球 ⑧能自觉遵守体育活动规则和要求

表 5.7　强化期幼儿基本动作的发展干预方案阶段具体目标

阶段		目标
强化期 (6~7月)	小班	①能在指定范围内四散跑、追逐跑,能步行一公里,连续跑约 30 s ②能从 25 cm 高处自然地跳下 ③能单手自然地将沙包等轻物投向前方 ④能在攀登架上爬上爬下,或从网的一侧爬到另一侧(教师可以帮助) ⑤初步学会听各种口令和信号并做出相应动作 ⑥利用皮球、木棒、小呼啦圈等小型多样的体育器材进行身体锻炼 ⑦初步掌握体育活动的有关知识和规则
	中班	①能四散追逐跑,步行 1.5 km,连续跑约 1 min,能听信号行走 ②能助跑跨跳不少于 40 cm,能单、双脚轮换跳 ③能滚球击物,能左右手拍球 ④能闭目向前走至少 10 m ⑤能熟练地在攀登架、攀登网上爬上爬下,能卷缩身滚动 ⑥能随音乐节奏较准确地做徒手操和轻器械操 ⑦会用球、绳、棒、圈及其他废旧材料开展小型多样的体育活动 ⑧能够互助合作、爱护公物,能收拾小型体育器材
	大班	①能走、跳交替或慢跑 300 m 左右,能步行 2 km,连续跑约 1.5 min ②能助跑跨跳不少于 50 cm,助跑跳远 40 cm,连续向前跳跃多个障碍 ③能抛接高球或两人相距 2~4 m 互抛互接大球 ④能两臂侧平举单足站立不少于 5 s ⑤能在攀登架上爬高约 3 m,能熟练地在垫上做前滚翻、侧滚翻 ⑥能随音乐节奏协调、轻松地做徒手操和轻器械操 ⑦会借助球、棒、圈、积木、报纸、轮胎或其他废旧材料自主开展各种游戏活动 ⑧有较强的集体观念、合作意识、规则意识,敢于克服困难

(二)干预方案课程目标

　　体育课的目标是阶段目标的具体体现,是体育活动的出发点和落脚点,课程目标的实现程度直接影响到干预方案实施的效果。体育课活动目标的制订应根据幼儿的身心发展水平和实际条件有计划、有步骤、有层次地制订。目标应包含幼儿的基本动作发展、认知状况、情感态度等维度,并根据课程具体的内容突出重点目标。目标的表述简单、明确、操作性强,采用幼儿应习得的各种行为来表达目标。下面分别以大中小班某一节体育课的目标制订进行说明。

例1:

(小班)活动名称:红灯停绿灯行(附录六)

活动目标:

①通过在不同信号下的走的练习,发展走的基本动作,加强腿部力量和耐力。

②学会分辨红、绿、黄三种颜色,并能够理解它们在交通规则中所代表的意思。

③培养幼儿的规则意识。

例2:

(中班)活动名称:我是小跳棋

活动目标见附录六。

例3:

(大班)活动名称:学刘翔哥哥跨栏

活动目标见附录六。

三、幼儿基本动作的发展干预方案制订原则

幼儿基本动作的发展干预方案制订原则是幼儿体育活动应遵循的基本要求和指导思想,也是制订体育活动目标、选择活动内容和方法、组织体育活动的依据。本书根据幼儿体育活动的性质、目的、任务和幼儿身心发展的特点总结出4个原则:趣味性与安全性、适宜性与发展性、全面性与差异性、生活化与情景化。

(一)趣味性与安全性

"兴趣是最好的老师",合理地运用兴趣性原则是调动幼儿积极主动学习和参与游戏活动的一个重要手段。如何激发幼儿对体育游戏的兴趣? 第一,游戏内容的选取应以幼儿当前需要为前提,满足幼儿发展的需要。游戏的内容要符合该年龄阶段幼儿的生长发育、运动能力和心理发展水平。做到难易适中,让幼儿能够"跳一跳,摘到桃子",不能进行强化练习,要保护幼儿的好奇心、自信心及成就感。第二,游戏材料的新颖性。在体育游戏设计与组织中,应充分利用现有资源(场地、器材、周围自然环境等),尽量选择安全柔软、色彩鲜艳、功能多样的器材;还可以利用现有器材和材料,变废为宝,一物多用,不断挖掘和开发新的

游戏器材和玩法。第三,不断探索与创新游戏的形式、组织方法和规则。重视传统游戏与现代游戏的有机结合,关注并积极利用幼儿的兴趣点以及自发的想象力与创造力,使他们自主开发游戏,不但发展智力,而且从中体会到成功的乐趣。总之,幼儿体育游戏的目标、内容、形式、组织等,要以激发幼儿参与运动的兴趣为着力点,促使幼儿积极、主动地投身于活动之中,玩得开心。

安全问题是幼儿体育活动中特别重要的问题,由于幼儿体力较弱,独立活动能力较差,特别是运动中安全意识较差,在情绪高涨时容易忽视安全问题和规则。因此,必须采取措施防范伤害事故的发生。教师首先应掌握基本的卫生知识,了解常见伤害事故的原因和处理办法,并教育幼儿认真遵守规定和规则。其次,在游戏活动前加强安全检查,包对场地、器材、服装、周围环境的检查,消除安全隐患,充分了解幼儿身体健康状况,让幼儿在正式游戏前积极做好热身准备。游戏中坚持量力而行的原则,注意个体差异,保证幼儿有足够的时间和机会进行游戏,适时地做好保护与帮助,并加强组织教法的严密性。最后,对幼儿进行安全教育和指导,使幼儿获得一些必要的安全知识,帮助他们建立起一定的规则意识,不断地提高幼儿自我保护的能力。

(二)适宜性与发展性

适宜性指的是教师在制订体育游戏的目标、确定教育内容、创设教育环境、实施教育过程等环节中,都能充分考虑幼儿的年龄特点、学习特点、发展水平和情感需要,以最适合幼儿特点的方式开展教育活动[1]。适宜性原则充分表明了幼儿自身特点和需要对教育目标、内容、方法等的影响。适宜的目标是保证多数幼儿完成任务,同时兼顾个别差异。内容适宜幼儿才容易理解和掌握,方法适宜幼儿才能够接受,负荷适宜才能提高幼儿身体机能水平,组织适宜才能保障幼儿体育活动顺利进行,环境适宜才能提高幼儿体育参与度,评价适宜才能更好地激发幼儿活动的积极性。《指南》中所规定的活动目标和要求,是多数孩子都能够完成的基本任务,是根据幼儿年龄特征、身心发展的特征所制订的,体现了适宜性的要求。

发展性原则,幼儿教育的最终目的是促进幼儿的全面发展,使幼儿既能满足当前发展,又有利于长远发展。幼儿体育活动的开展促使他们整体素养的

---

[1]　刘彩云.幼儿园集体教学活动设计与案例[M].北京:中国轻工业出版社,2016:7.

提高,教师应在体育活动开展过程中积极融合其他领域的知识和技能,共同促进幼儿的全面发展。幼儿体育游戏的开展也不仅仅是为了促进了基本动作的发展,同时也为了有效促进幼儿在知识、技能、情感、意志品质、兴趣、行为习惯的养成等方面的发展。

(三)全面性与差异性

全面性包含两层含义,一是面向全体幼儿,全面提高幼儿的体育素质。二是全面发展多种能力。在开展体育活动的过程中,教师要认真对待每位幼儿,力争为每一位幼儿提供公平的学习与锻炼的机会,进行有效的指导和帮助,杜绝等待时间过长和幼儿单独参与活动现象的发生。全面发展多种基本技能是《指南》和《纲要》的要求所在,幼儿基本动作的发展包含了走、跑、跳、投掷、攀爬、钻翻、平衡、书写绘画以及使用工具等,基本动作的发展是全面性的,同时也应是多样化的。因此,在制订体育游戏目标和选择内容时尽可能做到全覆盖。

幼儿体育活动实施过程中教师在考虑全面性的基础上还要注意差异性。首先,每位幼儿存在个体差异,他们在年龄性别、身体发育、动作发展、运动兴趣、知识储备、生活环境、文化背景等方面都有所不同,教师要了解幼儿的基本情况,并针对幼儿个体差异,做到因材施教、区别对待。其次,针对幼儿动作技能发展中普遍存在的问题,重点提高幼儿的技能"短板"。任何一种技能的落后发展,都会影响到其他技能的发展。因此,科学设计干预方案,才能达到全面发展的目的。

(四)生活化与情景化

幼儿体育活动的生活化和情景化有着密切的联系,在生活化中有情景,情景化带有生活。"生活即教育"是我著名教育家陶行知提出的,他认为教育应同实际生活相联系,教育不能脱离生活。幼儿的一日生活大部分时间是在幼儿园,让幼儿在一日生活中获得知识和能力,要比从书本中更深刻和直接。本书干预方案中:在小班开展"美丽的幼儿园""开火车""红灯停绿灯行"等游戏,在提高幼儿走、跑、爬等动作技能的同时促进幼儿认知的发展,让他们进一步认识幼儿园、火车、红绿灯的特征和作用;在中班开展"送快递""神奇的报纸"等游戏,让他们了解快递员的工作以及如何进行废旧物品的二次利用;在大班开展的"勇敢的解放军"游戏,让他们进一步加强对解放军的认识。游戏生活化不但促进了幼儿认知、情感、社会性的发展,同时也便于幼儿更深刻地理解生活中的事物。

幼儿在设定的特殊情景中游戏和玩耍,不但能够激发兴趣、达到目标,还能促进各方面的发展。在体育游戏的导入环节,常常通过设置一定情景(讲故事、物品展示、音乐旋律、图片展示),让幼儿置身于情景中,或是参与角色扮演。这样不仅能引起幼儿的兴趣,发展想象力,还有利于活动目标的完成。在大班开展的"白雪公主和七个小矮人"游戏中,女孩扮演白雪公主,男孩扮演小矮人,发展蹲着走和提踵走的能力。通过练习不但发展了技能,提高了身体素质,并且激发了他们的兴趣,满足了心理需要。因此,在设计游戏时,要考虑幼儿的认知特点和心理倾向,既要让他们了解生活中的事物,还要通过情景设置让他们快乐地游戏,有效促进基本动作的发展。

四、幼儿基本动作的发展干预方案内容构建

在幼儿园里幼儿基本动作的发展主要通过幼儿体育课程来实现,而游戏又是幼儿主要的活动方式,所以为了促进基本动作的发展必须将体育游戏课程落到实处。本书拟从体育游戏课的周期安排、体育游戏课的内容结构和幼儿基本动作练习设计 3 个方面,有针对性地进行设计和安排,主要针对走、跑、跳、投掷、钻爬攀登、平衡六大类动作进行干预。在幼儿基本动作的发展干预中除了考虑粗大动作的发展,在活动设计时还有意识地融入了精细动作的发展,如在课程的开始部分加入手指操、接力折返跑、投掷等游戏。在接力折返跑的游戏中,当到达折返点后要求快速穿 3 颗珠子,然后再快速跑回起点接力。在投掷练习中,不但练习投远,在一些游戏中还要求投准,这同样也可以发展手部精细动作的准确性。

(一)幼儿基本动作的发展干预方案周期安排

幼儿基本动作的发展干预时间为 3 个月(4—5 月,5—6 月,6—7 月),每周每个班进行 3 次体育游戏活动的干预。本书根据幼儿身心发展特征,以促进基本动作的发展为主要目的,选编不同类型动作发展的游戏,干预周期分为基础期、提高期和强化期。在不同的时期有不同的任务与要求,基础期(表5.8)的基本任务是全面地发展基本动作能力,为下一个阶段做准备。该阶段基本动作发展的总体特征是基础性和全面性,运动量与强度总体偏低或适中。提高期(表

5.9)的目的是采用多种方式提高基本动作发展水平。此阶段基本动作的发展总体特征是发展性和补偿性,运动量与强度总体适中。强化期(表 5.10)的基本任务是全面并有重点地进一步提高基本动作发展,达到或超过《指南》的要求。该阶段基本动作的发展总体特征是强化性和针对性,运动量与强度总体适中或偏高。以下 3 个表是幼儿基本动作的发展游戏内容周期安排。

表 5.8　基础期幼儿基本动作的发展游戏安排

周次	活动内容	小班	中班	大班
第一周	活动一	美丽的幼儿园	我是小跳棋	滚铁环
	活动二	红灯停绿灯行	快乐的小鱼	快乐的小蛇
	活动三	机灵的小猴	移动的蓝圈	勇敢的小猎人
第二周	活动一	灵巧的小猴	山羊过小河	摘星星
	活动二	金鸡独立	推小车	打靶子
	活动三	龟兔赛跑	小螃蟹	小猴摘桃子
第三周	活动一	快乐的小跳蛙	小滚筒	喜羊羊与灰太狼
	活动二	熊猫滚球	老狼老狼几点钟	走钢丝
	活动三	娃娃找家	翻跟头	时空隧道
第四周	活动一	小鸡快跑	钻山洞	齐心协力
	活动二	搭桥过河	转转转	流星球
	活动三	夹球走	斗鸡	盲人摸象

表 5.9　提高期幼儿基本动作的发展游戏安排

周次	活动内容	小班	中班	大班
第一周	活动一	找动物	运西瓜	白雪公主和七个小矮人
	活动二	变泡泡	送快递	勤劳的小袋鼠
	活动三	赶小球	爱心桥	网鱼
第二周	活动一	跟着小旗走	好玩的小飞机	小青蛙本领大
	活动二	快爬小乌龟	石头剪刀布 1	跳房子 1
	活动三	开火车	小企鹅运蛋	翻跟头

续表

周次	活动内容	小班	中班	大班
第三周	活动一	奇妙的皮球	看谁投得准	捉尾巴
	活动二	踩影子	不倒翁	走平衡木2
	活动三	比比谁走得稳	龟兔赛跑	奥特曼打怪兽
第四周	活动一	小猴子摘桃	小青蛙捉害虫	我是跳水运动员
	活动二	长龙走	神奇的报纸	大循环1
	活动三	运货物	足球射门	踢毽子

表 5.10　强化期幼儿基本动作的发展游戏安排

周次	活动内容	小班	中班	大班
第一周	活动一	红灯停绿灯行	抓子接力赛	捕鱼
	活动二	小孩小孩真爱玩	我是侦察兵	勇敢的解放军
	活动三	奇妙的皮球	勇闯梅花桩	跳皮筋
第二周	活动一	有趣的圆形	石头剪刀布2	两人三足
	活动二	好玩的毛毛虫	神奇的沙包	走平衡木3
	活动三	小小手榴弹	小姚明	跳房子2
第三周	活动一	神奇的呼啦圈	找朋友	写字接力
	活动二	小马过河	鲤鱼跳龙门	小小篮球运动员
	活动三	快快接住它	穿越火线	花样拍球
第四周	活动一	老鹰抓小鸡	袋鼠跳	学刘翔哥哥跨栏
	活动二	过独木桥	套圈	有趣的跳绳
	活动三	穿越沼泽地	走平衡木1	大循环2

(二)幼儿基本动作的发展活动课程内容结构

在幼儿园中,幼儿体育活动目标的实现主要是通过幼儿体育活动课来落到实处。本书根据幼儿体育课程设计的原理和方法,设计幼儿体育游戏活动课的内容结构,主要包括8个方面的内容(图5.1)。

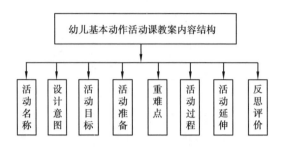

图 5.1　幼儿基本动作的发展活动课内容结构

幼儿体育活动名称要简洁明了,既要体现活动内容,还要能引起幼儿的兴趣。在小班中常将幼儿日常生活学习中常见的动物、动作、物品等融入课程名。如小马过河、小猴子摘桃、熊猫滚球、娃娃找家等。中大班幼儿的认知和身心发展相比小班有了明显的提高,在设计活动名称时要求情境化、生活化、简明化。如老狼老狼几点钟、白雪公主和七个小矮人、神奇的报纸、跳皮筋、走平衡木1等。设计意图主要是在分析本班幼儿的现实需求和能力水平的基础上,通过有目的、有针对性的游戏达到基本要求。活动目标主要包括动作发展、认知水平、智力发展、情感需要、兴趣态度等方面。活动目标从阶段目标和课时目标两个维度进行表述,每节课的目标制订要有目的性、针对性、可行性和发展性。活动准备包括了经验准备、物质准备和精神准备 3 个方面。经验准备指幼儿是否具备相关经验或能力。如在发展障碍跑之前,前期是否有过慢跑、形状跑、变向跑、接力跑、追逐跑等活动的练习,是否具备一定跑动能力。只有具备了一定的经验才能完成更加复杂、困难的任务。物质准备主要是体育游戏活动时所需要的场地器材等。精神准备是幼儿的心理状况、情绪、注意力、好奇心、身心健康状况等。活动重点是指要完成的主要目标和内容,活动难点是要求在多数幼儿都能完成的情况下,通过幼儿自身的努力达到更高的目标。活动过程是体育游戏活动重要组成部分,包括准备部分(导入和热身)、基本部分和结束部分,该过程详细说明了教师的教学步骤、组织教法,幼儿练习方法、活动内容、游戏玩法、练习分量及场地器材安排等方面。活动延伸主要指在本次课程所设计的游戏活动的基础上,进一步创新和发展。诸如对游戏规则的变化、动作难易度的增减、活动环境的改变、场地器材的变换、家庭中活动的新尝试等。反思评价主要是对活动课程整个过程的优缺点进行客观、准确的分析,为改进体育活动提供参考。可以对目标制订、内容选择、活动组织与方法、活动过程、运动量与强度、活动效果等方面进行反思与评价。

(三)幼儿基本动作的发展练习设计

基本动作的发展是幼儿阶段体育活动的主要目标和内容,也是在日常生活中应具备的技能。发展幼儿基本动作需进行有目的、有计划、有针对性的指导安排。本书针对不同年龄阶段幼儿基本动作的发展情况、学习目标、练习要求与方法及注意事项,拟从走、跑、跳、投掷、钻爬与攀登、平衡动作 6 种基本动作进行设计。

1. 走

走是幼儿最自然、最基本的动作之一。幼儿期是发展行走和身体姿态的重要时期。正常行走时要求目视前方,上体挺直,自然挺胸,肩和手臂自然放松,两臂前后自然协调摆动。腿抬向正前方,不过高,落地轻,脚尖向前。

(1)动作发展基本情况

小班幼儿:步幅小、步频快但不稳定,遇到障碍不会调整步子,容易失去平衡。行走速度不稳定,主要靠上体前倾移动重心,导致走与跑分不清。上下肢配合不协调,节奏性差,摆臂幅度较小,脚落地重,常常全脚掌着地。排队走保持队形能力差,注意力容易分散,常东张西望,协同行走能力差。

中班幼儿:上下肢较协调,步幅较平稳,步幅有所增加(39～40 cm),个人行走特点初步形成。在口令指挥下能保持队形,协同行走能力有所增加,但有时步伐不均匀,节奏感较差,注意力容易分散。

大班幼儿:行走自然、放松、协调,能够较好地调节步幅和节奏,步幅达到40～50 cm,排队时能够较好地保持队形,纵队能走整齐,横队走不齐,能够主动尝试各种走的动作,具有良好的协同行走能力。

(2)学习目标

小班:上体挺直、自然地走。能按指定方向走,掌握多种行走方法,并能模仿动物走,能沿地面直线或在较窄的物体上走,能扶着扶手双脚交替上下楼梯,能走走停停 1 km 左右,能遵守简单的游戏规则。

中班:上下肢协调、速度均匀、能按一定节奏走;能听信号变速走,能独立进行简单走的游戏,能在较窄的物体上平稳地走一段距离,能走走停停 1.5 km 左右,能遵守纪律和游戏规则。

大班：步伐匀称、节奏感强、有精神地走。能在斜坡或有一定间隔的物体上较平稳地走，能走走停停 1.5 km 左右，喜欢与同伴参与各种游戏，能独立或合作组织简单的游戏，有较强的纪律观念和游戏规则意识。

（3）走的练习要求与方法（表 5.11）

表 5.11　走的练习要求与方法

基本动作	年龄阶段	练习要求	练习方法	场地及器材	参考游戏
走	小班	上体挺直、自然地走，不要求整齐	直线走；圆圈走；曲线走；纵队走；听信号走；走楼梯	操场、跑道；小旗子、楼梯、呼啦圈等	红灯停绿灯行；美丽的幼儿园；有趣的圆形；开火车；跟着小旗走
	中班	走得轻松、自然、有节奏；上体挺直、上下肢协调，两臂自然前后摆动，落地要轻	听口令走；绕障碍物走；大步走；列队走；在平衡木上走；合作走	操场、跑道；标记桶、指示牌、绳子、平衡木、口哨等	山羊过小河；石头剪刀布1；找朋友；运西瓜
	大班	步伐均匀、精神饱满、有节奏地走	蛇形走；螺旋形走；窄道走；负重走；左右转弯走；分队合队走；提踵走；蹲着走；合作走	操场、跑道；彩色胶带、标记物、S 形盘、细绳等	快乐的小蛇；白雪公主和七个小矮人；两人三足

（4）注意事项

家长或教师在日常走路或体育活动时姿势要正确，起到示范作用。如果发现幼儿走路动作错误要及时纠正，如驼背、左右摆臂、外八字、内八字等。

走的动作要自然、协调、放松、精神饱满。尤其躯干要保持挺直，手与脚协调，抬腿不要太高，脚尖正对前方，落地要轻。

由于走的动作练习较枯燥，因此宜与多种形式和多种游戏相结合，并在不同的情境和环境中发展走的动作，如听音乐走、扮演角色走、散步、参观、远足等。

2. 跑

跑是人体快速位移动作技能中最简单的方式,跑的动作练习是幼儿园体育活动重要方式之一。经常练跑步,有助于生长发育,促进新陈代谢,发展多种身体素质,培养意志品质。幼儿跑的动作要点为:目视前方,上体稍前倾,两臂自然弯曲前后摆动,支撑腿蹬地有力,摆动腿前摆积极,前脚掌着地,脚尖朝向正前方,落地轻,重心平稳。

(1)动作发展基本情况

小班幼儿:慢跑时步幅小且不均匀,多高位或低位跑。快跑时有明显的腾空,控制身体能力差(变向、制动、转弯、急停),稍有碰撞或是地面凹凸不平容易摔倒。跑的目的性差,对竞赛胜负并不关心,耐力差,抗疲劳能力弱。

中班幼儿:跑步能力比小班幼儿有明显的进步,跑的动作较自然协调,速度变快。慢跑时能保持正确的身体姿势,躲闪能力增强,具备一定的竞争意识和抗疲劳能力。

大班幼儿:跑的动作更加自然、协调、敏捷。步幅较大,步频较快,动作控制能力明显提高,但快跑中保持正确姿势的意识还有待加强。竞赛意识很强,特别是男孩,对胜负的情绪反应较大,跑步有一定的目的性。

(2)学习目标

小班幼儿:两臂自然弯曲,前后摆动自然跑。通过多种简单的游戏激发其兴趣,分散跑时能躲避碰撞,在鼓励下能快跑 15 m 左右,走跑交替 100 m 左右。

中班幼儿:上下肢协调配合,能较好地控制跑的速度与方向,能与他人玩追逐、躲闪跑的游戏,能快跑 20 m 左右,走跑交替 100~200 m。喜欢并积极参加跑步活动,能遵守游戏规则,并在活动中与同伴合作。学会几种常见跑的游戏,初步懂得如何提高速度及跑的相关知识,关注比赛结果,能克服一定困难完成跑步任务。

大班幼儿:速度更快,动作更灵敏、协调。能保持上体稍前倾,两手半握拳,两臂屈肘于体侧,前后自然摆动,并能用前脚掌着地跑。掌握多种跑的游戏和初步懂得提高速度的方法,能快跑 25 m,走跑交替 200~300 m。能自觉遵守游戏规则,克服困难达到跑步目标。

（3）跑的练习要求与方法（表5.12）

表5.12 跑的练习要求与方法

基本动作	年龄阶段	练习要求	练习方法	场地及器材	参考游戏
跑	小班	两臂弯曲自然跑	直线跑；圆圈跑；听信号自由跑；一个跟着一个跑	操场、跑道；标记物、呼啦圈等	变泡泡；小孩小孩真爱玩；踩影子；小鸡快跑
	中班	上下肢协调，跑动较轻松、自然	听信号跑；曲线跑；绕障碍跑；后踢腿跑；四散追逐跑；接力跑	操场、跑道；标记桶、障碍物、口哨等	老狼老狼几点了；龟兔赛跑；抓子接力赛
	大班	跑速更快，动作更灵敏、协调	斜坡跑；接力跑；躲闪跑；二人三足跑；折返跑；高抬腿跑；窄道上跑；跨步跑	操场、跑道；胶带、报纸、标记物、丝巾、接力棒、绳子等	捕鱼；写字接力；喜羊羊与灰太狼；学刘翔哥哥跨栏；捉尾巴；齐心协力

（4）注意事项

小班幼儿以慢跑或中速跑为主，注重激发幼儿兴趣，不强调速度和节奏，不宜进行跑步竞赛。中班和大班幼儿要注意纠正跑步动作，提醒遵守游戏规则，可增加跑步竞赛，培养积极性和进取心。

不同跑步游戏有不同的目的：听信号跑发展反应速度；两人三足跑主要培养合作意识；躲闪跑、折返跑、障碍跑主要发展协调、灵敏能力。

由于跑步运动强度较大，运动量要根据实际情况进行调节。可以从观察幼儿面部表情、出汗、呼吸、注意力、动作等方面对运动量及时调整。

跑步时，安全问题要重视。活动前让幼儿做好热身，活动后不要立即停止练习，可进行舒缓的放松整理运动，使心率缓慢降低。在障碍跑、躲闪跑、追逐跑时，可以提醒幼儿躲闪，避免与同伴相撞。跑步呼吸时提醒幼儿不要张大嘴巴，尽量用鼻子或口鼻并用进行呼吸。

3.跳

跳是幼儿十分喜爱的一种动作形式，也是幼儿情绪、情感的外在表现形式。幼儿通过跳的练习，可以促进生长发育，提高各器官系统机能水平，综合发展力量、速度、协调性、平衡等身体素质，并且有助于培养幼儿勇敢、顽强的意志品质。

幼儿跳的动作分为高跳和远跳,但动作结构都包含了准备、起跳、腾空、落地四个阶段。准备动作又可分为原地和助跑两种形式,起跳包括单脚和双脚起跳,腾空包含越过障碍和不越过障碍两种形式,落地包含单落地脚和双脚落地。以原地立定跳远为例,其动作要点为:准备阶段时,两脚开立与肩同宽,屈膝半蹲,身体前倾,两臂向后摆。起跳时,两脚同时用力向前上方蹬伸,同时两臂向上摆动。腾空时,保持身体平衡。落地时,两脚同时着地,屈膝缓冲,保持平衡。

(1)动作发展基本情况

小班幼儿:基本会双脚起跳的动作,但常常两脚不能同时离地,膝关节弯曲角度较小,蹬伸力量弱,上下肢不能协调配合,不会摆臂或无意识地自然摆臂,较少的摆臂或没有摆臂动作。有的幼儿腾空时间较短,双脚落地时不能主动屈腿缓冲和保持平衡,跨跳落地后常有停顿,易失去平衡。有的能较快掌握不同方向的双脚跳和跨跳,但跳的距离近,对跳跃的远度和高度不关心。

中班幼儿:跳跃能力快速发展,起跳时能够屈膝摆臂,但蹬地用力不充分,落地有时能保持平衡,跳跃的距离、高度和连续跳的持续时间增加。

大班幼儿:能熟练地掌握立定跳远基本动作,可以向不同方向跳,能完成单脚连续跳、助跑跨跳等动作。无论高跳还是远跳,表现出一定节奏性和稳定性。自己可创编跳的练习方法和形式,对跳的胜负比较关心,并能根据跳跃任务主动调节动作和用力的大小。

(2)学习目标

小班幼儿:激发对跳跃类游戏的兴趣,培养幼儿坚强、勇敢、不怕困难的品质。能身体平稳地双脚同时向前跳、向上跳,能单脚连续向前蹦跳 2 m 左右,能从 15 ~ 25 cm 的高度自然跳下,综合发展力量、灵敏、速度、平衡等素质。

中班幼儿:初步掌握立定跳远、单脚跳、原地纵跳、助跑跨跳等基本跳跃动作技能,能助跑跨跳过一定距离或一定高度,能单脚连续向前跳 5 m 左右,能从 20 ~ 30 cm 的高度自然跳下,立定跳远距离不少于 50 cm。跳跃时能屈膝摆臂,蹬伸较充分,落地时能保持身体平衡。游戏中能遵守规则,有一定的合作能力。

大班幼儿:能熟练掌握不同方向的跳、单脚跳、助跑跨跳及跳过障碍等多种较复杂技能,能够连续跳绳,单脚连续向前跳 8 m 左右,能从 30 ~ 35 cm 的高度跳下,助跑跨跳 30 ~ 40 cm 的高度,立定跳远距离不少于 60 cm。准备动作与起跳动作基本正确,上下肢能协调用力,能落地缓冲,连续跳时动作连贯、有节奏,游戏中能自觉遵守规则,有独立游戏能力,并能与同伴协作。

（3）跳的练习要求与方法（表5.13）

表 5.13　跳的练习要求与方法

基本动作	年龄阶段	练习要求	练习方法	场地及器材	参考游戏
跳	小班	轻轻跳起，自然落下	原地单、双脚跳；原地向上、向前跳；双脚行进间跳；直线跳；高跳下；蹦跳	操场、跑道；标记物、呼啦圈、毛绒玩具、绳子、皮尺、软包等	快乐的小跳蛙；小猴子摘桃；神奇的呼啦圈
	中班	屈膝摆臂，落地轻	单脚、双脚行进间跳；助跑跨跳；连续开合跳；立定跳远；高跳下；曲线跳；原地纵跳；两脚交替跳	操场、跑道、台阶；海绵垫、小玩具、标记桶、呼啦圈、障碍物、皮尺、胶带、毛线、塑料块等	石头剪刀布；小青蛙捉害虫；我是侦察兵；爱心桥；鲤鱼跳龙门
	大班	动作协调，蹬伸有力，有一定节奏感	助跑跨跳；立定跳远；直线两侧行进跳；高跳下；不同方向变换跳或转身跳；跳绳；跳皮筋；跳蹦床等	操场、跑道、较高台阶；海绵垫、胶带、木架、障碍物、塑料瓶、塑料杆、标记物、短跳绳、皮筋、蹦床等	勤劳的小袋鼠；小青蛙本领大；跳皮筋；跳房子2；有趣的跳绳；我是跳水运动员

（4）注意事项

小班幼儿跳跃练习以模仿为主，注重激发兴趣。中班和大班幼儿以多种游戏为主，发展跳的基本动作以及综合运动能力，大班幼儿可适当增加竞赛类跳跃游戏。

跳的动作教学过程中，以起跳和落地动作为主，不要过多、过细地讲解动作要点，多给幼儿提供模仿、体验、练习的机会。

加强安全教育和保护帮助。在从高处跳下时，要强调屈膝缓冲，并且最好在沙坑里跳或有海绵垫保护。在跨跳障碍时，幼儿跨跳的高度和远度要适中，根据实际情况适当调整，不可太难。同时要帮助幼儿克服恐惧心理，多鼓励表扬，推优示范。

由于跳跃游戏练习运动强度较大，不能只安排下肢的跳跃练习，要注意上下肢练习的结合,大小强度练习的结合、动与静的结合。

4.投掷

投掷是向一定目标抛或扔出东西,是幼儿喜欢的一种活动。由于投掷动作相对复杂,幼儿无法完全掌握该项基本动作。因此,幼儿园常见的投掷动作活动包含滚、抛、接、拍、投等较简单的动作。练习投掷动作可以提高幼儿上肢及肩部肌肉力量,协调发展下肢、躯干和上肢的动作,促进手眼协调能力的发展。幼儿园投掷游戏活动主要有投远和投准两大类,投远可以发展幼儿大肌肉群的力量,投准还可以发展手部精细动作。单手侧面投沙包动作要点(右手投掷):准备动作,侧身对目标方向,左脚在前,右脚在后,重心在右腿上,右手持沙包在头后方位置,肘关节微屈,眼看前方。投掷时,右腿用力蹬地,身体重心转移到左脚的同时转体,然后右臂从头后方快速向前挥臂、甩腕,直至物体投出。出手后,可以右脚向前上一小步或不上步,保持身体平衡。

(1)动作发展基本情况

小班幼儿:可以做滚球、双手接球、双手抛球、双手拍球等练习。投掷时下肢和躯干不能协调配合,多余动作多,上肢力量使用多,出手方向和出手角度不稳定,投掷距离近。投掷时常常身体正对目标方向,没有转体,往往将物体从上向下扔。能双手向前上方或上方抛球,但多数情况下不能双手接抛来的球。投掷时不能很好地控制投掷的方向和力量。

中班幼儿:投掷能力发展较快,初步学会正面肩上投掷、后抛球、双手自抛自接球、单手或双手拍球,但投掷的方向、速度、准确性还不够精确,自抛自接球和单手拍球动作连贯性较差。

大班幼儿:已能掌握原地双手在头上、胸前投掷的动作,能多次连续拍球。投掷的距离和准确性较好,但多数幼儿单手肩上投掷动作完成不够协调、稳定。男童的投掷练习兴趣和动作发展优于女童。

(2)学习目标

小班幼儿:初步了解原地双手滚大皮球、双手向上抛球、双手拍皮球、双手头上向前投掷动作,激发对投掷游戏的兴趣,喜欢与同伴玩球类游戏。

中班幼儿:初步掌握正面肩上投掷、连续自抛自接球和原地单手拍球。能够上下肢较协调地发力,进一步增强上肢力量及协调性。培养幼儿爱动脑、动手的习惯,游戏中能遵守规则,两人一组合作进行练习。

大班幼儿:初步掌握侧面肩上投掷及多种形式的投掷动作,能行进间连续拍球。投掷时能快速挥臂、全身协调用力及有一定的投准能力。自觉遵守游戏规则,自主创新投掷类游戏。

（3）投掷练习要求与方法（表5.14）

表5.14　投掷练习要求与方法

基本动作	年龄阶段	练习要求	练习方法	场地器材	参考游戏
投掷	小班	初步了解滚、接、抛、拍皮球动作	互相滚接大皮球；双手抛球；原地双手拍皮球；滚球击物	操场；大皮球、沙包、标记物、塑料瓶、软包等	熊猫滚球；赶小球；小小手榴弹；快快接住它
	中班	初步掌握正面肩上挥臂投掷动作	单手正面肩上投轻物；原地自抛自接球；两人对抛对接球；左右手拍球；双手接球；投圈套物	操场；皮球、塑料飞镖、沙包、毛绒玩具、塑料桶、飞盘、标记物、呼啦圈等	小姚明；好玩的小飞机；神奇的沙包；看谁投得准；套圈
	大班	掌握单手侧面肩上投掷，快速挥臂、协调用力，有一定投准能力	两人抛接球；肩上挥臂投准；原地变换形式拍球或转圈拍球；行进间拍球；拍球接力赛；沙包投远；沙包投准	操场、篮球场、跑道；皮球、小篮球、小足球、网球、沙包、豆袋、小网兜、篮筐、乒乓球等	小小篮球运动员；花样拍球；勇敢的小猎人；流星球；奥特曼打怪兽；打靶子

（4）注意事项

幼儿练习投掷动作要遵循身心发展规律，循序渐进，逐步增加难度。按照从滚球到抛接球、从双手拍球到单手拍球、从原地拍球到行进拍球、从正面单手投沙包到侧面单手肩上投沙包、从掷远到掷准、从较大球到较小球、从固定目标到移动目标的顺序进行练习。

小班幼儿投掷动作重点在激发其兴趣，初步了解滚、接、抛、拍皮球动作，中班幼儿学习重点在于初步掌握正面肩上挥臂投掷动作，同时辅以多种形式的投掷练习，大班幼儿学习重点在掌握单手侧面肩上投掷，要求全身协调用力。整个活动过程中不过于追求距离，重在投掷动作的体验，正确动作的学习。

投掷动作的练习要与其他动作的学习相结合，常常与跑、跳、钻爬等动作游戏相结合。练习时尽可能两只手都要锻炼,而不要只练习优势侧手。沙包一般重150~200 g。此外,投掷时要注意安全,投掷物应材质松软、大小适中、易引起兴趣,可对墙进行练习。

5. 钻爬与攀登

钻爬与攀登是日常生活中实用技能,也是幼儿比较喜欢的技能。钻是紧缩身体从较低的障碍下通过的动作,可分为正面钻和侧面钻两种。正面钻的动作要求是:屈膝、弯腰、低头。侧面钻的动作要求是:身体侧对障碍物,离障碍物远的腿先蹲,离障碍物近的腿穿过障碍,同时低头弯腰过障碍,然后离障碍物远的腿再穿过障碍。爬:婴儿七八个月就会伏地爬行,幼儿期逐渐掌握手膝爬、手脚爬、攀爬等技能。手膝爬的动作要求是:手膝着地、头稍抬起,异侧手膝协调配合向前爬行。手脚爬的动作要求是:双手双脚着地,头稍抬起,异侧手脚协调配合用力向前爬行。攀爬有两种方法:一是手脚依次向上攀爬。准备阶段两手握住横木,两脚踩在下面一格横木上。攀爬时,两手依次爬向更高一格横木,然后两脚依次登上更高一格横木。二是两手两脚(同侧或异侧)交替向上攀登。先攀爬右侧手脚,然后向上移动左侧手脚;或先同时攀爬左侧手脚,再攀爬右侧手脚。

(1)动作发展基本情况

小班:3岁幼儿能掌握正面钻的动作,但低头、弯腰钻过,屈腿程度小,在钻"洞"时常过早弯腰低头。多数幼儿基本能掌握手膝爬,攀登时手脚不协调,容易在中途放手,能手脚依次向上向下攀登2~3格。

中班:多数幼儿能掌握侧面钻障碍的动作,做到钻时先屈后腿,边钻边移重心。能学习手脚爬的动作,手脚能熟练地依次向上攀登多格,男幼童的攀爬能力较女幼童强。

大班:能快速钻过较低的障碍,钻的速度和灵活性快速发展。采用游戏方式进行多种爬行动作练习,会异侧手脚向上向下攀登。

(2)学习目标

小班幼儿:学会低头钻过障碍或爬过障碍,且不触碰障碍物,手脚协调地进行手膝爬,10 m爬行速度小于10 s,能在攀爬架爬上爬下,能双手抓杠悬空吊起10 s左右。发展手脚的协调性,培养幼儿对钻攀爬的兴趣。

中班幼儿:懂得侧面钻的方法,掌握低头缩身,能以匍匐、手脚爬等多种方式钻爬,10 m爬行速度小于8 s,能双手抓杠悬空吊起15 s左右。能主动探索钻爬过不同形状"洞"的方法,能熟练地在攀爬架爬上爬下,发展力量、协调、灵敏和速度等运动素质。

大班幼儿:完善钻爬攀登动作的熟练性,能以手脚并用的方式安全地攀爬。在动作的速度、灵敏性、协调性等方面进一步提高,10 m 爬行速度小于 7 s,能双手抓杠悬空吊起 20 s 左右。喜爱钻爬攀登游戏,并能独立想出新的钻爬攀的动作,培养竞争和合作精神。

(3)钻爬攀登练习要求与方法

钻爬攀登练习要求与方法见表 5.15。

表 5.15　钻爬攀登练习要求与方法

基本动作	年龄阶段	练习要求	练习方法	场地及器材	参考游戏
钻爬攀登	小班	学会低头钻过障碍,手膝爬,能在攀爬架上爬上爬下,悬吊 10 s 左右	钻过约 70 cm 高的障碍物;手膝直线爬、圆圈爬;爬斜坡;攀登架上爬上爬下	操场、室内场地、斜坡;皮筋、绳子、塑料栏架;攀爬架、垫子等	机灵的小猴;快爬小乌龟;好玩的毛毛虫
	中班	学会侧身钻,手脚爬,熟练地手脚依次向上向下攀登多格,悬吊 15 s 左右	侧面钻过 60 cm 的呼啦圈或拱门;手脚快速爬;手脚爬离地面 20 cm 高的障碍;横着爬;垫子上匍匐爬;攀登架上爬上爬下;双手握杠悬垂	操场、室内场地;呼啦圈、拱门、软方包、攀爬架、垫子等	快乐的小鱼;钻山洞;我是侦察兵;小螃蟹;穿越火线;看准投得准
	大班	协调、灵敏、长时间地钻爬、攀登和悬吊,有一定的创新能力和合作精神	钻过不规则的"洞子";在垫子上侧身爬;倒退爬;转圈爬;攀登架上协调攀爬;双手握杠悬垂;钻爬攀登大循环	操场、跑道、室内场地;拱门、呼啦圈、塑料栏架、毛绒玩具、攀爬架、垫子等	时空隧道;网鱼;小猴摘桃子;勇敢的解放军

(4)注意事项

①与其他动作的练习相结合。由于钻爬与攀登总体运动负荷较大,可以与走跑跳等动作结合进行,避免身体局部负担过大。

②注意安全。在钻爬时,幼儿常常会因不注意而碰触障碍物,活动前要检查器材的安全性,还要掌握本班幼儿总体钻爬能力,设置适宜的障碍高度和难度。

幼儿在攀爬架上进行攀爬练习时,要注意给予及时的保护和帮助。对部分胆小的幼儿,教师要多鼓励与表扬,适当降低难度和缩短悬吊时间,并通过示范与提醒帮助他们克服恐惧心理。

体育活动根据幼儿年龄侧重点应有所不同。小班幼儿可以通过他们已熟悉的动物进行模仿类游戏,中班幼儿可以学习与掌握多种钻爬和攀登动作技能,大班幼儿在掌握的基础上,更熟练、协调、灵敏,并且可以自主游戏,合作与比赛。

6. 平衡

平衡是日常生活学习的一种重要能力,它不是单一的动作练习,而是当外界环境发生变化时,通过不断调整体位、身体姿势来适应新变化的能力。对于幼儿来讲,走、跑、跳、投、钻爬和攀登动作都需要平衡能力。当身体失去平衡时,人可以在小脑的调控下,通过肌肉收缩与调整,重新恢复与保持身体平衡。平衡能力可分为动力性平衡和静力性平衡。进行动力性平衡练习时,要求头部和躯干挺直,立腰,身体不晃动,上下肢协调,步幅均匀,动作自然。进行静力性平衡练习时,要求呈站立姿势,支撑腿伸直,身体挺直,两臂侧平举,身体不晃动。

（1）动作发展基本情况

小班幼儿:能较慢地在斜坡、平衡木上走,但在快跑、转弯、急停、斜坡跑、跳跃落地时由于失去平衡而摔倒。在走窄道或平衡木时,常低头、耸肩,身体晃动幅度较大,害怕紧张而不敢两脚交替向前,只能一脚跟着一脚缓慢前行。

中班幼儿:平衡能力发展很快,疾跑、转弯、高跳下时能够通过改变体位、方向或重心来保持平衡。能在宽 10～15 cm 高 30～45 cm 的平衡木上行走,低头耸肩现象减少。多数幼儿能骑平衡车和滑滑板。3—6 岁女孩单脚站立时间均长于男孩。

大班幼儿:平衡能力显著提高,走平衡木时,敢大胆地两脚交替前进,身体能保持挺直,上下肢较协调,部分幼儿可以边走边做手臂复杂的动作。可以骑小自行车、滑轮滑,随着平衡能力的提高,对平衡练习的兴趣不断提高。

（2）学习目标

小班幼儿:初步掌握走平衡木、单脚站立和原地旋转的基本方法。能在宽 15 cm、高 30 cm、长 200 cm 的平衡木或斜坡走一段距离。走窄道或斜坡时能身体不左右摇动,培养幼儿对平衡动作的兴趣,克服畏难情绪。

中班幼儿:能熟练地掌握走平衡木、单脚站立和原地旋转的要点。能平稳地走过平衡木或斜坡。可以原地转 1～3 圈不跌倒、闭目行走 5～10 步等。进一步激发对平衡动作练习的兴趣,培养勇敢顽强的品质。

大班幼儿:走平衡木、单脚站立和原地旋转的动作更加大胆和熟练。能在较窄的平衡木上平稳地走或边走边变换手臂动作、持轻物、转身等。能两臂侧平举闭目转 3～5 圈不跌倒,单脚站立时间 5～10 s。进一步培养幼儿对平衡练习的兴趣,培养幼儿勇敢、顽强、自信的品质及团队协作精神。

(3)平衡练习要求与方法(表 5.16)

表 5.16 平衡练习要求与方法

基本动作	年龄阶段	练习要求	练习方法	场地器材	参考游戏
平衡	小班	自然走,身体不左右晃动	走直线;走平行线;走窄道;走斜坡;走平衡木	操场、跑道、斜坡、胶带、平衡木、垫子等	比比谁走得稳;过独木桥;长龙走;金鸡独立
	中班	上体挺直,身体平稳,上下肢协调	单脚站立;走窄道;闭目行走;原地旋转;走平衡木;直体翻滚	操场、跑道、台阶、斜坡、胶带、平衡木、垫子等	勇闯梅花桩;不倒翁;走平衡木 2;转转转;小滚筒
	大班	上体挺直,步子均匀,上下肢协调,动作自然	单脚站立;走窄道;闭目行走;原地旋转;走平衡木;前滚翻	操场、跑道、台阶、软包、胶带、标记盘、皮尺、平衡木 3、垫子、秒表等	走钢丝;跳房子 1;走平衡木 3;盲人摸象;翻跟头

(4)注意事项

安全问题应重视。练习前确保场地器材的安全性,走平衡木时教师可站在幼儿旁边给予保护和帮助,尽量消除其恐惧心理。幼儿在旋转或滚翻练习时,必须放置松软的垫子。前滚翻时,教师可托住幼儿臀部施加一定向前的推动力量。

区别指导。对能力强、胆子大的幼儿要防止冒失,对于胆小的幼儿,要多鼓励与表扬,增强他们的自信心。

循序渐进增加难度。比如幼儿走平衡木时,不同年龄段使用的平衡木的宽度、高度应有所不同。旋转时,不能太快或转得太多。

巧妙设置情境。对于小班幼儿来说,在走平衡木时,较紧张,可以通过设置情境或扮演角色来帮助幼儿缓解紧张情绪,如过小河、小桥,扮演动物等。

五、幼儿基本动作的发展干预方案活动形式

游戏既是幼儿一日生活的主要内容,也是体育活动的基本形式。游戏对幼

儿认知、思维、情绪、社会性发展等方面具有一定促进作用。本节在分析游戏概念、阶段和内容的基础上，还分析如何选择游戏与运用游戏。

（一）游戏概念、阶段与内容

对于游戏的定义，不同的学者或是不同的国家由于文化的差异，对游戏的理解有所不同。柏拉图认为人是"神的玩偶"，并通过这个观念暗示了人类游戏的普遍性，游戏亦即通过献祭、唱歌、跳舞来获得上苍的恩宠。[1] 在希腊语中游戏含有"玩某种东西"之义，有轻松自在的痕迹、无价值的意思，但不含有应对、比赛和竞技的含义。[2] 游戏以自身为目的而又伴有一种紧张愉快的情感以及对它不同于日常生活的意识。游戏概念所涉及领域很广，既包括儿童的各种游戏，也包括成人的竞技、比赛、娱乐、表演、玩笑等各种活动，游戏的特定含义广泛用于某些"轻松的"行为和运动，它不同于日常活动。荷兰生物学家、心理学家拜敦代克从词源学分析游戏认为是"走来走去"的运动，自发性与自由自在，愉快和快乐。

综上所述，可以从以下几个角度去认识游戏：一是包含的范围很广，似乎能包含动物、儿童和成人的一切所谓的游戏，比如玩耍、舞蹈戏剧表演、力量与技能竞赛、玩笑幽默等都可以称为游戏。二是无论东西方都认为游戏与动作或运动有关。本书认为幼儿游戏是指在已有的认知发展基础上，通过身体和心智来反映并探索周围世界的一种趣味性活动形式。

儿童的游戏反映了儿童的认知水平，皮亚杰从儿童认知发展角度将儿童游戏发展分为三个阶段。[3] 第一阶段是练习性游戏阶段（0—2岁），也称感觉运动游戏和功能性游戏阶段。儿童主要靠动作和感觉来认识客观事物，动作不断重复，游戏的动力在于感觉器官和运动器官获得快感。第二阶段是象征性游戏和结构性游戏（2—7岁），象征性游戏是指幼儿借助替代物来再现不在眼前的事物或情景，如前面所提到的"骑大马"游戏。幼儿把一个客观现实的环境转换为一个象征符号时，象征性游戏就发生了。象征性游戏在儿童2岁以后大量出现，反映了儿童符号功能的产生与发展。结构游戏指儿童通过操作各种材料，进行物体构造的活动。结构游戏既包括了感知运动能力，又有象征性的表现。也就

［1］　柏拉图.柏拉图全集［M］.王晓朝,译.北京:人民出版社,2012,136,561.

［2］　洪琼.中西语言中的"游戏"概念比较［J］.宁夏社会科学,2009(2):152-156.

［3］　李燕.游戏与儿童发展［M］.杭州:浙江教育出版社,2017:18.

是说,结构游戏不仅需要一定的操作技能,还需要空间知觉,以及以想象力为基础的象征能力。第三阶段是规则游戏阶段(7—11/12岁),规则游戏是在遵守相互约定的规则下进行的,经常涉及竞争。规则游戏是在象征性游戏之后常出现的,儿童在象征性游戏中逐渐意识到规则,随着年龄的增长,规则越来越多,最终发展为有竞赛性的规则游戏。

（二）游戏的选择与运用

1. 充分发挥游戏的多种功能

皮亚杰认为游戏的功能,一是不断完善与发展心理机能,二是解决情感冲突,实现愿望。帕顿和贝特森认为游戏的功能是促进社会参与和交往。本书认为幼儿是一个完整的人,其发展也是一个完整的过程。也就是说,游戏的设计要充分考虑对幼儿的生理、情感、认知、交往、创造等多方面产生的作用。幼儿游戏的过程也是积极主动地学习与掌握基本动作的过程,幼儿多样化的游戏涉及多种动作技能。幼儿动作能力的形成与发展常与认知因素有密切关系,包含着感知觉、记忆、思维、想象等认知活动。根据信息加工理论,把动作学习看成信息处理的过程,幼儿首先通过感知觉感知外部事物,然后通过大脑神经系统的反应与思考,了解事物,最后作出判断采取相应的措施。动作技能的发展最早是建立在反射基础上,随着幼儿的发育与成长,动作的发展(粗大动作和精细动作)向不同的方向分化发展而形成不同种类和性质的复杂动作技能[1](图5.2),游戏有助于这种分化和整合。

2. 根据发展的不同阶段进行游戏内容选取

早期游戏理论的代表席勒、斯宾塞、格鲁斯等已经注意到了游戏因人的发展而呈现出不同的内容,并提出了关于游戏的不同分类:如练习性游戏、想象游戏和规则游戏等。皮亚杰从儿童认知发展角度考察游戏,根据认知发展阶段对应不同游戏形式。与早期游戏理论相比,皮亚杰认为结构性游戏既包括了感知运动的技能,又有象征性的表现,不仅需要一定的操作技能,还需要空间知觉,以及想象力,结构性游戏是伴随象征性游戏和规则游戏出现的。维果斯基认为在学前期应重视游戏,尤其是"代替物"为主要特征的角色游戏。[2] 本书也认为要

[1]　Bergen D. Play as a medium for learning and development[M]. Heinemann Educational Publishers,1988.

[2]　李燕. 游戏与儿童发展[M]. 杭州:浙江教育出版社,2017:18-20.

根据不同年龄阶段幼儿身心发展的特点进行有区别的游戏设计,并且不同类型的游戏可以帮助幼儿积累和丰富各种不同性质的运动经验。根据皮亚杰的游戏年龄阶段划分,2—7岁处在前运算阶段,以象征性游戏和结构性游戏为主,同时穿插其他游戏类型。比如小班还可以安排模仿性游戏或角色游戏,中班适当安排表演性游戏或建构性游戏,大班可安排创造性游戏、规则性游戏及竞赛性游戏。因此,幼儿各年龄阶段不同类型游戏的目标设置、内容难度、环境创设、组织方法及效果评价等都应该符合其年龄特点,游戏内容应有所不同。

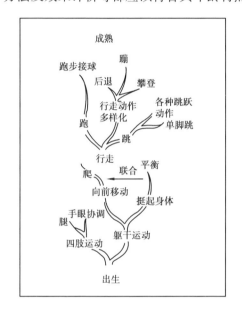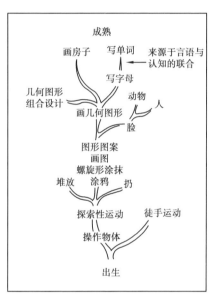

图 5.2　基本动作分化发展(游戏是学习与发展的中介 Bergen,1988)

3. 注重游戏环境创计

幼儿园环境是教育者根据教育目标,着眼于幼儿身心发展的需要而精心创设的适宜的教育条件。幼儿园体育环境包括物质环境和心理环境。物质环境能给幼儿以感官刺激,包括吸引幼儿积极主动参与体育活动的场地、器材、空间、设施设备、材料等;心理环境主要指在开展体育活动时,所创设的自由、平等、团结、安全、和谐的体育活动氛围。体育环境的创设与利用要始终从幼儿发展需求出发,考虑到幼儿身心发展特点,创设具有科学性、趣味性和创新性的环境。游戏唤醒理论把"唤醒"看作中枢神经系统的一种机能状态或机体的驱力状态,唤醒与外部环境刺激和内部平衡机制有关,外部环境刺激是唤醒的源泉。《幼儿园教育指导纲要(试行)》(以下简称《纲要》)也要求幼儿园要开展丰富多彩的户外游戏和体育活动,提高对环境的适应能力。环境已成为重要的教育资源,在幼儿体育活动中,对体育环境进行创设是提升幼儿动作能力重要途径之一。

游戏环境的创设可以有三个途径。一是根据自然环境进行创设。充分利用园所的户外自然场地,构成多样化的体育活动空间。比如教室、操场、石子路、塑胶跑道、水池、沙池、草地、大树、种植园等。二是挖掘现有环境和资源。例如在草地里挖出小河道、小水池来进行富有挑战性的滑索等项目,利用树和网形成的网状走廊发展平衡能力,在沙池中间架起攀爬架练习攀爬,利用葡萄架上悬挂的高低不同的铃铛练习纵跳触物等。三是开发新颖的体育活动内容素材。一种活动器材可以开发出多种游戏方式,不同的游戏方式可以提升幼儿不同的能力,也可以给幼儿带来新鲜感,做到一物多玩。

六、幼儿基本动作的发展干预方案教师指导

《纲要》指出要用幼儿感兴趣的方式发展基本动作,提高其动作的协调性、灵活性。基本动作发展是幼儿体育重要的学习内容之一,体育游戏是其主要的活动方式。在活动过程中,由于幼儿认知发展的局限性,决定了他们必须在教师的帮助与指导下才能顺利完成目标。鉴于此,本书设计了幼儿基本动作干预课教师指导过程(图5.3),并在体育游戏活动开展中进行实践。

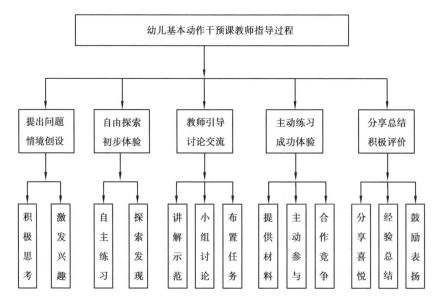

图5.3 幼儿基本动作干预课教师指导过程

本书设计的教师指导过程分为了五个环节,提出问题与情境创设→自由探索与初步体验→教师引导与讨论交流→主动练习与成功体验→分享总结与积极评价,每个环节又分为若干指导过程。下面以大班的"学刘翔哥哥跨栏"(附录六)为例进行说明。

首先,对大班幼儿进行能力分析。在前面几次课中虽然大班幼儿已基本掌握了跑的基本动作,并在"捕鱼""写字接力赛""喜羊羊与灰太狼""捉尾巴"等游戏中发展了躲闪跑、接力跑、追逐跑等能力。但是通过观察发现,大班幼儿在跑动速度较快的情况下常常来不及躲闪而发生碰撞或摔倒,给幼儿造成一定伤害,而大班幼儿又十分喜欢奔跑。鉴于此,本次课的设计意图主要是初步掌握障碍跑(跨栏)的基本动作,激发幼儿对障碍跑的兴趣,培养其勤于思考、团队协作的能力。其次,在体育活动过程中,以讲述刘翔的故事引入话题,树立榜样,调动幼儿的积极性。在做完准备活动后,进入自由探索与初步体验阶段。教师已为幼儿准备好积木、报纸、标记物、软方包、塑料棒等材料。教师引导幼儿"每人拿一件物品后散开,自己想一想怎么从障碍物上过去呢? 又能不碰上障碍物? 跳过去、爬过去、飞过去、走过去、跨过去、钻过去……下面请小朋友们按照你们喜欢的方式通过障碍物,注意不能碰到障碍物"。在幼儿自由探索后,教师请个别幼儿做示范,并表扬鼓励,让跨过障碍物的幼儿讲讲是怎么跨过去的。然后到教师引导与讨论交流环节。

教师引出游戏主题"障碍跑",讲解并示范障碍跑的技巧与要点,让幼儿讨论为什么这样跑又安全又快,再集体唱障碍跑儿歌:"刘翔哥哥跑得快,腾空跃起过障碍。单脚落地速度快,奋勇向前永不败。"接下来进入主动练习与成功体验环节。自制纸栏架:把全班学生平均分成4组,每个组4张废旧报纸,积木块若干,然后用胶带粘住折叠后的报纸和积木,栏架高度较低(20~30 cm),教师将纸栏架放在跑道上,并调整好栏架间距(4~5 m),总距离约20 m。然后分组练习,每人2~3次,其间教师再次总结跨栏跑要点,纠正个别幼儿不正确动作,并给予指导。之后,进行跨栏跑接力赛,挑战升级,进一步巩固和发展幼儿障碍跑动作技能。游戏规则:全班分成4组,每组约8人。听到哨声后每组第一名幼儿出发,跨越4个障碍到终点标志桶后再折返跨栏跑回来,然后与后面幼儿击掌,下一名幼儿接着跑,其他幼儿给跑的队员加油。看哪组跑得最快,跨得最好,在跑动过程中不碰到障碍,就可赢得贴纸。分组竞赛后,最后进入分享总结与积极评价阶段。幼儿一边与教师做放松动作,一边回答教师的提问。幼儿在教师引导下总结障碍跑的经验和要点,教师对冠军队表彰,对表现积极的幼儿进行口头表扬,对跑得差的幼儿进行鼓励。

"学刘翔哥哥跨栏"游戏,充分体现了以幼儿为主体,教师为主导,情境化、游戏化、生活化的设计理念。为了引起幼儿的注意,引导设问,并且巧设情境,通过故事让幼儿了解运动员刘翔,萌生成为世界冠军的愿望,给予他们足够的想象空间。为了使幼儿更好地发挥主导作用,让其自由探索多种障碍跑的方法,在此过程中他们不断尝试与体验各种方法,有益于其动手动脑能力的发展。通过教师的引导和相互交流知道怎么样才能更加快速、安全地通过障碍物,这也是本节课的重点。幼儿在老师的指导下充分利用废旧物主动自制体育器材,提高幼儿一物多用的意识。在分组竞赛过程中,让幼儿懂得遵守规则,培养其团队协作能力,增进集体荣誉感。最后环节,幼儿总结障碍跑的要点,使本节课的学习重点再次升华。让幼儿自己分享成功与失败,教师进行经验总结和表彰,树立幼儿自信心,再次激发兴趣。师生击掌再见,建立良好的师生关系,幼儿唱着自编儿歌回教室,巩固知识的同时,点燃运动的激情。

七、幼儿基本动作的发展干预方案负荷控制

(一)干预阶段运动负荷测评工具

由于幼儿体育活动具有复杂、多变的特点,并且受实验条件限制,本书在对幼儿运动强度测评中采用《幼儿体育活动强度评价量表》和《幼儿体育活动强度自评量表》两个量表,通过教师和幼儿两方面的评价来反映课程总体运动强度的大小。

《幼儿体育活动强度评价量表》[1](图5.4)是包含6个选项的以图画为主要表现形式的教师他评量表,具有普适性,可让教师能够随时了解幼儿的体育活动强度。该量表从评分者信度、校标效度、区分效度进行信效度检验。使用Kendall's系数分析量表的信度,结果可知,$P=0.118>0.05$,3名评分者的评分不具有区分度,即量表的一致性良好,信度达到心理学量表研制的标准。选用斯皮尔曼相关系数分析量表的校标效度,计算得到相关系数达到0.639接近0.7,表明该量表具有较高的效度。区分度方面,研究发现对140次/min以下、140~160次/min以及160次/min以上的心率都具有较好的辨别能力,能较好地区分

---

[1] 黄意蓉.幼儿体育活动强度评价量表的设计与应用[D].北京:北京体育大学,2016.

中等强度、较高强度和大强度。适用于幼儿园各类体育活动课运动强度的评价，而且此类课的活动量越大、安排越合理，该量表的评价效果越好。

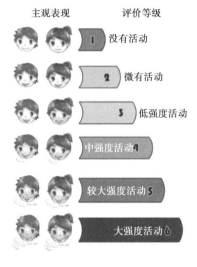

主观表现 评价等级

1	没有活动
2	微有活动
3	低强度活动
中强度活动4
较大强度活动5
大强度活动6

图5.4 幼儿体育活动强度评价量表

为了更加准确地反映活动强度，本书进一步选取北京体育大学运动促进幼儿体质健康研究团队设计的《幼儿体育活动强度自评量表》[1]，该量表是幼儿对自己体育活动课的运动强度进行评价。幼儿在自我评价时，可根据图画上的简明特征快速地对自身活动进行相应的评价。量表中各等级所代表的活动强度，等级1代表安静状态，等级2代表小强度活动，等级3代表中等强度活动，等级4代表较大强度活动，等级5代表大强度活动，等级6代表玩不动了。该量表各自评等级与心率的相关性较好，相关系数 $r>0.6$。重测信度很好，重测结果与实验结果的相关系数 $r>0.8$，校标效度与区分效度检验结果良好，可用于评价幼儿园体育活动的活动强度。

（二）干预阶段运动负荷设计

幼儿体育活动负荷强度是取得锻炼效果的重要影响因素之一，同时是影响本书干预方案的重要因素。本书根据人体机能的适应规律、幼儿身心发展的规律和特点、运动负荷的周期安排以及干预的现实条件，将整个干预期划分为基础期、提高期和强化期三个阶段，每个阶段根据各自的任务对总体负荷强度进行了

---

[1] 姚天聪.《幼儿体育活动强度自评量表》的设计与应用[D].北京：北京体育大学,2016.

设计与控制(表 5.17)。

表 5.17 不同干预时期负荷总体设计

班级	基础期	提高期	强化期
小班	较小	中等	中等、较大
中班	较小、中等	中等、较大	较大
大班	中等	较大	较大、大

在实际干预过程中,需要根据现实情况及时调节运动负荷。通过现场观察幼儿在体育活动中的情绪、疲劳程度、行为等表现,调整内容包括课程练习内容、练习组数和次数、练习方式、间歇时间等,以保证在安全范围内进行不同强度的锻炼。由于运动疲劳可以间接反映运动量的大小,从表 5.18 中也可以通过观察幼儿面色、汗量、呼吸、动作、注意力、情绪来了解疲劳程度,尤其是在重度疲劳时应调整运动强度。

表 5.18 不同体育活动量幼儿疲劳表现[1]

观察指标	疲劳程度及表现		
内容	轻度疲劳	中度疲劳	重度疲劳
面色	稍红	相当红	十分红或苍白
汗量	较少	较多(尤其是头部和肩背)	大量出汗(特别是躯干部位),颈部和衣服上有白色盐迹
呼吸	中速或较快	显著增加	呼吸急促、表浅、节奏紊乱
动作	动作准确,步态轻稳	动作摇摆不定	动作失调,步态不稳,用力颤抖,反应迟钝。
注意力	注意力集中	能集中注意力但不稳定	注意力分散,注意力转移
情绪	愉快	略有倦怠	精神疲乏

测评不是目的,科学干预才是促进幼儿全面发展的途径。根据幼儿动作发

---

[1] 李季湄.《3—6岁儿童学习与发展指南》实施问答[M].北京:北京师范大学出版社,2014:22.

展的实现水平、身心发展规律、动作发展规律制订适宜的干预方案成为首要问题。

当前国内外对幼儿动作发展的干预模式可以分成 4 类:学校干预、家庭干预、社区干预及综合干预。国内外多数是通过幼儿体育活动进行干预,总体思路是按照实验前测—干预实施—实验后测对比的模式。干预多在幼儿园中进行,这可能与幼儿的一日生活主要在幼儿园中有关,另一方面在幼儿园中可以较好地进行实验控制,较少受到外部干扰因素。而国外不少研究除了在幼儿园进行干预外还与社区体育干预项目结合。在实验干预方案设计上,多数研究干预对象年龄多为 3—6 岁,少数研究仅针对某一年龄阶段进行。社区动作发展的干预在国外已有相关研究。Catherine 等对 118 名来自幼儿发展中心(ECDC)的儿童进行了粗大动作的测试[1]。国外社区干预是一个亮点,这可能与部分国家高度发达的社区体育组织开展有关,而当前我国社区虽然也开展了多种形式的体育活动,但主要针对中老年群体,对儿童的社区干预项目还很少见。此外,医学干预主要针对特殊人群,特殊人群主要包括残障儿童、发育迟缓者、肥胖人群等。武雪莲对美国低收入家庭幼儿肥胖预防控制的运动与膳食干预进行研究,在教师和家长的协作下对幼儿运动和膳食进行控制,发现能够减缓幼儿体重增长过度,预防肥胖,增强体质[2]。Morano 等对来自意大利南部的 38 名超重和 42 名非超重学龄前儿童的粗大动作发展进行研究,结果表明儿童肥胖可能对大肌肉运动有不良影响,超重儿童在移动性和操作性动作上的表现比非超重的同龄人差[3]。Burns 等调查了低收入家庭的 1 460 名儿童粗大动作发展情况[4],研究表明,低龄组儿童粗大动作得分提高幅度比高龄组儿童大。刘伦宏对 1 175 名 6—17 岁智力障碍学生进行测验,研究发现,年龄和障碍程度对测试得分均有显

［1］ Catherine E D,Masturah A,Jared F, et al. Impact of a community-based programme for motor development on gross motor skills and cognitive function in preschool children from disadvantaged settings[J]. Early Child Development and Care,2012,182(1):137-152.

［2］ 武雪莲. 美国低收入家庭幼儿肥胖预防控制的运动与膳食干预模式构建[D]. 北京:北京体育大学,2016.

［3］ Morano M, Colella D , Caroli M. Gross motor skill performance in a sample of overweight and non-overweight preschool children[J]. International Journal of Pediatric Obesity,2011,(6):42-46.

［4］ Burns R D,Fu Y,Fang Y, et al. Effect of a 12-Week Physical Activity Program on Gross Motor Skills in Children[J]. Perceptual and motor skills,2017,124(6):1121-1133.

著影响。[1] 对于特殊人群动作发展的研究,虽然国内已有相关研究机构介入,但是在相关研究成果数量上较国外研究还有一定差距。总体来讲,在干预的模式下,目前国内对幼儿动作发展的干预主要集中在幼儿园,干预方式也较为固定,国外的干预除了在幼儿园,还拓展到社区和医疗机构。此外,积极发挥家庭在幼儿动作发展中的作用,也是一种较好的模式。因为幼儿的一日生活主要集中在学校和家庭,并且家庭干预还有利于亲子关系的培养。因此,是否能够通过家庭进行干预是未来的重要课题。此外,能否采用多种模式进行综合干预,家园共育或家—园—社共同干预,也是今后值得考虑的问题。

在干预实践过程中,如何科学合理安排内容也是影响幼儿基本动作发展的重要问题。目前国内多数研究项目选择体操类、球类、体育游戏类、动作发展类活动对幼儿基本动作进行干预。当前不少幼儿园体育活动存在小学化甚至成人化的倾向[2],让幼儿提前学习小学的学科知识,或是让幼儿过早地接受专门的技能技巧训练等[3]。体育活动也过早地与运动专项相结合,甚至采用专项训练的方式。一些社会幼儿体育培训机构还开设幼儿篮球、幼儿足球甚至橄榄球等项目。究其原因,一是部分幼儿园存在严重功利思想。为了早见效果,过度重视知识的学习,提前教授小学课程内容,强化知识技能训练,忽视幼儿直接经验的获得。二是一些教师在干预过程中并没有严格遵循幼儿身心发展的特点以及动作技能形成与发展规律开展体育活动。教育部针对这一问题积极采取措施,坚决治理幼儿园小学化倾向。从幼儿身心发展的特点和规律来讲,幼儿期应以发展幼儿基本动作为重要目标,而不是过早地与专项相结合,球类、体操类的练习只能作为一种辅助手段,并且器材还需经过改良,体操类练习内容应以基本动作为主。

根据已有文献发现幼儿动作发展干预周期存在较大差异,整个干预周期从8周到1年不等,多数研究以8~12周为主。在周干预次数上,国内多数研究是一周干预2~3次,但也有干预是一周5次。每次干预时间多数为25~40 min,国外干预时间多数为8~16周,并且多以总干预时间来计算,这样可以清楚了解

[1] 刘伦宏.6—17岁智力障碍学生协调性动作发育熟练度的研究[D].北京:北京体育大学,2016.

[2] 王岩.中原城市群城区幼儿园幼儿体育现状与发展对策研究[D].开封:河南大学,2011.

[3] 张晓辉.学前教育应严禁"超、灌、刻":《3—6岁儿童学习与发展指南》的理念启示[J].学前教育研究,2013(12):51-53.

到整个干预周期。Hamilton 等研究指出经过 800 min 的干预后,实验班和对照班儿童在静态和视觉运动测试方面有显著差异[1]。从干预时间、频率和单次干预时间来看,并没有一个确定数值。《3—6 岁儿童学习与发展指南》(健康领域)要求每天为幼儿安排不少于两小时的户外活动,其中体育活动不少于 1 小时,季节交替时要坚持。2018 年由北京体育大学等三家单位共同研制的国内首部《学龄前儿童(3—6 岁)运动指南(专家共识版)》[2],指出学龄前儿童的运动应符合其身心发育特点,应以愉快的游戏为主要形式,全天内各种类型的身体活动时间应累计达到 180 min 以上。其中,中等及以上强度的身体活动累计不少于 60 min。针对我国学龄前儿童户外活动不足的现状,建议"每天应进行至少 120 min 的户外活动。突出特点是要有运动强度,还特别强调运动的多样性以及强度的重要性。因此,本书在干预过程中以(专家共识版)为依据来开展活动,一周干预 3 次,每次 25~40 min,小班在 25~30 min,中班和大班在 30~35 min,大、中、小强度相结合,并以中高强度的课程安排为主。在每次课中负荷强度也有相应变化,采用《幼儿体育活动强度评价量表》和《幼儿体育活动强度自评量表》对运动强度进行测评,通过教师和幼儿两方面的评价来反映课程总体运动强度的大小。结果表明,经过 12 周的干预,幼儿基本动作发展水平总体呈上升趋势,说明本书针对不同年龄段幼儿施加的不同的干预内容、活动时间、强度是科学合理的,能够提高幼儿基本动作发展水平。

游戏是幼儿一日生活主要的活动方式,也是幼儿园的基本活动,符合幼儿心理发展特点[3]。郭元祥等认为游戏相对自由,是一种促进个体发展的过程。游戏以不同的结构化程度存在于"纯游戏"和"非游戏"之间,构成了游戏在课程中不同的结构化层次,教师要观察、干预和指导幼儿游戏的开发,促进幼儿游戏向有成效的高水平游戏发展[4]。

在格拉胡运动发展模式研究基础上,雷利进一步提出了游戏发展与运动发

[1] Hamilton M, Liu T. The Effects of an Intervention on the Gross And Fine Motor Skills of Hispanic Pre-K Children from Low SES Backgrounds[J]. Early Childhood Education Journal, 2018,46(2):223-230.

[2] 北京体育大学,首都儿科研究所,国家体育总局体育科学研究所. 学龄前儿童(3—6 岁)运动指南(专家共识版)[EB/OL]. (2018-6-13)[2018-9-16].

[3] 谭蕾. 幼儿园体育教学应加强幼儿身体素质的培养[J]. 学前教育研究,1999(3):12-13.

[4] 郭元祥,杨洋,张越. 论游戏课程化的游戏观:游戏的课程本质、边界与层次[J]. 教育理论与实践,2020,40(4):60-64.

展的对应关系(图5.5)。将游戏发展时期划分为探索期、掌握期和完成期。这三个时期与初步运动时期、基础运动时期和运动专门化时期在时间上基本一致。这两者之间是相互促进的双向关系,游戏的掌握能促进基本动作的发展,而基本动作的发展也会促进游戏的发展。幼儿要掌握基本动作,除了自身的成长外,还必须通过自由游戏、专门的体育活动及其他的体育活动进行练习。因此,教师应该为幼儿创造丰富的、适宜性的游戏环境,促使幼儿能在自主游戏中进行积极主动的身体运动。同时,对幼儿身体活动或基本动作发展进行有目的、有计划的设计与干预,通过多种游戏帮助幼儿掌握多种基本动作。

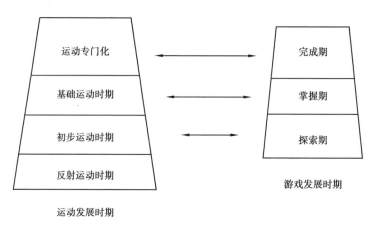

图5.5 运动发展时期与游戏发展时期的对应关系

第六章
幼儿基本动作的发展干预效果检验

本章为了检验干预效果,选取一所幼儿园的 6 个班共 178 名幼儿进行 12 周的干预,实验班采用本书设计的干预方案,对照班进行常规练习活动。12 周干预后同样对幼儿粗大动作发展、精细动作发展进行实验后测,对比两群组在不同干预后在动作发展和体质上的差异。数据分析中,组内差异主要采用配对样本 T 检验,组间差异采用单因素协方差分析进行比较。

一、幼儿基本动作的发展干预实验过程

(一)实验目的

在西安市第三保育院进行教学实验,实验班和对照班都进行 12 周的游戏活动,通过对实验前后幼儿粗大动作、精细动作的横向与纵向比较,检验本书设计干预方案的实效性。

(二)实验对象

纳入标准:幼儿身体健康状况良好,智力水平正常,无影响肢体活动外伤史,测试前和测试时无身体不适。实验前征求家长和教师同意,自愿参与本次实验。

排除标准:幼儿因转学、长时间生病、测试过程中情绪不稳定或不遵照规定程序完成测试均不纳入分析。受试总人数 189 名,其中 11 名幼儿由于多种原因未能全部完成实验过程,在进行数据分析时予以删除,有效样本 178 人。

样本量估算:采用 Gpower3.1.9.4 进行样本量估算。采用独立样本 T 检验、双侧检验,将效果量设为(ES = 0.6),检验效能:$1-\beta=0.95$,推断水平 $\alpha=0.05$,估计结果显示建议两组样本量分别 74 人,总样本量为 148 人。也就是说,在保证得到效应量 0.6 的情况下,设定 $\alpha=0.05$,并且检验效能在 0.95 的情况下,共需要总样本 148 人。而本书总样本量为 178 人,满足统计学样本量的要求。

表 6.1 是实验班与对照班在人数、年龄、身高、体重基本情况描述性统计,受试人数总计 189 人,有效样本 178 人,其中实验班 90 人,对照班 88 人。

表6.1 实验班与对照班基本情况描述性统计($n=178$)

班级 指标	性别	实验班小班		对照班小班		实验班中班		对照班中班		实验班大班		对照班大班	
		n	M±SD	n	M±SD	n	M±SD	n	M±SD	n	M±SD	n	M±SD
年龄 (岁)	男	10	4.08± 0.21	12	3.99± 0.30	17	5.07± 0.32	16	4.98± 0.32	19	6.01± 0.27	17	6.14± 0.34
	女	14	4.09± 0.28	12	4.04± 0.26	15	4.96± 0.58	17	5.00± 0.29	15	6.02± 0.38	14	6.13± 0.31
身高 (cm)	男	10	107.9± 4.20	12	107.83± 2.21	17	113.03± 5.09	16	114.13± 2.63	19	117± 5.6	17	117.29± 5.60
	女	14	105.43± 5.46	12	106.54± 3.56	15	110.79± 3.21	17	112.82± 3.07	15	115.08± 4.39	14	115.5± 4.59
体重 (kg)	男	10	19.3± 2.16	12	19.58± 1.78	17	20.09± 3.99	16	21.56± 3.39	19	22.718± 4.67	17	22.53± 4.17
	女	14	18.36± 2.37	12	19.08± 2.35	15	19.39± 2.11	17	20.76± 2.75	15	21.468± 3.89	14	22.71± 2.30

为了尽可能排除年龄、身高、体重对实验的影响,采用独立样本 T 检验分析选取实验对象是否有差异。表 6.2 是实验班与对照班在实验前基本情况检验,分析实验班和对照班在年龄、身高、体重三个方面差异是否具有显著性。通过表 6.2 可以看出,经方差齐性检验和 T 检验,实验班和对照班在年龄、身高、体重三个方面均是 $P>0.05$,接受原假设 H_0 ,可以认为实验前实验班和对照班在年龄、身高、体重的差异不具有统计学意义,表明实验班和对照班前测在年龄、身高、体

重在同一水平。

表 6.2 受试对象年龄、身高、体重差异检验($n = 178$)

指标	班级	样本量	均值	标准差	方差 Levene 检验		*T* 检验	
内容	实验分组	*n*	*M*	SD	*F*	*P*	*t*	*P*
年龄	实验班小班	24	4.08	0.25	0.272	0.604	0.875	0.386
/岁	对照班小班	24	4.02	0.28				
身高	实验班小班	24	106.46	5.03	7.074	0.011	−0.611	0.545
/cm	对照班小班	24	107.19	2.97				
体重	实验班小班	24	18.75	2.29	0.457	0.502	−0.929	0.358
/kg	对照班小班	24	19.33	2.06				
年龄	实验班中班	32	5.02	0.46	0.967	0.329	0.291	0.772
/岁	对照班中班	33	4.99	0.30				
身高	实验班中班	32	111.98	4.40	3.071	0.085	−1.600	0.115
/cm	对照班中班	33	113.45	2.89				
体重	实验班中班	32	19.76	3.22	0.009	0.926	−1.785	0.079
/kg	对照班中班	33	21.15	3.05				
年龄	实验班大班	34	6.01	0.31	0.258	0.614	−1.531	0.131
/岁	对照班大班	31	6.14	0.32				
身高	实验班大班	34	116.03	4.78	0.197	0.659	−0.658	0.513
/cm	对照班大班	31	116.76	4.07				
体重	实验班大班	34	22.37	3.96	0.000	0.994	−0.263	0.793
/kg	对照班大班	31	22.61	3.63				

（三）实验流程

本实验主要分为四个阶段进行，即准备阶段、实验前测阶段、实施干预阶段和实验后测阶段。

1.准备阶段

首先，实验前本人提前联系实验园所，了解实验园所的基本信息。向幼儿园长、保教主任、幼儿教师表明本书的实验目的和实验方法。其次，在征得其同意后，设计幼儿基本动作的发展干预方案，优选活动内容，制订活动计划。通过观看幼儿园体育活动实践课,了解幼儿动作发展情况、教师指导策略、课的组织等情况,为干预的实施打下基础。并在本人所在幼儿园进行为期1月的体育活动课实践。实验前在 2018 年 12 月—2019 年 2 月,先后 3 次对 22 名测试人员进行相关理论和实测培训。

2. 实验前测阶段

为了解实验班和对照班粗大动作、精细动作的发展情况,对 3 个年级实验班和对照班的每位幼儿都采用 TGMD-3,MABC-2 进行测试,同年龄阶段幼儿在同一天进行测试,时间在 2019 年 3 月。

3. 实施干预阶段

实验班和对照班活动都以提高动作发展水平为主要目标。整个干预周期为 3 个月,实验班和对照班一周都进行 3 次课的体育活动,每次课的活动也基本相同,小班在 25~30 min,中班和大班 30~35 min。对照班采用原有的活动内容计划进行练习。

4. 实验后测

在 12 周干预后,3 个年级实验班和对照班的幼儿还采用实验前测所用的 3 种测试工具进行测评。测试流程和测试人员与实验前测相同,时间在 2019 年 7 月。

(四)实验设计

采用实验班和对照班前后测的准实验设计。按照方便整群抽样,分为实验班大中小班和对照班大中小班,实验班进行本书设计的干预方案,对照班采用原有的园本教材。干预前后对所有幼儿进行测试,包括粗大动作和精细动作。活动理念都是让每个幼儿充分发展。

实验以提高基本动作能力为主要目标。人数安排上,3 个年级的实验班和对照班人数基本相同。活动时间都是 12 周,一周 3 次,不同年龄阶段有不同要求,每次上课开始时间和结束时间基本相同。内容上,实验班采用本书设计的动作发展干预方案,对照班按原有园本课程计划进行练习。都以游戏形式开展活动。(每次课的结构都包括准备部分、情境导入、基本部分、结束部分 4 个部分。教案也都包括活动名称、设计意图、活动目标、活动准备、重难点、活动过程、活动延伸、反思评价 8 个方面)(指导教师方面,实验班由本人和主班教师负责,对照班由主班和配班教师负责。指导方式方面,实验班和对照班都按照本书提出问题与情境创设→自由探索与初步体验→教师引导与讨论交流→主动练习与成功体验→分享总结与积极评价的内容结构,负荷监控都采用《幼儿体育活动强度评价量表》和《幼儿体育活动强度自评量表》)测评工具都采用 TGMD-3 和 MABC-2 标准,国民体质测试标准(幼儿部分)三种工具测试。实验班与对照班活动计划见表6.3。

表6.3　实验班与对照班具体活动方案

内容	实验班	对照班
活动目标	以促进基本动作的发展为主要目标	以促进基本动作的发展为主要目标
活动人数	小班 24 人,中班 32 人,大班 34 人	小班 24 人,中班 33 人,大班 31 人
活动时间	共 12 周,3 次/周,小班 25～30 min/课,中班 30～35 min/课,大班 30～35 min/课	共 12 周,3 次/周,小班 25～30 min/课,中班 30～35 min/课,大班 30～35 min/课
活动内容	分为基础期、提高期、强化期,包括走、跑、跳、投掷、钻爬与攀登、平衡 6 大类基本动作的体育游戏	园本教材中体育游戏
活动形式	体育游戏	体育游戏
课的结构	准备部分,情景导入,基本部分,结束部分	准备部分,情境导入,基本部分,结束部分
教案构成	活动名称、设计意图、活动目标、活动准备、重难点、活动过程、活动延伸、反思评价	活动名称、设计意图、活动目标、活动准备、重难点、活动过程、活动延伸、反思评价
指导教师	本文作者和主班教师	主班和配班教师
指导方式	提出问题与情境创设→自由探索与初步体验→教师引导与讨论交流→主动练习与成功体验→分享总结与积极评价	提出问题与情境创设→自由探索与初步体验→教师引导与讨论交流→主动练习与成功体验→分享总结与积极评价
负荷监控	《幼儿体育活动强度评价量表》和《幼儿体育活动强度自评量表》	《幼儿体育活动强度评价量表》和《幼儿体育活动强度自评量表》
测评工具	TGMD-3,MABC-2 国民体质测试标准(幼儿部分)	TGMD-3,MABC-2 国民体质测试标准(幼儿部分)

（五）实验班和对照班活动内容

表6.4—表6.6分别是3个阶段实验班和对照班游戏活动内容,两组每周都安排3次游戏活动,实验班按照本书设计的游戏开展体育活动,而对照班按照原有的园本教材计划开展体育活动。实验班游戏内容选择以动作发展为主要目的开展游戏活动,根据不同年龄阶段幼儿身体、心理发展进行选择,并加入了部分传统体育游戏项目。教案见附录六,以实验班和对照的3次课为例。

表6.4　基础期幼儿实验班和对照班活动内容

周次	课次	实验班			对照班		
		小班游戏	中班游戏	大班游戏	小班游戏	中班游戏	大班游戏
第1周	1	美丽的幼儿园	灵巧的小猴	滚铁环	小动物找家	避水雷	小兔玩圈
	2	红灯停绿灯行	快乐的小鱼	快乐的小蛇	一起逛逛动物园	找伙伴	打老鼠
	3	机灵的小猴	移动的蓝圈	勇敢的小猎人	数青蛙	对碰球	猴子学本领
第2周	1	运西瓜	山羊过小河	摘星星	小伞兵	小鸭捉鱼	采果子
	2	头顶沙包走	推小车	打靶子	金鸡独立	拉大锯	投掷彩球
	3	龟兔赛跑	小螃蟹	小猴摘桃	抓小鱼	铺路前行	勇敢向前跳
第3周	1	快乐的小跳蛙	小滚筒	喜羊羊与灰太狼	跳房子	滚轮胎搭房子	捉龙尾
	2	熊猫滚球	老狼老狼几点了	走钢丝	对碰球	太阳和水珠	荡桥
	3	娃娃找家	翻跟头	时空隧道	接圈	小鸡吃米	换换洞
第4周	1	小鸡快跑	钻山洞	齐心协力	捉田鼠	地道战	没有窝的小兔
	2	搭桥过河	转转转	流星球	走大鞋	盲人击鼓	官打贼
	3	夹球走	斗鸡	盲人摸象	两只小蜜蜂	多彩跳绳	瞎子摸拐子

表 6.5　提高期幼儿实验班和对照班活动内容

周次	课次	实验班			对照班		
		小班游戏	中班游戏	大班游戏	小班游戏	中班游戏	大班游戏
第5周	1	找动物	我是小跳棋	白雪公主和七个小矮人	小鸭上坡	跳圈圈	闭着眼睛找一找
	2	变泡泡	送快递	勤劳的小袋鼠	吹泡泡	拉棒	红格子和绿格子
	3	赶小球	爱心桥	网鱼	推球车	耳语传真	飞火箭
第6周	1	跟着小旗走	好玩的小飞机	小青蛙本领大	你走我走大家走	汽车总动员	小弹簧蹦蹦蹦
	2	快爬小乌龟	石头剪刀布1	跳房子1	螃蟹追逃	击掌扶棒	摘葡萄
	3	开火车	小企鹅运蛋	翻跟头	小鸡找朋友	搬运竞赛	我是木头人
第7周	1	奇妙的皮球	看谁投得准	捉尾巴	翻豆子	报纸飞飞	狐狸和兔子
	2	踩影子	不倒翁	花样平衡木	冰棍	熊和石头人	踩高跷
	3	比比谁走得稳	龟兔赛跑	奥特曼打怪兽	敲队鼓	捉老鼠	抢小花
第8周	1	连体人	小青蛙捉害虫	我是跳水运动员	蚂蚁搬豆	我坐飞船摘星星	勇敢的伞兵
	2	长龙走	神奇的报纸	大循环1	小船过桥	跳跳虎	综合接力赛
	3	运货物	足球射门	踢毽子	丢手绢	把球踢出圈外	跳圈运粮

表 6.6　强化期幼儿实验班和对照班活动内容

周次	课次	实验班			对照班		
		小班游戏	中班游戏	大班游戏	小班游戏	中班游戏	大班游戏
第9周	1	大鞋和小鞋	抓子接力赛	捕鱼	击掌竞走	小熊斗怪兽	我们的身体会移动

续表

周次	课次	实验班			对照班		
		小班游戏	中班游戏	大班游戏	小班游戏	中班游戏	大班游戏
第9周	2	小孩小孩真爱玩	我是侦察兵	勇敢的解放军	小树苗快快长	送信	看谁找得快
	3	奇妙的皮球	勇闯梅花桩	学刘翔哥哥跨栏	拍手背	走平衡木	小蚂蚁搬家
第10周	1	有趣的圆形	石头剪刀布2	两人三足	套小马	看谁弹得远	赛龙船
	2	好玩的毛毛虫	神奇的沙包	杂技演员	比比谁的本领大	击沙包	平衡凳
	3	小小手榴弹	小姚明	跳房子2	抛接彩色纱巾	转转拍拍	移动的墙
第11周	1	神奇的呼啦圈	找朋友	写字接力	跳圈找颜色	地雷爆炸	斜坡上开汽车
	2	小马过河	鲤鱼跳龙门	小小篮球运动员	取水	跑框	灌篮高手
	3	快快接住它	穿越火线	花样拍球	接球游戏	谁的马力足	拍球过桥
第12周	1	老鹰抓小鸡	对垒投包	学刘翔哥哥跨栏	接力赛跑	小布球投篮赛	宇航员练本领
	2	过独木桥	套圈	有趣的跳绳	过河	套圈追拍	大家一起跳
	3	穿越沼泽地	走平衡木1	大循环2	过雷区	骑小车	快乐运动喜羊羊

（六）实验数据统计方法

首先,在排除年龄、身高、体重对实验的影响后,为了解两群组在实验前后组内是否都有差异,通过配对样本 T 检验。为了解组间差异采用单因素协方差分析。辛飞等认为 u 检验、T 检验、卡方检验等是通过比较观察值和理论值或比较不同组的数值发现差异,从而推断干预是否有效,但缺陷在于它们无法探索自变量(是否干预)与因变量(技能提高)之间的因果关系。引入方差分析和回归分析,它们可以排除其他变量的干扰[1]。协方差分析是将那些很难控制的因素作为协变量,在排除协变量影响的条件下,分析控制变量对观察变量的影响,从而更加准确地对控制因素变量进行评价[2]。其基本思想是利用线性回归的方法,消除混杂因素的影响后的方差分析[3]。协方差分析采用线性回归方法,寻找因变量与协变量之间的数量关系,求出假定协变量相等时的修正均值,然后用方差分析比较修正后均值之间的差别[4]。也就是说,观察不同的教学干预对基本动作发展的影响,如果不考虑实验前的动作发展水平这一因素,可能得到的结论不准确。因此,有必要控制实验前动作的发展水平,然后再观察不同的干预内容对基本动作的影响。本书在协方差分析中,把实验后粗大动作、精细动作得分作为因变量,实验前测成绩作为协变量,不同的干预方案作为自变量进行分析。

(七)实验过程控制

实验控制中力求排除实验无关变量的干扰,拟从被试无关变量控制、实验者无关变量控制、实验过程及环境、关变量控制和负荷控制 4 个方面进行。

①被试无关变量控制:本书通过设置对照班来排除个体的自然生长发育对实验结果的影响。为了排除实验班和对照班的年龄、身高、体重因素的干扰,采用独立样本 T 检验。在受试人数选择上,尽可能保证两个组的男生和女生人数相同。

②实验者无关变量控制:本书中实验班大、中、小三个班体育活动课由本人和主班教师完成。笔者自 2017 年以来一直关注幼儿体育方面的相关研究,阅读了大量相关书籍、期刊等,对幼儿身心发展、体育活动教学、动作发展测评、存在问题、发展趋势等有一定了解。并且对幼儿粗大动作发展的测评、儿童动作能力测评都经过了培训,对测量内容和评价方法有一定了解。本人在整个论文研究过程中,女儿经历了 3—6 岁幼儿园学习阶段,在日常生活、学习、交流中本人密切关注其身心发展和基本动作发展情况。另外,本人多次通过视频和现场观看

[1] 辛飞,蔡玉军,鲍冉,等.国外幼儿基本动作技能干预研究系统评述[J].体育科学,2019,39(2):83-97.

[2] 雷福民.体育统计方法与实例[M].北京:高等教育出版社,2017:156-160.

[3] 李昕,张明明.SPSS 22.0 统计分析从入门到精通[M].北京:电子工业出版社,2015:156-169.

[4] 杜强,贾丽艳.SPSS 统计分析从入门到精通[M].北京:人民邮电出版社,2011:236-238.

幼儿体育活动优质课的实操,并在西安蓝田新城保育院进行了幼儿体育课的实践练习,受到了学生和教师的认可和好评。3个对照班分别由各自的主班和配班老师进行常规体育活动的执教。这些主班和配班教师都获得了幼儿教师资格证,具有3年以上教学经验,教师的教学水平和能力基本相当,并且责任心较强。因此,可以确保实验班和对照班整个教学过程的顺利实施。

③实验过程及环境无关变量控制:实验班按照干预方案开展体育活动,对照班进行常规的体育活动,对其他组织形式的活动课程如早操、运动会、远足等实验班和对照班都参与。实验班和对照班的上课次数和上课时间基本一致。在对运动量和强度的监控方面,采用《幼儿体育活动强度自评量表》和《幼儿体育活动强度评价量表》2个量表,通过幼儿和教师两方面的评价来总体上控制运动量度的大小,力求对照班和实验班运动量水平相当。教学环境方面,在同一所幼儿园进行,同时测试人员、测试内容、器材等,实验前后测能够保持一致。

④干预阶段实验班和对照班运动负荷控制:本书使用两种测评工具对实验班和对照班活动课的运动负荷进行测试。整个干预周期3个月,除去放假时间后实际上课92次,共收集测评量表548份,其中幼儿366份,教师182份。每次活动课由主班和配班两名教师的一名采用《幼儿体育活动强度评价量表》进行评价,测评前集中对教师进行测评相关讲解和说明。量表中3—6级依次对应较小负荷、中等负荷、较大负荷、大负荷。每次活动课后随机抽取2名幼儿采用《幼儿体育活动强度自评量表》进行自评,3—6级同样对应较小负荷、中等负荷、较大负荷、大负荷。由于幼儿认知的差异,尤其是部分小班幼儿,采用干预课前集中讲解与课后个别指导的方法,使幼儿能够真实选出实际运动负荷的选项。

图6.1是3个班级整个干预期实验班和对照班不同运动负荷所占百分比的统计,每个班四条柱状图依次代表较小负荷、中等负荷、较大负荷及大负荷。总体可以看出呈现"中间高,两头低"的态势,即中等负荷课的占比较大,较小负荷和大负荷的课次相对较少。实验班大班中等负荷和较大负荷占比为45.1%和32.9%,大负荷为17.4%,对照班大班,中等负荷和较大负荷占比为48.5%和27.3%,大负荷为14.7%。实验班中班中等负荷和较大负荷占比为62.3%和14.5%,大负荷为12.1%,对照班中班中等负荷和较大负荷占比为58.7%和17.6%,大负荷为14.6%。实验班小班中等负荷和较大负荷占比为68.4%和17.5%,对照班小班,中等负荷和较大负荷占比为64.5%和19.6%。

　　小班负荷以中等负荷和与较小负荷为主,中班中等负荷课次占比较大,较小负荷和大负荷占比较少,而大班以中等负荷和较大负荷为主。总体表明实际课的负荷能够按照计划中所制订的运动负荷进行干预。

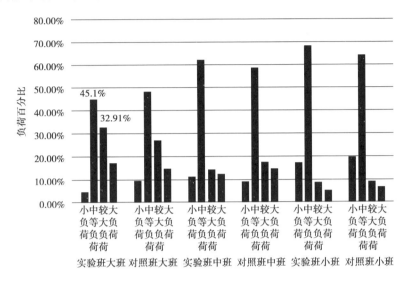

图6.1　不同班级运动负荷百分比

二、幼儿基本动作的发展干预效果对比

(一)幼儿粗大动作干预效果对比

　　为了解两群组在实验前后得分差异情况,采用配对样本 *T* 检验对两群组小班粗大动作进行检验。从表6.7 中可以看出,两群组实验班和对照班在粗大动作的维度指标上,实验班移动性动作得分、操作性动作得分、粗大动作总分3 项指标实验班分别增长2.41、4.96 和7.37,对照班分别增长2.71、1.96 和4.67,通过检验发现实验后两群组都比实验前有所增长。在分项指标上,实验班主要在马步跑、双手挥棒击打固定球、单手握拍击打反弹球、原地单手运球、双手接球5 项指标上实验前后有显著差异($P<0.01$)。对照班在马步跑、立定跳远、上手投球3 项指标上差异有统计学意义($P<0.05$)。总体表明,小班粗大动作发展两群组实验后各指标较实验前均有所增长,但不能表明设计的实验方案优于对照班,于是又进一步进行了协方差分析。

表6.7　小班粗大动作得分两群组组内差异对比(*n*=48)

指标	实验班(*n*=24)			对照班(*n*=24)		
内容	实验前	实验后	增值	实验前	实验后	增值
跑	5.17±1.09	5.63±1.06	0.46	4.92±1.18	5.42±0.88	0.50
马步跑	2.29±1.77	3.54±1.28	1.25**	2.96±1.00	3.67±1.40	0.71*
单脚跳	2.21±1.91	2.63±1.21	0.42	2.63±1.21	2.71±1.30	0.08
跑跳步	1.79±1.53	2.13±0.90	0.34	1.92±1.06	2.29±1.43	0.37
立定跳远	2.92±1.38	3.38±1.41	0.46	2.79±1.35	3.54±1.67	0.75*
侧滑步	3.63±1.56	3.75±1.11	0.12	3.38±1.79	3.67±1.66	0.29
双手挥棒击打固定球	3.54±1.59	4.88±1.03	1.34**	3.63±1.74	4.04±1.73	0.41
单手握拍击打反弹球	1.67±1.31	2.88±0.95	1.21**	1.96±1.00	2.25±1.11	0.29
原地单手运球	2.13±0.95	2.96±1.08	1.83**	1.79±1.14	2.25±1.15	0.46
双手接球	2.83±1.24	3.67±1.01	0.84**	2.75±1.26	3.00±1.56	0.25
脚踢固定球	3.63±2.02	3.71±1.04	0.08	3.63±1.44	3.83±1.46	0.20
上手投球	2.79±1.06	3.33±1.17	0.54	2.50±0.98	3.17±1.17	0.67**
下手抛球	3.25±1.87	3.38±1.28	0.13	3.46±1.84	3.92±1.32	0.46
移动性动作得分	18.63±5.14	21.04±3.26	2.41**	18.58±3.62	21.29±4.18	2.71**
操作性动作得分	19.83±5.54	24.79±4.00	4.96**	19.71±5.33	21.67±3.90	1.96*
粗大动作总分	38.46±9.08	45.83±6.44	7.37**	38.29±7.63	42.96±6.56	4.67**

注:*表示*P*<0.05,**表示*P*<0.01。

采用配对样本*T*检验对两群组中班粗大动作进行检验。表6.8是实验前后两群组中班粗大动作对比。从表中可以看出,在粗大动作的维度指标上,移动性动作得分、操作性动作得分、粗大动作总分3项指标对照班和实验班实验后都比实验前有所增长,并且非常显著。实验班分别增长5.69,7.00和12.68,对照班分别增长3.21,2.54和5.76。在分项指标上,实验班除下手抛球实验前后不显著外,其他指标均有差异。对照班部分指标显著。总体表明,中班粗大动作发展两群组实验后各指标较实验前均有所增长,其中实验班多数指标实验前后差异显著。

表6.8 中班粗大动作得分两群组组内差异对比(*n*=65)

指标	实验班(*n*=32)			对照班(*n*=33)		
内容	实验前	实验后	增值	实验前	实验后	增值
跑	5.19±1.69	6.31±1.28	1.12**	5.48±1.06	5.88±1.14	0.40*
马步跑	4.25±1.88	4.94±1.41	0.69**	4.04±1.29	4.18±1.31	0.15
单脚跳	3.88±2.27	4.84±1.80	0.96**	3.79±2.00	4.21±1.80	0.42
跑跳步	3.38±2.01	4.53±1.46	1.15**	3.03±2.05	3.91±1.83	0.88*
立定跳远	4.34±1.75	5.22±1.5	0.88**	4.45±1.84	5.09±1.53	0.64**
侧滑步	5.19±1.84	6.06±1.34	0.87**	5.42±2.14	6.15±1.37	0.73**
双手挥棒击打固定球	4.75±1.80	5.97±1.64	1.22**	4.52±1.89	4.88±1.63	0.36
单手握拍击打反弹球	2.38±1.64	3.56±1.79	1.18**	2.52±1.50	2.91±1.38	0.39
原地单手运球	3.75±2.13	4.88±1.43	1.13**	3.76±1.56	3.97±1.42	0.21
双手接球	3.09±1.55	3.97±1.18	0.88**	3.64±1.37	4.27±1.13	0.63*
脚踢固定球	4.69±1.65	5.59±1.24	0.90**	4.70±2.01	5.09±1.59	0.39
上手投球	3.41±1.64	4.56±1.32	1.15**	3.58±1.68	3.76±1.56	0.18
下手抛球	4.13±2.11	4.66±1.66	0.53	4.06±1.77	4.42±1.48	0.36
移动性动作得分	26.22±7.19	31.91±5.15	5.69**	26.21±5.01	29.42±3.9	3.21**
操作性动作得分	26.19±7.69	33.19±5.23	7.00**	26.76±6.23	29.3±4.25	2.54**
粗大动作总分	52.41±12.25	65.09±8.29	12.68**	52.97±9.61	58.73±6.64	5.76**

注: *表示 *P*<0.05, **表示 *P*<0.01。

采用配对样本 *T* 检验对两群组大班粗大动作进行检验。从表6.9 中可以看出,在粗大动作的维度指标上,移动性动作得分、操作性动作得分、粗大动作总分3 项指标实验班和对照班实验后都比实验前有所增长,并且差异有统计学意义,非常显著(*P*<0.01)。实验班分别增长 5.09、8.38 和13.47,操作性得分增值大于移动性动得分作得分。对照班分别增长 2.97、3.93 和6.90,移动性得分增幅大于操作性动得分作得分。在分项指标上,实验班在跑、立定跳远、侧滑步实验后都比实验前差异有统计学意义(*P*<0.05),其他指标都非常显著(*P*<0.01)。对照班在马步跑、单手握拍击打反弹球、双手接球、脚踢固定球、上手投球上,差异有统计学意义(*P*<0.05)。总体表明,大班粗大动作发展两群组实验后各指标较实验前均有所增长,分项指标上实验班多数指标都有显著性差异,而对照班只

有部分指标有差异。

表6.9　大班粗大动作得分两群组组内差异对比（*n*=65）

指标	实验班（*n*=34）			对照班（*n*=31）		
内容	实验前	实验后	增值	实验前	实验后	增值
跑	5.82±1.27	6.41±1.10	0.59*	6.06±1.41	6.26±0.86	0.20
马步跑	4.79±1.20	5.79±1.61	1.00**	4.26±1.50	5.10±1.74	0.84*
单脚跳	4.50±1.60	5.65±1.39	1.15**	4.26±1.15	4.74±1.29	0.48
跑跳步	3.79±1.32	4.65±1.12	0.86**	3.68±1.68	4.10±1.27	0.42
立定跳远	4.85±1.08	5.76±1.46	0.91*	4.55±1.55	5.13±1.50	0.58
侧滑步	5.88±1.45	6.47±1.35	0.59*	5.77±1.63	6.23±1.63	0.46
双手挥棒击打固定球	5.15±1.74	6.38±1.58	1.23**	5.16±1.71	5.74±1.69	0.58
单手握拍击打反弹球	2.76±1.74	3.94±1.43	1.18**	2.65±1.45	3.16±0.78	0.51*
原地单手运球	3.71±1.17	4.97±1.22	1.26**	3.90±1.33	4.23±1.45	0.33
双手接球	3.56±1.48	4.59±1.05	1.03**	4.19±1.19	4.87±1.18	0.68**
脚踢固定球	4.38±1.28	5.59±1.35	1.21**	4.35±1.43	5.19±1.45	0.84*
上手投球	4.12±1.53	5.56±1.52	1.44**	3.74±1.55	4.32±1.51	0.58**
下手抛球	4.24±1.56	5.26±1.54	1.02**	4.26±1.67	4.68±1.68	0.42
移动性动作得分	29.65±4.18	34.74±5.42	5.09**	28.58±5.72	31.55±4.76	2.97**
操作性动作得分	27.91±5.00	36.29±4.81	8.38**	28.26±5.24	32.19±4.66	3.93**
粗大动作总分	57.56±7.65	71.03±8.77	13.47**	56.84±9.43	63.74±6.28	6.90**

注：*表示*P*<0.05，**表示*P*<0.01。

　　以上配对样本*T*检验结果总体表明，两组在实验后都有所增长，说明实验班和对照班在12周练习后粗大动作都有所发展。因为实验前测的成绩会对后测成绩产生影响，为了排除前测成绩的干扰，又采用单因素协方差分析。在协方差分析中，协变量和因变量都是连续数值型变量，自变量有两个组（实验班和对照班）。然后对三个班粗大动作发展总分的方差齐性以及自变量（组别）与协变量的交互作用进行检验（表6.10）。通过表中可以看出，三个班方差齐性检验合格（*P*>0.05），满足协方差分析要求。三个班自变量（组别）与协变量交互作用不显著（*P*>0.05），说明组别和实验前测对实验后测的影响不显著，需要进一步分析主效应。

表 6.10　不同班级粗大动作总分方差齐性和交互作用检验

指标	方差齐性		组别与协变量交互作用		
内容	F	P	F	P	偏 η^2
小班大肌肉总分	0.331	0.568	0.998	0.323	0.022
中班大肌肉总分	0.063	0.803	0.240	0.626	0.004
大班大肌肉总分	3.055	0.085	0.089	0.766	0.001

　　表 6.11 是小班两群组在对实验前测粗大动作发展水平控制后,调整实验后测均值及主体间效应的检验结果。可以看出小班幼儿在粗大动作总分两组差异非常显著,都具有统计学意义($P<0.01$),操作性动作得分中两组差异都具有统计学意义($P<0.05$),移动性动作得分两组差异不显著($P>0.05$)。单项指标上,双手挥棒击打固定球、单手握拍击打反弹球、双手接球 3 项指标差异具有统计学意义($P<0.05$)。其他指标两组差异没有统计学意义($P>0.05$)。表明在对实验前测控制后,两群组在后测粗大动作总分上存在组别差异,实验班干预效果优于对照班,并主要体现在操作性动作上。

表 6.11　小班粗大动作得分组间差异检验($n=48$)

测评指标	调整后均值		主体间效应检验		
内容	实验班($n=24$)	对照班($n=24$)	F	P	偏 η^2
跑	5.586	5.455	0.242	0.625	0.005
马步跑	3.552	3.656	0.099	0.775	0.002
单脚跳	2.696	2.637	0.032	0.859	0.001
跑跳步	2.146	2.227	0.147	0.703	0.003
立定跳远	3.343	3.573	0.325	0.571	0.007
侧滑步	3.694	3.723	0.007	0.936	0.000
双手挥棒击打固定球	4.893	4.024	5.836	0.020 *	0.115
单手握拍击打反弹球	2.948	2.177	9.450	0.004 **	0.174
原地单手运球	2.894	2.314	3.545	0.066	0.073
双手接球	3.641	3.025	3.877	0.045 *	0.069
脚踢固定球	3.708	3.833	0.144	0.706	0.003
上手投球	3.270	3.230	0.017	0.898	0.000

续表

测评指标	调整后均值		主体间效应检验		
内容	实验班($n=24$)	对照班($n=24$)	F	P	偏η^2
下手抛球	3.419	3.873	2.245	0.141	0.048
移动性动作得分	21.031	21.303	0.101	0.752	0.002
操作性动作得分	24.758	21.700	15.477	0.000**	0.256
粗大动作总分	45.784	43.013	5.811	0.020*	0.114

注:*表示$P<0.05$,**表示$P<0.01$。

表 6.12 是中班两群组在对实验前测粗大动作发展水平控制后,调整实验后测均值及主体间效应的检验结果。可以看出中班幼儿在粗大动作总分、移动性动作得分和操作性动作得分中,两组差异非常显著,都具有统计学意义($P<0.01$)。单项指标上,双手挥棒击打固定球、原地单手运球、上手投球差异具有统计学意义,并且两组非常显著($P<0.01$)。跑、马步跑和单手握拍击打反弹球指标两组差异具有统计学意义($P<0.05$)。而单脚跳、跑跳步、立定跳远、侧滑步、双手接球、脚踢固定球、下手抛球指标两组差异没有统计学意义($P>0.05$)。表明在对实验前测控制后,中班两群组在后测粗大动作总分上存在组别差异,实验班在移动性得分和操作性动作得分上干预效果都优于对照班。

表 6.12　中班粗大动作得分组间差异检验($n=65$)

测评指标	调整后均值		主体间效应检验		
内容	实验班($n=32$)	对照班($n=33$)	F	P	偏η^2
跑	6.387	5.806	5.461	0.023*	0.081
马步跑	4.883	4.235	5.442	0.023*	0.081
单脚跳	4.818	4.237	3.184	0.079	0.049
跑跳步	4.458	3.981	1.798	0.185	0.028
立定跳远	5.246	5.065	0.342	0.561	0.005
侧滑步	6.120	6.096	0.010	0.919	0.000
双手挥棒击打固定球	5.909	4.937	8.292	0.005**	0.118
单手握拍击打反弹球	3.610	2.863	6.132	0.016*	0.090
原地单手运球	4.877	3.968	12.047	0.001**	0.163

续表

测评指标	调整后均值		主体间效应检验		
内容	实验班($n=32$)	对照班($n=33$)	F	P	偏η^2
双手接球	4.082	4.163	0.104	0.749	0.002
脚踢固定球	5.596	5.089	3.167	0.080	0.049
上手投球	4.611	3.710	10.678	0.002**	0.147
下手抛球	4.639	4.441	0.432	0.513	0.007
移动性动作得分	31.904	29.426	11.675	0.001**	0.158
操作性动作得分	33.339	29.156	30.094	0.000**	0.327
粗大动作总分	65.252	58.574	37.000	0.000**	0.374

注：*表示$P<0.05$，**表示$P<0.01$。

表 6.13 是大班两群组在对实验前测粗大动作发展水平控制后，调整实验后测均值及主体间效应的检验结果。可以看出，两群组在粗大动作总分和操作性动作得分中，实验后两组差异具有统计学意义，并且非常显著（$P<0.01$），移动性动作得分实验后两组差异具有统计学意义（$P<0.05$）。单项指标上，单手握拍击打反弹球和上手投球差异具有统计学意义，并且非常显著（$P<0.01$），单脚跳和原地单手运球指标两组差异具有统计学意义（$P<0.05$），而跑、马步跑、跑跳步、立定跳远、侧滑步、双手挥棒击打固定球跑跳步、双手接球、脚踢固定球、下手抛球指标两组差异没有统计学意义（$P>0.05$）。表明在对实验前测控制后，两群组大班在后测粗大动作总分上存在组别差异，实验班在移动性得分和操作性动作得分上干预效果都优于对照班，操作性动作干预效果更显著。

表 6.13　大班粗大动作得分组别差异检验（$n=65$）

测评指标	协方差调整后均值		主体间效应的检验		
内容	实验班($n=34$)	对照班($n=31$)	F	P	偏η^2
跑	6.441	6.226	0.846	0.361	0.013
马步跑	5.764	5.130	2.220	0.141	0.035
单脚跳	5.628	4.763	6.765	0.012*	0.098
跑跳步	4.632	4.113	3.362	0.072	0.051
立定跳远	5.710	5.189	2.204	0.143	0.034

续表

测评指标	协方差调整后均值		主体间效应的检验		
内容	实验班($n=34$)	对照班($n=31$)	F	P	偏η^2
侧滑步	6.461	6.236	0.376	0.542	0.006
双手挥棒击打固定球	6.384	5.740	2.732	0.103	0.042
单手握拍击打反弹球	3.926	3.178	7.534	0.008**	0.108
原地单手运球	4.988	4.206	5.606	0.021*	0.083
双手接球	4.606	4.852	0.747	0.391	0.012
脚踢固定球	5.586	5.196	1.273	0.264	0.020
上手投球	5.506	4.381	9.490	0.003**	0.133
下手抛球	5.263	4.679	2.131	0.149	0.033
移动性动作得分	34.569	31.731	5.401	0.023*	0.080
操作性动作得分	36.340	32.144	13.712	0.000**	0.181
粗大动作总分	70.957	63.821	14.523	0.000**	0.190

注：* 表示 $P<0.05$，** 表示 $P<0.01$。

（二）幼儿精细动作干预效果对比

为了解实验班和对照班在实验前后得分（组内）差异情况，采用配对样本 T 检验。表6.14是小班实验班和对照班在实验前后精细动作得分差异对比。从表6.14中可以看出，实验班只在描画轨迹一项指标上有统计学差异（$P<0.05$），其他各项指标均没有统计学差异。

表6.14　小班精细动作得分组内差异对比（$n=48$）

指标	实验班（$n=24$）			对照班（$n=24$）		
内容	实验前	实验后	增值	实验前	实验后	增值
投币惯用手	8.25±1.65	8.67±1.52	0.42	8.21±1.53	8.50±1.38	0.29
投币非惯用手	7.83±2.65	8.08±2.47	0.25	8.04±1.23	8.54±1.18	0.50
穿珠	7.38±3.17	7.67±2.65	0.29	7.75±1.62	8.08±1.67	0.33
描画轨迹	7.88±3.72	8.54±3.67	0.67*	8.00±1.87	8.33±1.76	0.33
精细动作得分	7.25±3.25	7.42±1.93	0.17	7.71±1.73	8.00±1.59	0.29

注：* 表示 $P<0.05$，** 表示 $P<0.01$。

表 6.15 是中班实验班和对照班在实验前后精细动作得分比较。从表中可以看出,实验班实验后精细动作各项指标得分比实验前都有所提高,并且差异都有统计学意义,并且 4 项指标差异非常显著($P<0.01$)。对照班精细动作总分上,投币非惯用手和描画轨迹与实验前相比有显著差异($P<0.01$),穿珠和投币惯用手没有显著差异。总体表明,中班精细动作实验班和对照班在实验后,指标较实验前均有所增长,但实验班增长幅度大。

表 6.15　中班精细动作得分组内差异对比($n=65$)

指标	实验班($n=32$)			对照班($n=33$)		
内容	实验前	实验后	增值	实验前	实验后	增值
投币惯用手	9.69±2.36	10.50±2.05	0.81 *	9.79±1.88	10.41±3.88	0.62
投币非惯用手	8.63±3.26	10.28±2.52	1.65 **	8.39±1.69	10.06±3.71	1.67 **
穿珠	7.78±4.18	9.91±3.51	2.13 **	7.88±3.86	8.52±3.33	0.64
描画轨迹	8.22±1.43	9.56±1.46	1.34 **	8.24±1.48	9.67±1.99	1.43 **
精细动作得分	8.84±1.76	10.56±1.58	1.72 **	9.00±2.51	10.18±4.03	1.18 **

注:* 表示 $P<0.05$,** 表示 $P<0.01$。

表 6.16 是大班实验班和对照班在实验前后精细动作各指标得分组内差异对比。从表中可以看出,实验班和对照班在实验后精细动作得分都有显著提高($P<0.01$),但实验班在投币惯用手上没有统计学差异($P>0.05$),对照班在投币惯用手和非惯用手上都没统计学差异($P>0.05$)。总体表明,大班精细动作发展,实验后多数指标较实验前均有所增长,且实验班增长幅度大。

表 6.16　大班精细动作得分组内差异对比($n=65$)

指标	实验班($n=34$)			对照班($n=31$)		
内容	实验前	实验后	增值	实验前	实验后	增值
投币惯用手	10.41±2.34	10.85±1.71	0.45	10.42±2.29	10.74±2.86	0.32
投币非惯用手	10.29±1.99	12.12±1.45	1.83 **	10.74±2.44	11.26±2.32	0.52
穿珠	10.09±2.42	11.68±1.34	1.59 **	9.10±2.49	10.30±2.76	1.20 **
精细动作得分	10.12±2.29	12.03±1.66	1.91 **	10.00±2.21	11.38±2.59	1.38 **

注:* 表示 $P<0.05$,** 表示 $P<0.01$。

由配对样本检验表明两个班实验后都比试验前有增长,为了进一步明确两群组之间的差异采用协方差分析。精细动作中协变量(实验前测得分)和因变量(实验后得分)都是连续数值型变量,自变量有两个组(实验班和对照班)。对三个班精细动作总分的方差齐性以及自变量(组别)与协变量的交互作用进行检验(表6.17)。通过表可以看出,方差齐性检验合格($P>0.05$),满足协方差分析要求。三个班自变量(组别)与协变量交互作用不显著($P>0.05$),说明组别和实验前测对实验后测的影响不显著,还需要进一步分析主效应。

表6.17　不同班级精细动作总分方差齐性和交互作用检验

班级	方差齐性		组别与协变量交互作用		
年龄分组	F	P	F	P	偏 η^2
小班精细动作总分	0.185	0.669	0.294	0.590	0.007
中班精细动作总分	0.313	0.586	1.989	0.164	0.032
大班精细动作总分	2.832	0.097	0.189	0.666	0.003

表6.18是小班精细动作组间差异协方差检验,表中给出了调整后均值和主体间效应的检验结果。从主体间效应检验可以看出,在精细动作得分两群组都没有统计学意义显著($P>0.05$)。4个单项指标也没有统计学意义显著($P>0.05$),说明小班精细动作干预后两群组没有差异。

表6.18　小班精细动作得分组间差异检验

测评指标	调整后均值		主体间效应检验		
内容	实验班($n=24$)	对照班($n=24$)	F	P	偏 η^2
投币惯用手	8.635	8.513	0.213	0.647	0.005
投币非惯用手	8.165	8.460	0.936	0.338	0.020
穿珠	7.783	7.967	0.162	0.690	0.004
精细动作得分	7.524	7.892	0.976	0.331	0.203

注: * 表示 $P<0.05$, ** 表示 $P<0.01$ 。

表6.19是中班精细动作组间差异检验,表中给出了调整后均值和主体间效应的检验结果。从主体间效应检验可以看出,两组在精细动作的得分差异具有统计学意义($P<0.05$),单项指标方面,投币动作不具有统计学意义($P>0.05$)。总体表明中班精细动作总分上两组干预后有差异,实验班优于对照班。

表 6.19　中班精细动作得分组间差异检验(*n*=65)

指标	调整后均值		主体间效应检验		
内容	实验班(*n*=32)	对照班(*n*=33)	*F*	*P*	偏 η^2
投币惯用手	10.516	10.494	0.666	0.417	0.011
投币非惯用手	10.217	10.123	0.017	0.896	0.000
穿珠	9.938	8.485	6.504	0.013 *	0.095
描画轨迹	9.569	9.661	5.191	0.026 *	0.077
精细动得分	10.603	9.943	4.118	0.047 *	0.062

注: * 表示 *P*<0.05, * * 表示 *P*<0.01。

　　表 6.20 是大班精细动作组间差异检验,表中给出了调整后均值和主体间效应的检验结果。从主体间效应检验可以看出,精细动作得分两组差异有统计学意义,非常显著(*P*<0.01)。单项指标中两组差异也有统计学意义。总体表明大班精细动作干预后两组有差异,实验班优于对照班。

表 6.20　大班精细动作得分组间差异检验(*n*=65)

指标	调整后均值		主体间效应检验		
内容	实验班(*n*=34)	对照班(*n*=31)	*F*	*P*	偏 η^2
投币惯用手	11.972	10.740	5.190	0.026 *	0.077
投币非惯用手	12.216	11.150	6.844	0.011 *	0.099
穿珠	11.566	10.024	8.579	0.005 * *	0.122
描画轨迹	11.122	9.608	7.494	0.008 * *	0.108
精细动作得分	12.001	10.708	7.934	0.006 * *	0.113

注: * 表示 *P*<0.05, * * 表示 *P*<0.01。

三、幼儿基本动作的发展干预效果原因分析

(一)促进粗大动作发展的原因分析

　　本书结果显示,实验班和对照班在 12 周实验后两组粗大动作得分都有不同程度增长,组内差异多数指标显著。幼儿粗大动作得分随着年龄的增长而增长。随着个体不断成熟与发展,幼儿在身体、心理、社会学等方面较婴儿都有了明显

的进步,虽然增长幅度相对婴儿较低,但总体依然较快。虽然总体上生长发育的速度较快,但是由于先天遗传和后天环境条件的差异,使个体的发育速度不同,存在高矮、胖瘦的不同。在测试调查中也发现,同龄阶段幼儿部分动作发展水平较高,而还有一些幼儿动作发展水平则较低。从动作完成情况来看,同龄阶段部分幼儿虽然现阶段动作完成水平较低,但并不能完全证明他们以后动作发展水平还会低,其中一个重要因素就是生长发育的阶段性和个体差异性。美国心理学家格赛尔的双生子爬楼梯实验很好地证明了成熟因素在动作发展中的作用,认为只要在生理上有了完成这种动作的准备,训练就能起到事半功倍的作用[1]。也就是说,只有当生长发育到达一定水平之后,训练才能起到较好的作用。因此,本书在干预方案制订和实施过程中,严格按照幼儿身心发展的基本规律,有针对性地施加干预,确保干预效果的科学性、准确性和有效性。

本书结果还显示,组间差异小班操作性动作实验班显著优于对照班,中班和大班在移动性动作和操作性动作上都有显著提高。在实验干预过程中影响实验效果的因素很多,本书在尽可能控制其他因素对实验结果影响的基础上,以不同的干预方案为因变量进行干预,并严格按照准实验设计程序进行干预。在粗大动作上,实验班的操作性动作干预效果优于移动性动作。由于在实验前测的调查研究中,已发现总体上移动性动作要好于操作性动作,并且跑、侧滑步和跑跳步是掌握容易的动作技能,双手挥棒击打固定球、单手握拍击打反弹球和上手投球则较难掌握。因此,在实验干预中全面提高基本动作发展的同时,有意识地增加操作类动作的练习。这是导致操作性动作干预效果优于移动性动作的主要原因,从一个侧面也反映了对弱项技能干预有效。另外,在实验干预过程中,充分利用球类、皮筋、大积木、跳绳、沙包、呼啦圈等多种操作性器材提高粗大动作尤其是操作性动作水平,并借助此类器材发展精细动作。通过不同形式的组合练习、情境练习、角色练习等,丰富幼儿个人体验,并采用幼儿喜爱的游戏方式进行锻炼,充分调动了幼儿学习的积极性,这可能是操作性练习得到有效发展的另一个原因。

国内干预研究无论是通过动作发展类的干预,还是韵律性活动干预、游戏类活动干预、球类等活动干预,多数研究表明实验后粗大动作都能得到有效发展。

---

[1] Greg Payne,耿培新,梁国立.人类动作发展概论[M].北京:人民教育出版社,2008:86-88.

究其原因,幼儿阶段可能是基本动作发展的关键期或窗口期。无论Seefeldt的动作熟练度发展模型[1],还是Clark等动作发展山峰模型[2],基本都认为基本动作发展时期在1—7岁,这一时期是儿童基本动作发展的关键期,个体动作技能发展还取决于个体经验。于素梅对国家队个别项目教练、运动员进行了访谈,他们一致认为动作技能学习应该存在"窗口期",并将其定义为专项运动的动作技能学习的最适宜年龄段,认为窗口期的存在形式是年龄段,本质特征包含稳定性、递进性和叠加性[3]。另外,意大利著名幼儿教育家蒙台梭利的教育思想中也强调了敏感期的重要性。她认为儿童心理的发展表现出许多特点,具有敏感期就是其特点之一。动作的敏感期约是从出生到6岁,还为儿童设计了各种各样的动作练习教具,使儿童的粗大和细小的肌肉得到锻炼,动作更加协调[4]。关键期、窗口期、敏感期三者之间的联系和区别,它们的内涵是什么,将来还需要进一步深入探讨。

(二)促进精细动作发展的原因分析

小肌肉群动作技能指需要小肌肉系统参与工作才能实现操作目标的动作技能,包括手眼协调动作和高度精确性的手指、手腕动作,包括画画、书写、缝纫和使用叉子、勺子和筷子这些进食工具[5]。根据目前调研的文献发现相对于粗大动作发展的研究而言,精细动作研究成果相对较少,但是精细动作发展也是整个动作发展中不可或缺的部分,尤其在画画、写字、使用筷子等方面。李蓓蕾、林磊、董奇对精细动作发展和学业成绩的关系进行了研究,结果发现不同精细动作能力的发展速度从高到低依次为线条填画能力、图形临摹能力和筷子使用技能,

[1] Seefeldt V. Psychology of Motor Behavior and Sport[M]. Champaign,IL:Human Kinetics, 1980:314-323.

[2] Clark J E ,Humphrey J H. Motor development:Research and reviews[A]. NASPE Publications: Reston, VA. 2002, 2:163-190.

[3] 于素梅.动作技能学习"窗口期"及理论建构:基于一体化体育课程建设的核心理论[J].体育学刊,2019,26(3):8-13.

[4] 申继亮,方晓义.关于儿童心理发展中敏感期的问题[J].北京师范大学学报(社会科学版),1992(1):62-67.

[5] Magill R A.运动技能学习与控制[M].张忠秋,等译.7版.北京:中国轻工业出版社,2006:6-8.

不同学业成绩儿童在各类精细动作能力上都存在显著差异[1]。Cameron 等研究表明,执行功能与精细动作表现出明显的相关性,精细动作水平可以预测幼儿园入学时的成绩[2]。也就是说,精细动作在生活和学习中都发挥着重要的作用,它是衡量和评价幼儿神经系统发育的重要指标。精细动作的有效发展有利于幼儿脑结构和功能成熟,进而促进幼儿认知系统的发展。因此对幼儿精细动作进行干预可以有效促进幼儿基本动作的发展。

本书结果显示,在干预后幼儿在精细动作发展上,小班两群组组间差异除描画轨迹指标有统计学差异外,其他指标都没有统计学差异,中班和大班多数指标存在统计学差异。组间差异检验后,小班组间差异没有统计学意义,而中班和大班多数指标存在组间差异性,4 岁以后幼儿精细动作得到较快发展。说明实验干预对小班没有明显作用,而对中班和大班作用显著。侯如兰等采用几何图形题、夹花生米、打活结等对3—6 岁幼儿手部精细动作发展进行研究,发现手部精细动作发展水平随年龄增加而提高,3—4.5 岁幼儿发展速度最快,此后速度虽有降低但仍然很快[3]。而本书中结果显示,精细动作(投币、穿珠、描画)在4—6 岁幼儿发展较快,6 岁后发展速度减慢,这与侯如兰研究有所差异。

究其原因,一是由于2 岁幼儿的手指末梢神经还没有髓鞘化,到4 岁时经髓鞘化才基本完成,5 岁时就可以系扣子、拉拉链和使用筷子等。3—4 岁幼儿手指末梢神经还没有完全髓鞘化可能是导致小班实验干预效果不显著的主要原因。二是精细动作发展还与认知发展水平有关。Jascenoka 等研究表明,3—6 岁幼儿在语言理解、视觉空间、处理速度、全量表智商等方面存在显著差异,并建议运动技能训练应包括精细运动协调、目标控制和双侧身体协调等方面,因为这些运动技能与视觉空间、处理速度密切相关[4]。李斐等对早期精细动作技能发育促进脑认知发展进行了综述,研究表明早期精细运动技能的顺利发展可能利于早期

[1] 李蓓蕾,林磊,董奇,等.儿童精细动作能力的发展及与其学业成绩的关系[J].心理学报,2002,34(5):494-499.

[2] Cameron C E,Brock L L,Murrah W M,et al. Fine Motor Skills and Executive Function Both Contribute to Kindergarten Achievement[J]. Child Development,2012,83(4):1229-1234.

[3] 侯如兰,夏莉莉,王维清,等.西安市幼儿手精细动作发育状况[J].中国学校卫生,2004,25(6):682-683.

[4] Jascenoka J, Walter F, Petermann F, et al. The Relationship Between Motor and Cognitive Development in Preschool Age[J]. Kindheit Und Entwicklung,2018,27(3):142-152.

脑结构和功能成熟,进而促进认知系统发展[1]。说明精细动作发展对认知水平的差异也会产生一定影响。三是可能与测试指标不同有一定关系,侯如兰研究中采用几何图形题、夹花生米、打活结作为评价精细动作发展的指标,而本书中是以投硬币、穿珠、描画轨迹作为指标。

[1]　李斐,颜崇淮,沈晓明.早期精细动作技能发育促进脑认知发展的研究进展[J].中华医学杂志,2005,85(30):2157-2159.

第七章
影响幼儿基本动作发展的内在机制

　　幼儿基本动作的发展是一个全面过程,幼儿基本动作的发展受到诸多方面的影响。因此,应该从多维视角全面审视影响幼儿基本动作的发展的深层次原因。笔者通过调查研究,本书从学科角度总结出影响幼儿基本动作发展的4个因素。

一、生物学因素

　　生理学因素对幼儿动作发展的影响可归纳为遗传和成熟。幼儿动作发展是建立在遗传因素基础上的,包括性别、年龄、神经系统的发育、运动系统中的骨骼肌肉、身体形态机能水平等。在婴儿时期或大约1岁时就能掌握走的动作,在2岁时已经能跑,3岁时可以跳跃。精细动作上新生儿有抓握反射动作、7~8个月时开始有伏地爬的动作,9个月时已有脚掌抓握反射动作,9~15个月开始行走[1]。成长也是影响动作发展的重要因素,儿童随着年龄增长表现出身体动作的进步和逐步成熟。格赛尔用双生子爬楼梯实验很好地证明了发育在动作发展中的作用。该研究指出,儿童在生理上如果还没有发育到一定水平就进行干预,效果并不理想,而一旦在生理上有了完成这种动作的准备,训练就能收到事半功倍的效果[2]。格赛尔的成熟势力学说揭示了成熟机制在儿童身心发展程序和

---

［1］　Greg Payne,耿培新,梁国立.人类动作发展概论[M].北京:人民教育出版社,2008:173-175.

［2］　董奇,淘沙.动作与心理发展[M].北京:北京师范大学出版社,2004:79-80.

自我调节中的作用。幼儿的任何行为都需要自身的生物学基础,尤其是中枢神经系统的成熟。也就是说,只有当生长发育水平达到了一定程度训练才会起作用。对于幼儿来讲,何时才是动作发展练习的最佳时期? 动作熟练度发展模型和动作发展山峰模型都认为基本动作发展关键期在 2—7 岁,如果在关键期进行有效的动作学习就可以获得非常好的效果,一旦窗口期关闭,动作发展想要达到一定高度将会很困难。因此,遗传和发育是动作发展的生物学基础,在获得遗传和发育成熟后进行适宜性的练习就有可能提高动作发展水平。

二、教育学因素

教育学因素主要是指通过后天的学习、练习等方式来促进基本动作发展。Harrow 等认为背景经验或早期学习,会对以后的学习产生影响。如果儿童具备一定动作发展经验,想要在后天的学习中发挥作用,有效地进行练习就成了儿童教育中最重要的内容[1]。刘大维认为儿童的遗传素质和成熟水平是动作协调能力发展的基础,后天培养方式对儿童动作协调能力的发展也会产生重要的影响。为促进儿童动作协调能力的健康顺利发展,教师要根据运动规律和儿童的身心发展特点,采取多种运动形式对儿童动作协调能力进行训练[2]。朱敏敏选取 205 名 42 天到 1 岁的婴幼儿进行为期一年的精细动作早教训练,由家长每天对孩子进行两次被动操和手指操。结果发现,经历过早教训练的幼儿比没有接受早教训练的幼儿在传递积木、拿起面前玩具、拇食指弹小丸、撕纸、摇拨浪鼓等方面都表现得更好[3]。Gagen 等认为适宜的体育活动对幼儿动作发展非常重要。当教师指导幼儿进行动作练习时,必须理解动作发展基本知识,确定练习是基于动作发展目标,场地器材与运动环境是适宜幼儿练习的[4]。Goodway 等研究探讨一项为期 9 周的教学计划对有发展迟滞风险的学龄前儿童

[1]　哈罗・A J,辛普森・E J.教育目标分类学:第三分册　动作技能领域[M].施良方,唐晓杰,译.上海:华东师范大学出版社,1989:8.

[2]　刘大维.儿童动作协调能力的内涵、影响因素及其培养策略[J].学前教育研究,2011,(6):45-47.

[3]　朱敏敏.早期教育对婴儿精细动作发展的效果分析[J].中国优生与遗传杂志,2008,16,(6):130.

[4]　Gagen L M, Getchell N. Using constraints to design developmentally appropriate movement activities for early childhood education[J]. Early Childhood Education Journal, 2006, 34(3): 227-232.

的动作能力及目标控制能力发展的影响。结果表明干预组在移动性动作和操控性动作测试前后的表现均明显优于对照班,并且该组的后测成绩明显高于对照班[1]。Kelly 等探讨 12 周的体育教学计划对 47 名学龄前儿童 6 项基本动作发展的影响。实验班接受了一个体育教学项目,对照班仅接受常规性活动。结果表明,实验班的儿童在体育课所涉及的全部六项基本运动技能上都取得了显著进步[2]。以上研究表明,在教育学因素中,无论是在家庭、学校或社会教育中,幼儿基本动作的发展只有通过适宜的练习或学习,才会得到较好发展。

三、心理学因素

心理学因素对动作发展的影响主要指认知、感知觉、动机、记忆等。在认知方面,根据泰伦的动力系统理论,个体新的动作技能的获得除了依赖于中枢神经系统的发展、已有的动作技能、环境支持外,还需要儿童头脑中的目标,即认知因素的支持[3]。Jascenoka 等研究动作发展与认知的关系。选择 LoMo 3—6 和韦氏学前智力量表(WPPSI-IV)分析三组不同动作发展水平儿童的认知表现差异。发现 3—6 岁幼儿在语言理解、视觉空间、处理速度、智商等方面存在显著差异。建议动作发展的训练应包括精细运动协调、目标控制和双侧身体协调等内容[4]。在感知动作能力研究中,Goodway 等调查了非裔美国学龄前儿童的感知身体能力和动作能力之间的关系。研究表明动作能力($p = 0.99$)和性别($p = 0.81$)对感知身体能力无显著预测作用,而操作性动作技能($p = 0.01$)对感知身体能力有显著预测作用。研究还表明有些幼儿对身体能力的感知并不准

[1] GOODWAY J D, CROWE H, WARD P. Effects of motor skill instruction on fundamental motor skill development[J]. Human Kinetics, 2003, 20(3):298-314.

[2] Kelly L E, Dagger J, Walkley J. The effects of an assessment-based physical education program on motor skill development in preschool children[J]. Education and Treatment of Children, 1989, 12(2):152-164.

[3] Damon W, Lerner R M. 儿童心理学手册[M]. 林崇德, 李其维, 董奇, 译. 6 版. 上海:华东师范大学出版社, 2015.

[4] Jascenoka J, Walter F, Petermann F, et al. The Relationship Between Motor and Cognitive Development in Preschool Age[J]. Kindheit Und Entwicklung, 2018, 27(3):142-152.

确[1]。True 等讨论了动作发展与感知能力的关系。女孩在过程性动作评价中,动作发展与感知能力关系较强。而男孩在结果性评价中,动作发展与感知能力关系较强。还发现年龄较大幼儿的感知身体能力更强,并有一定预测作用[2]。

综上所述,认知和感知能力也是影响幼儿动作能力的重要因素,认知水平高的幼儿可以利用已有的经验进行高效学习,从记忆存储系统中选择合适的技巧、提取相关信息来适应当前的情境。随着认知的逐步完善,幼儿可以选择适当的策略,寻找有效的动作模式,还能在动作执行期间和完成以后对自己的动作进行评估。

四、环境因素

幼儿阶段生活的环境主要包括家庭环境、学校环境和社会环境,因此这 3 方面也是影响其动作发展的主要因素。Flores 等综述表明,家庭环境对动作发展的影响主要集中在幼儿早期阶段,而对学校环境或体育环境的影响研究较少。研究建议从动作发展的生态学角度,通过改善环境来更好地增强运动技能的获取[3]。Barnett 等分析表明,儿童和青少年的动作能力与生物学、人口学因素之间存在相关性,还发现动作能力与体育活动之间也存在关联。如果剥夺了幼儿动作发展的环境和练习的机会,个体的动作发展则大大受限[4]。董奇等对出生季节与幼儿爬行动作的关系进行研究,发现不同季节出生幼儿,其爬行动作的起始年龄存在显著差异。此外,通过与母亲的访谈,发现爬行动作发展中的季节效应可能与家庭生态环境有关[5]。本书对同一年龄阶段的幼儿进行动作发展的

［1］　Goodway J D, Rudisill M E. Perceived physical competence and actual motor skillcompetence of African American preschool children［J］. Adapted Physical Activity Quarterly,1997,14(4): 314-326.

［2］　True L , Brian A, Goodway J, et al. Relationships Between Productand Process–Oriented Measures of Motor Competence and Perceived Competence［J］. Journal of Motor Learning and Development, 2017 (5):319-335.

［3］　Flores F S, Rodrigues L P, Copetli F, et al. Affordances for Motor Skill Development in Home, School, and Sport Environments: A Narrative Review. Perceptual and Motor Skills ［J］. 2019, 126(3): 366-388.

［4］　Barnett L, Lai S K, Veldman S L C,et al. Correlates of gross motor competence in children and adolescents: A systematic review and meta–analysis. Sports Medicine［J］. 2016,46 (11):1663-1688.

［5］　董奇,淘沙. 动作与心理发展［M］. 北京:北京师范大学出版社,2004:82-83.

干预,教学内容作为自变量,而产生了不同的结果,说明了学校教学环境的不同,也让动作发展产生不同的结果。因此,无论什么环境都会对动作发展产生一定影响,环境为动作发展提供了锻炼的机会。两者之间是相互促进、相互影响的关系,良好的运动环境会调动幼儿参与体育活动的积极性,有利于其动作发展。随着幼儿动作发展水平的不断提高,就需要更加好的环境支持。

附　录

附录一　幼儿基本动作的发展观察核对表

观察对象：		观察地点：		
观察时间：		观察者：		
年龄	动作形式	幼儿基本动作	能	不能
3—4岁	粗大动作	1.沿地面直线或在较窄的低矮物体上走一段距离		
		2.单脚连续向前跳2 m左右		
		3.用手滚动皮球,双手向上抛球		
		4.在65~70 cm高的障碍物下钻爬		
		5.单手将沙包向前投掷2 m左右		
	精细动作	6.用笔去描横线、竖线以及圆圈		
		7.半精准地沿着粗线剪纸		
		8.熟练地用勺子吃饭		
4—5岁	粗大动作	1.听信号按节奏上下肢协调地走和跑		
		2.单脚连续向前跳5 m左右		
		3.连续自抛自接球		
		4.在宽20 cm、高30 cm的平衡木(或斜坡)上走		
		5.熟练、协调地在60 cm高的障碍物下较灵活地侧钻		
		6.单手将沙包向前投掷4 m左右		

续表

年龄	动作形式	幼儿基本动作	能	不能
4—5 岁	精细动作	7. 用剪刀剪出一个大圆		
		8. 完成 4~5 块的拼图		
		9. 用筷子吃饭		
5—6 岁 及以上	粗大动作	1. 绕过障碍、听信号走和跑		
		2. 单脚连续向前跳 8 m 左右		
		3. 单手将沙包向前投掷 5 m 左右		
		4. 在走平衡木时做手臂动作或持物走		
		5. 熟练、协调地侧身钻过 50 cm 高的障碍物		
		6. 连续拍球		
		7. 玩攀爬架、荡秋千、拍皮球等游戏		
	精细动作	8. 玩 16~20 块的拼图		
		9. 画出至少有 6 个身体部分的人物形象		
		10. 熟练使用筷子		

附录二 幼儿粗大动作发展测试(TGMD-3) 数据采集表

姓　　名:　　　　性别:　　　　学　号:　　　　测试人:

测试时间:　年　月　日　　　优势手:右　左　没有建立

出生年月:　年　月　日　　　优势脚:右　左　没有建立

年　　龄:　周岁　　　　　　体　重:偏瘦　正常　超重

(一)移动性动作技能测试

动作技能	场地器材	测试方法	评分标准	测试1	测试2	得分
跑	长约18.3 m跑道,两个标志物和胶带纸	1. 两个标志物相距15 m 2. 到达终点后要有至少3 m的缓冲距离 3. 听到口令后指导受试者快速从一个标志物跑过另一个标志物 4. 重复跑一次	1. 两臂弯曲,手臂摆动方向与两腿的动作方向相反			
			2. 双脚有短暂的腾空离地时间			
			3. 脚后跟着地过渡到前脚掌着地			
			4. 摆动腿弯曲约90°,脚靠近臀部			
技能得分						
马步跑(前滑步)	长约10 m的平坦空地,标志物和胶带纸	1. 两个标志物相距10 m 2. 指导受试者从一个标志物用前滑步跑到另一个标志物 3. 重复马步跑一次	1. 两臂弯曲,向前摆动			
			2. 前脚向前迈一步,后脚紧跟迈步到前脚边或后,但不超过前脚			
			3. 两只脚有短暂的并步腾空			
			4. 连续有节奏地马步跑4次			
技能得分						

续表

动作技能	场地器材	测试方法	评分标准	测试 1	测试 2	得分
单脚跳	5 m 长跑道,两个标志桶	1. 指导受试者用优势脚连续 4 次单脚跳 2. 重复单脚跳一次	1. 摆动腿用力向前摆动			
			2. 摆动腿的脚在支撑腿后			
			3. 两臂弯曲向前摆动			
			4. 单脚连续跳 4 次			
技能得分						
跑跳步（蹦跳）	9 m 长跑道,两个标志桶	1. 画两条约 9 m 的线,用标志桶分开 2. 指导受试者从一个标志桶垫步跳向另一个标志桶 3. 重复蹦跳一次	1. 一脚向前垫步起跳			
			2. 两臂弯曲,手臂摆动方向与腿的动作方向相反			
			3. 连续有节奏地双脚交替跑 4 次			
技能得分						
立定跳远	3 m 长跑道,起跳标志线	1. 在跑道上画出起跳线 2. 站在线后起跳 3. 受试者用力向前跳 4. 重复跳一次	1. 两腿屈膝,两臂后摆			
			2. 蹬地起跳时,两臂向前上方摆动,超过头部			
			3. 两脚同时起跳并落地			
			4. 落地时,两臂自然向下摆			
技能得分						
侧滑步	7 m 长跑道,两个标志桶	1. 两个标志桶相距 7 m 2. 指导受试者从一个标志桶用侧滑步到另一个标志桶 3. 要求受试者滑步返回起点 4. 重复侧滑步一次	1. 侧身,肩与标志线平行			
			2. 惯用脚滑步,另一只脚迅速跟进,双脚并步时同时离地			
			3. 向左连续滑行 4 次			
			4. 向右连续滑行 4 次			
技能得分						
移动性动作技能测试总分:						

（二）操作性动作技能测试

动作技能	场地器材	测试方法	评分标准	测试1	测试2	得分
双手挥棒击打固定球	儿童用棒球棒、棒球、固定球底座	1. 球放置在击球底座上，腰间高度 2. 要求受试者用力向前挥棒击球 3. 对准正前方 4. 重复做一次	1. 惯用手在非惯用手上方，握住球棒			
			2. 非惯用手一侧的髋部、肩部面对击球方向			
			3. 挥棒时转动髋部、肩部			
			4. 非惯用脚向前跨一步			
			5. 前挥击到球			
技能得分						
单手握拍击打反弹球	儿童用网球拍、网球、墙	1. 受试者单手握拍 2. 要求受试者挥拍击打反弹球 3. 向墙面挥拍击球 4. 重复做一次	1. 球落地反弹，向后引拍			
			2. 非惯用脚向前跨一步			
			3. 向墙面击球			
			4. 挥拍过肩（非惯用脚一侧的肩）			
技能得分						
原地单手运球	儿童用篮球	1. 要求受试者单手原地连续4次运球 2. 停止后，用手抱住球 3. 重复做一次	1. 单手运球在腰部高度			
			2. 手指触球，而不是全手掌运球			
			3. 原地脚不动，运球4次			
技能得分						
双手接球	10.2 cm直径充气软球，4.6 m长的空间距离	1. 画两条直线，相距4 m 2. 传球者与受试者相对站在线上 3. 下手传球给受试者，高度在儿童胸部区域 4. 受试者双手接住球 5. 重复做一次	1. 两臂自然弯曲于胸腹前			
			2. 两臂张开迎球			
			3. 双手接住球			
技能得分						

续表

动作技能	场地器材	测试方法	评分标准	测试1	测试2	得分
脚踢固定球	儿童用足球,标志桶两个、墙	1. 标记一条距离墙面6.1 m的横线,球放在线上 2. 第二条线距离第一条线2.4 m,受试者站在第二条线跑向墙面踢球 3. 重复做一次	1. 快速、不间断跑向球			
			2. 踢球前,跨步提腿			
			3. 支撑脚站在球侧			
			4. 惯用脚脚背踢球,而不是脚尖			
技能得分						
上手投球	网球、墙、6.1 m长的空间距离	1. 画一条距离墙6.1 m的标记线 2. 受试者站在线后,面对墙 3. 受试者用力向墙投球 4. 重复做一次	1. 手臂向下挥动,准备投球			
			2. 非惯用脚向前跨步			
			3. 转动髋部、肩部,非投掷手身体侧对墙			
			4. 投球后,投球手摆至非投球手一侧的髋部			
技能得分						
下手抛球	网球、墙、4.6 m长的可用空间距离	1. 距墙面4.6 m画一条线 2. 受试者站在线后,面对墙 3. 受试者下手抛球击打墙面 4. 重复做一次	1. 惯用手向下摆动至体后			
			2. 非惯用脚向前跨一步			
			3. 球抛出后击打墙面,触墙前球不能落地反弹			
			4. 抛球后手臂随挥至胸前高度			
技能得分						
操作性动作技能测试总分:						

（三）TGMD-3　13 项测试指标

1. Run（跑）

2. Gallop（马步跑）

3. Hop（单脚跳）

4. Skip（跑步跳）

5. Horizontal jump（立定跳远）

6. Slide（侧滑步）

7. Two-hand strike（双手挥棒击打固定球）

8. One-Hand Forehand Strike（单手挥拍击打反弹球）

9. Dribble（原地单手拍球）

10. Catch（双手接球）

11. Kick（踢固定球）

12. Overhand Throw（上手投球）

13. Underhand Throw（下手抛球）

附录三 幼儿精细动作测试数据采集表

幼儿园名称：

姓　名		性　别	男/女
班　级		惯用手	左/右
出生日期	年　月　日	测试日期	年　月　日
实际年龄	岁　月	评估人	
手部精细动作			
惯用手投币	测试1：	测试2：	最佳成绩： F/ R/ I
非惯用手投币	测试1：	测试2：	最佳成绩： F/ R/ I
穿珠	测试1：	测试2：	最佳成绩： F/ R/ I
描画轨迹	测试1：	测试2：	最佳成绩： F/ R/ I

附录四　幼儿园幼儿体质测试记录表

幼儿园名称：　　　　　　测试日期：　　　　　　测试人：

班　级		学　号	
姓　名		性　别	
出生日期	年　月　日	实际年龄	

1. 为了确保幼儿在测试中的安全,在参加测试前请老师和家长明确下列问题:

是　　　否　　　是否能够参加正常体育活动

是　　　否　　　是否患有心脏病

好　　一般　　差　　　幼儿最近的身体状况怎样?

2. 身体形态

身　高	＿＿ ＿＿ ＿＿ . ＿＿ cm	体　重	＿＿ ＿＿ ＿＿ . ＿＿ kg

3. 身体素质

走平衡木	(1)直走□　　(2)横走□　　(3)不敢走□		＿＿ ＿＿ . ＿＿ ＿＿ s
双脚连续跳	＿＿ ＿＿ ＿＿ . ＿＿ s	坐位体前屈	＿＿ ＿＿ . ＿＿ cm
立定跳远	＿＿ ＿＿ . ＿＿ cm	网球掷远	＿＿ ＿＿ . ＿＿ m
10 米折返跑	＿＿ ＿＿ . ＿＿ ＿＿ s		
备　注			

附录五　访谈提纲

(一)专家访谈提纲

访谈对象:_____　　　访谈时间:_____　　　访谈地点:_____

1.您认为"幼儿基本动作"是什么? 是否认可本书提出的对幼儿基本动作的界定(幼儿期在遗传基础上通过练习获得的最基本的身体活动方式,是形成与掌握复杂动作和身体活动的基础。在动作形式上包括粗大动作和精细动作,在动作方式上包括身体移动性动作和操作性动作,在动作结构上包括局部动作和全身动作,在动作内容上包括抓、握、爬、走、跑、跳、投掷、攀登、平衡等)? 如果不认同,您的意见是什么?

幼儿基本动作概念界定评价

非常赞成	比较赞成	一般	不太赞成	不赞成

2.请您对本书制订的幼儿基本动作干预方案适宜度进行评价,如果不满意,您的意见是什么?

幼儿基本动作干预方案适宜度评价

干预方案构成	非常合理	比较合理	一般	不太合理	不合理
依据					
目标					
原则					
内容					
活动形式					
教学指导					
负荷控制					

3.您对当前幼儿体育相关研究有何看法? 研究中存在的主要问题是什么?

4. 您认为幼儿基本动作的发展对幼儿身心发展有什么作用?

5. 您对当前幼儿动作发展测试工具和评价指标有什么建议?

6. 您认为除了遗传、环境、社会、体育活动外,影响幼儿基本动作发展的因素有哪些?

7. 您认为应该如何对幼儿基本动作的发展进行干预?

感谢您接受访谈! 祝您愉快!

（二）一线专家访谈提纲

访谈对象：_____ 访谈时间：_____ 访谈地点：_____

1.您认为"幼儿基本动作"是什么？是否认可本书提出的对幼儿基本动作的界定(幼儿期在遗传基础上通过练习获得的最基本的身体活动方式,是形成与掌握复杂动作和身体活动的基础。在动作形式上包括粗大动作和精细动作,在动作方式上包括身体移动性动作和操作性动作,在动作结构上包括局部动作和全身动作,在动作内容上包括抓、握、爬、走、跑、跳、投掷、攀登、平衡等)？ 如果不认同,您的意见是什么？

幼儿基本动作概念界定评价

非常赞成	比较赞成	一般	不太赞成	不赞成

2.请您对本书制订的幼儿基本动作干预方案适宜度进行评价,如果不满意,您的意见是什么？

幼儿基本动作干预方案适宜度评价

干预方案构成	非常合理	比较合理	一般	不太合理	不合理
依据					
目标					
原则					
内容					
活动形式					
活动指导					
负荷控制					

3.贵园幼儿体育活动是如何开展的？ 您认为在哪些方面做得比较好？

4.您对幼儿基本动作的发展的作用和意义有何看法？

5.您认为幼儿在参与体育活动的过程中,有哪些方面需要特别关注？

6.贵园幼儿基本动作的发展哪些方面发展得较好？哪些方面存在不足？

7.您认为如果对幼儿基本动作的发展进行干预,应从哪些方面入手？

感谢您接受访谈！祝您愉快！

附录六　实验班对照班课时教案

（一）实验班小班

活动名称：红灯停绿灯行

1. 设计意图

幼儿常常在家人的陪同下过马路，为了确保幼儿的安全，应让他们对基本交通知识有一定的了解和掌握。本次活动设计，发展幼儿走的基本动作和能力，并且把交通知识融入幼儿体育活动中，使他们在练习走的同时掌握交通规则。

2. 活动目标

（1）通过在不同信号下的走的练习，发展腿部力量和耐力。

（2）学会分辨红、绿、黄3种颜色，并能够理解其在交通规则中所代表意思。

（3）培养幼儿的规则意识。

3. 活动准备

（1）经验准备：小班幼儿已具备走的能力，能够分辨红、绿、黄3种颜色。

（2）物质准备：操场，4条长20 m的直线跑道，3种颜色的小旗子各1把，3种颜色的标记物各3个。

4. 活动重难点

（1）重点：理解"红灯停，绿灯行，黄灯亮了等一等"的交通规则。

（2）难点：幼儿能够按照规则控制自己的行动。

5. 活动过程

部分	课程内容	练习分量		场地安排
		次数	时间	
导入部分	1. 交通规则导入 老师：小朋友，你们平时是不是经常要过马路？今天，我们要玩过马路的游戏。在游戏开始前，先听老师唱首《交通规则儿歌》，老师唱一句，你们跟着唱一句，好不好？ 过马路，不能跑。 红灯停，绿灯行， 黄灯亮了等一等。	2	2	☺ ☺ ☺ ☺ ☺ ☺ ☺ ☺ ☺ ☺ ☺ ☺ ☆
	2. 热身活动 老师放身体音阶歌，并带领幼儿一起做身体活动：拍拍小手、拍拍肩膀、拍拍肚子、拍拍膝盖、摸摸小脚。 手指操——小白上楼梯	1	6	

部分	课程内容	练习分量		场地安排
		次数	时间	
基本部分	1.情景导入:小明每天都要过马路,马路上的人和车非常多,非常危险。但是小明知道过马路时不能跑,还知道"红灯停,绿灯行,黄灯亮了等一等"的交通规则,所以他每次都能安全过马路,你们想不想学小明过马路?	1	3	
	2.集体学过马路 全班分成男女共2排,在操场上放上红、绿、黄3种颜色的标记物,当快要到红色标记物时停止前进,并保持立正姿势,听到哨声后继续向前走。当快到绿色标记物时,快走通过。当遇到黄色标记物时两手叉腰原地不动,听到哨声后继续前进。整个过程只能走,不能跑。	2	5	
	3.游戏——遵守交通规则的小明 (1)游戏规则:全班平均分成四路纵队,老师站在终点处(距幼儿10 m),当老师举起绿色小旗时,小朋友们快速向前走,但不能跑;举起红色小旗子时,停止前进,呈立正姿势站在原地不动;举起黄色小旗子时,两手叉腰原地不动。但是当老师举起红旗时,有小朋友还向前走就算犯规,并且跑着过马路也算犯规。看谁做得最好! (2)分组练习:全班分成四路纵队,老师在终点处不断变换各种颜色旗子,小朋友每次出发4人,按照信号过马路。	2	8	
结束部分	1.听音乐进行放松。 表扬遵守交通规则的小明。幼儿坐在场地上和老师一起做按摩大腿、小腿的运动。 2.老师和幼儿一起收回器材,归还器材,排好队回教室。	1	3	

6. 活动延伸

小朋友们知道了要遵守交通规则,生活中还有哪些规则需要遵守呢? 告诉小朋友还有公共场合不大声说话,见到老师要问好,不打架不说脏话等,使体育生活化、游戏化。

7. 活动反思与评价

本次课总体上学习效果较好,活动目标基本完成,孩子们也懂得了相应的交通规则。由于是发展走的练习,所以课的强度总体较小,还应该在活动中增加强度。

(二)对照班小班

活动名称:一起逛逛动物园

1. 设计意图

让幼儿了解更多不同的动物,懂得一些动物的习性、声音,能模拟不同动物的叫声、动作,等等。

2. 活动目标

(1)学会区分不同动物的生活特点,分辨不同的动物,让幼儿通过仔细的观察发现动物之间的不同。

(2)锻炼幼儿腿部肌肉力量、身体灵活性及协调能力。

(3)增加幼儿的常识、知识储备。

3. 活动准备

(1)经验准备:小班幼儿已具备走的能力,能识别一些动物。

(2)物质准备:不同的动物图片(如长颈鹿、螃蟹、老虎、大象等),障碍物(杆5根、呼啦圈3个)。

4. 活动重难点

(1)重点:了解更多动物的生活习性、特点,学会关心、爱护动物,增加知识储备。

(2)难点:充分了解动物特点,并模仿动物。

5. 活动过程

部分	课程内容	练习分量		场地安排
		次数	时间	
导入部分	1. 引起幼儿兴趣 老师:小朋友们都去过动物园吗? 你们知道动物园里都有什么小动物吗? 谁可以告诉老师? 幼儿发言后: 老师:那么今天我们一起去看一看老师知道的小动物,逛一逛动物园吧。不过,在去看之前我们需要动起来,热热身,走喽。	1	3	
	2. 热身活动 教师放热身操歌曲,带领小朋友热身,活动关节,跳起来,以防在后面的活动中幼儿不慎受伤。	2	3	
基本部分	1. 情景导入:小朋友们和爸爸妈妈一起去过动物园吗? 有没有见过长鼻子的大象、长脖子的长颈鹿、可爱的大熊猫? 今天老师和小朋友们一起去动物园里看一看,和它们做好朋友,好不好? 走喽!	1	2	
	2. 集体锻炼绕操场走圈,模拟去动物园的路上,在走的同时进行拉伸。 老师:在去动物园的路上还需要我们完成许多任务才可以顺利见到小动物们哦,看一看,谁是完成最棒的小朋友。 动作:走圆圈,"S"形走。	1	5	
	3. 向小朋友们展示动物图片,让小朋友们仔细观察,说出动物的特点。老师通过讲解、示范等,让孩子模仿动物如何走路,让一个孩子带领其他孩子走。	1	8	

续表

部分	课程内容	练习分量		场地安排
		次数	时间	
基本部分	4.儿歌——动物园里欢乐多 小鱼,小鱼水里游,蟒蛇,蟒蛇地上爬; 小螃蟹呀,横着走,小企鹅呀,摇呀摇; 小青蛙呀,呱呱呱,小猫咪呀,喵喵喵; 长颈鹿有长脖子,大象甩着长鼻子; 动物园里欢乐多,小朋友们真快乐。 让幼儿动起来,了解动物的生活习性,模仿动物的叫声、走路的动作,等等。	1	3	
结束部分	1.听歌曲《怎样叫》,让幼儿回忆今天都学习了什么动物,了解了这些动物的哪些特点,活动手脚,放松情绪。 2.老师和幼儿一起收回器材,归还器材,排好队回教室。	1	3	☺ ☺ ☺ ☺ ☺ ☺ ☺ ☺ ☺ ☺ ☆

6.活动延伸

除了动物,还可以是日常生活中小朋友们喜闻乐见的事物,还可以带小朋友围绕幼儿园走,让他们了解幼儿园的同时,发展走的动作。

7.活动反思与评价

课程目标基本完成,小朋友们对动物的习性有了一定了解。小朋友们上课积极性较高。

(三)实验班中班

活动名称:我是小跳棋

1.设计意图

跳棋是一项老少皆宜的益智型棋类游戏。然而,当前小朋友们熟悉的是从手机、电视、电影中观看到的诸如奥特曼、喜羊羊与灰太狼等动画片故事。对于父辈们一代一代传承下来的民间传统游戏却不太了解。对于跳棋的玩法,中班有的小朋友玩过,有的小朋友还不太了解。鉴于此,本次课在"跳方格"游戏基础上,通过设计小跳棋活动,发展幼儿单双脚跳的基本动作能力,并在游戏过程中调动幼儿的积极性,发挥其想象力、创造性及团队合作精神。在接力跳的过程中不仅发展大肌肉群动作,还通过摆放玻璃球发展小肌肉群精细动作,做到动静结合。

2.活动目标

(1)进一步了解单双脚跳的正确动作和要领,发展下肢力量及身体协调性。

(2)探索不同呼啦圈组合下的各种跳跃动作和新玩法。

(3)培养幼儿积极思考、勇于创新、团队协作的能力。

3.活动准备

(1)经验准备:中班幼儿有过跳方格的经验,有一定的合作意识。

(2)物质准备:儿童呼啦圈每人一个,跳棋一盒,哨子。

4.活动重难点

(1)重点:发展幼儿单双脚跳的能力,培养创造性思维。

(2)难点:双脚并拢连续向前跳及单、双脚组合跳。

5.活动过程

部分	课程内容	练习分量		场地安排
		次数	时间	
导入部分	1.设问导入 老师:小朋友,你们玩过小跳棋吗?(教师拿出一盒跳棋演示跳棋的玩法:棋子的移动可以一步步在有直线连接的相邻六个方向进行,如果相邻位置上有任何方的一个棋子,该位置直线方向下一个位置是空的,则可以直接"跳"到该空位上,谁最先把正对面的阵地全部占领,谁就获胜)。今天,所有小朋友都当小跳棋,和老师一起玩小跳棋游戏吧!	1	2	
	2.热身活动 (1)全班小朋友每人拿一个呼啦圈分成两路纵队围绕操场跑两圈,在老师的带领下模仿开汽车跑(启动、加速、减速、停止)。 (2)利用呼啦圈做头部运动、振臂运动、腰部运动、弓步压腿、蹲起跳、跳进跳出、整理运动。	1	4	
	3.手指操 一个手指点点,两个手指剪剪,三个手指弯弯,四个手指插插,五个手指开花。	1	2	

续表

部分	课程内容	练习分量		场地安排
		次数	时间	
基本部分	1. 单双脚跳 (1)老师:小跳棋们,现在平均分成四个组,每个人把呼啦圈摆在跑道上成一条直线,看哪个组又快又好! (2)教师示范从呼啦圈上快速跑过去,双脚连续跳过去,单脚跳过去的动作,并讲解跳的动作要点,并要求在跳的过程中脚不能碰到呼啦圈,保持平衡不摔倒。 (3)幼儿按照老师的提示和要求分组练习。 (4)幼儿个别示范。 (5)集体讨论单双脚跳的要领(双脚跳:两脚并拢,膝关节稍屈,用力蹬地向前上方跳,两脚并拢落地,屈膝缓冲,落地要轻。单脚跳:双手叉腰,一条腿屈膝抬起,另一条腿用力蹬地,慢慢地一个一个跳向圆圈)。	2	2	
	2. 自由探索 (1)老师:小跳棋们,刚才大家跳得非常棒! 下面,我们每个组的小跳棋自己组合呼啦圈,可以变成不同的形状,按照你们喜欢的方式练习各种跳,看哪个组的小朋友跳的方式多。 (2)幼儿积极思考,合作商量。 (3)分组试跳。有的小朋友蹲着跳,有的小朋友把一个呼啦圈套在头上双脚连续跳,有的小朋友把多个呼啦圈摆成圆形、三角形双脚跳,有的小朋友扮演小兔子双脚跳…… (4)老师表扬。	1	6	

续表

部分	课程内容	练习分量		场地安排
		次数	时间	
基本部分	3.跳棋接力 (1)游戏规则:小跳棋们,现在我们要玩接力游戏。6个小朋友一组,每人一个玻璃球,每组一种颜色。当听到哨声后,每组第一名小朋友出发,用单脚跳进第一个圆圈,双脚跳进两个相连的圆圈,然后再单脚跳进下一个圆圈,当跳完所有圆圈后,快速跑到终点,摆放玻璃球到终点处的跳棋盒子里,每组颜色一样的要摆在一起呈三角形。然后再用单双脚跳回来,与后一个小朋友接力,看哪组最快。其余小朋友们给跳的同伴加油。 (2)教师示范:讲解并示范单双脚连续跳的动作,并且摆放好玻璃球呈三角形。 (3)分组竞赛。 (4)总结表彰。	2	6	
结束部分	(1)利用呼啦圈进行放松。 坐在地上拉伸手臂、肩部、腰腹部、下肢;用呼啦圈滚动按摩大小腿。 (2)老师总结单双脚跳要点,归还器材。	1	3	

6.活动延伸

还可以利用呼啦圈创编多种游戏,发展幼儿跑、钻、爬、跳、滚等动作能力。

7.活动反思与评价

在发展小朋友们腿部力量的同时,还发展了精细动作,动静结合,较好地完成了任务。但是有一个小朋友在单脚跳时摔倒,在以后上课过程中对于个别运动能力较差的小朋友应给予保护、帮助。

(四)对照班中班

活动名称:跳圈圈

1.设计意图

让幼儿感知生活中圆形的物体,激发幼儿兴趣、探索圈的多种玩法。

2.活动目标

(1)能按指令迅速且正确地调整自己的行为;

(2)练习双脚立定跳远能力,增强踝关节的灵活性;

(3)发展思维的灵敏性;

(4)通过个别练习、集体练习、比赛等活动,增强身体动作的协调性。

3.活动准备

(1)地面上放有若干圆圈,或在地面上画若干圆圈,口哨一个;

(2)欢快的音乐。

4.活动难点

双脚要同时落地,不能大喊大叫,不能推来推去。

5.活动过程

部分	课程内容	练习分量		场地安排
		次数	时间	
导入部分	1.老师:小朋友们,你们平时有没有见过圆形的东西啊。今天,我们要玩跳圆圈的游戏。	2	2	
	2.热身活动 老师放身体音阶歌,并带领幼儿一起做身体活动:拍拍小手、拍拍肩膀、拍拍肚子、拍拍膝盖、摸摸小脚。配课老师播放音乐,老师带领幼儿抖抖手脚,练习立定跳远、原地跳跃等动作。	1	4	☺ ☺ ☺ ☺ ☺ ☺ ☺ ☺ ☺ ☺ ☺ ☺ ☆

部分	课程内容	练习分量		场地安排
		次数	时间	
基本部分	1.动作练习 (1)幼儿在老师的口令下练习双脚同时跳进圈中,再同时跳到圈外。提醒幼儿活动中要注意听口令,有一定的节奏感; (2)幼儿练习听口令,一个幼儿跳进圈中,同时另个幼儿跳到圈外; (3)鼓励幼儿自由组合,两人一组练习同进同出和一进一出的跳圈动作,注意两人的合作。	1 2	2 10	
	2.跳圈比赛 老师介绍游戏规则,四组幼儿进行跳圈接力赛,要求跳圈时双脚同时落地。每组第一个幼儿跳过去后跑回来,第二个幼儿接着跳过去跑回来,依次进行直到最后一个幼儿到达终点就把手举起来。	2	10	
结束部分	(1)听音乐进行放松。 (2)幼儿自由放松身体,做一些舒展动作。 (3)表扬做得好的幼儿。	1	3	

6.活动延伸

除了跳到圈里圈外,还可以进行横向跳跃练习,更有利于发展脚踝力量,但应注意安全问题。

7.活动反思与评价

中班有些小朋友立定跳远能跳到 100 cm 以上,而有的只能跳到 60 cm 左右,个体差异较大,应该对个别小朋友加强训练。

（五）实验班大班

活动名称:学刘翔哥哥跨栏

1. 设计意图

日常生活中,幼儿常常在跑动中遇到障碍,有些幼儿来不及躲闪会碰到障碍,给孩子们造成一定的困难。大班幼儿对障碍跑有了一定了解,但是在观察时发现部分幼儿动作不够规范,常常碰撞上障碍物,或部分女生有恐惧心理,不敢跳。而大班幼儿又十分喜欢快速奔跑,针对此问题,本设计以讲述刘翔的故事引入话题,树立榜样,调动积极性。然后,幼儿通过自由探索发现通过障碍的多种办法,在教师引导下,学习助跑跨跳动作。为了克服恐惧心理,让孩子们自己制作纸栏架并初步尝试,在发展精细动作的同时也开动了脑筋。最后,再升级挑战,设置多级障碍,进一步巩固和发展障碍跑动作。

2. 活动目标

(1)了解障碍跑的动作要领,发展下肢力量和身体灵敏性。

(2)尝试、探索障碍跑的多种玩法,自制小栏架。

(3)培养幼儿不怕困难,克服恐惧心理的能力。

3. 活动准备

(1)经验准备:大班幼儿有过障碍跑的经验,具有一定的力量和速度。

(2)物质准备:跑道 4 条,儿童塑料小栏架 4 个,小呼啦圈 4 个,4 个积木,报纸 8 张,胶带。

4. 活动重难点

(1)重点:了解跨越障碍物的基本动作和要领;

(2)难点:跑动中不碰到障碍物。

5. 活动过程

部分	课程内容	练习分量		场地安排
		次数	时间	
导入部分	调动情绪,热身运动 (1)老师:小朋友们,大家听说过运动员刘翔吗？他可是世界第一,跨栏跑可快了,拿了好多冠军奖杯。大家今天想不想学刘翔,拿冠军？	1	2	

续表

部分	课程内容	练习分量		场地安排
		次数	时间	
导入部分	(2)幼儿两路纵队,随音乐慢跑进入操场,围绕小操场模仿动物跑两圈。 (3)幼儿徒手操:头部、肩部、扩胸、原地摆臂、腰部、弓步压腿、跳跃、整理运动。 (4)手指操——你拍一我拍一。	1	6	
基本部分	1. 自由探索 (1)教师引导:小朋友,怎么从障碍物上过去呢? 跳过去、走过去、跨过去…… 下面请小朋友们按照你们喜欢的方式从障碍物(小栏架)上跨过去,注意不能碰到障碍物。 (2)幼儿自主探索。 (3)请个别幼儿做示范,并讲讲你是怎么跨过去的。 (4)老师讲解并示范。 (5)引出跨障碍跑儿歌: 刘翔哥哥跑得快, 腾空跃起过障碍。 单脚落地速度快, 奋勇向前永不败。	1	6	
	2. 自制栏架跨栏 (1)自制小栏架:全班学生平均分成4组,每个组分4张废旧报纸,用胶带粘住,制作纸栏架,高度不超过20 cm。 (2)跨越纸栏架:全班学生平均分成4组,听到哨声后每组出发一人,快速跨越障碍,跑到对面15 m后再折返跨越栏架,返回。看谁跑得最快,跨得最好,并且跑动过程中不碰到障碍。	1	6	

续表

部分	课程内容	练习分量		场地安排
		次数	时间	
基本部分	(3)老师再次总结跨栏跑要点,纠正个别幼儿不正确动作。			
	3.升级挑战 (1)设置障碍:在跑道上设置多种障碍,有小方块积木、纸栏架、儿童用小栏架、小呼啦圈,难度逐渐提升。 (2)老师引导:快速跑动中,遇到障碍时,单脚用力向前上方起跳(像梅花鹿一样),单脚落地要稳要轻,过了障碍后还要继续向前跑,不要停下。 (3)分组竞赛:全班分成4组,每组第一名手持接力棒,听到哨声后快速跨越4个障碍,跑到对面15 m后折返跨越栏架,返回,将接力棒交给第二名同学。看哪组最快,并且跑动过程中不碰到障碍。 (4)幼儿按照老师的提示,再玩一次。 (5)总结与表扬。	2	10	
结束部分	(1)老师总结 今天我们玩了很多游戏,开心吗? 在日常生活中,我们遇到障碍物懂得怎么跨越过去了? 集体复习跨栏跑儿歌。 (2)坐在场地上和老师一起做深呼吸、拉伸手臂、腰部、小腿、大腿,并轻敲大小腿。 (3)收还器材,师生再见。	1	5	

6. 活动延伸

可以用积木或是其他物品代替栏架,增加跨栏的难度。

7. 活动反思与评价

学习目标基本完成,小朋友们意犹未尽,尤其是男生,他们很喜欢挑战类项目,今后可以适当加大有一定难度的游戏。

(六)对照班大班

活动名称:小蚂蚁搬家

1. 设计意图

跑可以增强幼儿有氧代谢能力,有助于身体灵活性和动作协调性的提高,同时也可以增加幼儿的骨密度,还可以让幼儿更聪明,心情更愉悦。跑可以增强幼儿的意志力,还能让幼儿变得更坚强、更有自信心,也更加健康。通过小蚂蚁搬家的故事,在活动中设置绳梯跑、障碍跑以及跨栏跑,让幼儿懂得帮助小动物,让幼儿在跑的过程中加强身体锻炼,增加身体灵活性和动作协调性。

2. 活动目标

(1)绳梯跑可以增强幼儿的节奏感,增强脚踝小肌肉群力量。

(2)通过障碍跑锻炼幼儿的体格,训练幼儿奔跑的速度,提高幼儿动作的协调性和灵敏性。

(3)通过跨栏可以增强幼儿的身体协调能力。

(4)在活动中让幼儿理解帮助的重要性。

3. 活动准备

(1)经验准备:大班幼儿已具备跑的能力,跑跳能力也已经较为成熟。

(2)物质准备:绳梯1个,小旗子5面,跨栏3个,杆1根,若干个小圈,十字跳垫1个。

4. 活动重难点

(1)重点:考察幼儿的身体协调能力,以及对跑跳的掌握。

(2)难点:幼儿按照老师的指导进行游戏,跑跳很好地配合。

5.活动过程

部分	课程内容	练习分量		场地安排
		次数	时间	
导入部分	1.小蚂蚁搬家故事导入 老师:小朋友们好呀,老师想问你们平时可以见到哪些小动物呀？小猫、小狗、小鸟还有蚂蚁我们是不是都可以见到？那老师有没有教过小朋友们要帮助别人呢？那老师今天带着小朋友们一起玩个小游戏,好吗？	1	2	☺ ☺ ☺ ☺ ☺ ☺ ☺ ☺ ☺ ☺ ☺ ☺ ☆
	2.热身活动 老师放《金龙拍拍操》,并带领幼儿一起做身体活动:头头拍拍,肩肩拍拍,头拍肩拍,大拇指大拇指拍拍,小拇指小拇指拍拍,大拇指拍小拇指拍,大拇指小拇指拍拍。	1	4	
基本部分	1.情景导入 小朋友们,你们有没有见过小蚂蚁呀？小蚂蚁们是不是很小呀？天快要下雨了,小蚂蚁们都在忙着搬家呢！可是呢,小蚂蚁的力量太小了,我们是不是应该去帮助它们呢？在小蚂蚁搬家的路程中有许多障碍,小朋友们有没有信心克服这些障碍呢？老师相信小朋友们是最棒的！那我们开始帮助小蚂蚁搬家吧！	2	8	
	2.老师带领学习如何穿过障碍 全班小朋友站成一路纵队,每人手里拿一个小圈,在操场上摆放好绳梯,前脚掌着地小碎步前进,穿过绳梯,当到小旗子标记时,绕过小旗子,穿过小旗子障碍,在看到跨栏障碍时,掌握好跑跳结合,跨过跨栏障碍,在看到终点的杆时,将手中的小圈套在杆上,然后跑回起点与下一个小朋友击掌,然后下一个小朋友进行游戏。	2	8	

续表

部分	课程内容	练习分量		场地安排
		次数	时间	
基本部分	3. 游戏——小蚂蚁搬家 游戏规则:全班站成一路纵队,老师在操场的中心点处,当老师说开始的时候,小朋友们拿着小圈开始跑,依次进行,第一个小朋友回来后与第二个小朋友击掌后,第二个小朋友开始跑,不能拥挤,小朋友在跑的过程中注意安全。看谁做得最好!	2	10	
结束部分	(1)听音乐进行放松:表扬努力帮小蚂蚁搬家的小朋友们。幼儿坐在场地上和老师一起做按摩大腿、小腿的运动。 (2)老师和幼儿一起收回器材,归还器材,排好队回教室。	1	3	☺ ☺ ☺ ☺ ☺ ☺ ☺ ☺ ☺ ☺ ☆

6. 活动延伸

除了障碍接力跑外,在大循环中还可以加入爬、跳、钻等的练习。

7. 活动反思与评价

学习效果良好,目标基本完成。在跳绳梯的过程中,绳梯之间的距离要调整好。绕过旗子时,有些小朋友不能控制自己的速度而撞倒旗子。今后可以加强变速跑、变向跑的能力。

附录七 干预课程精选照片

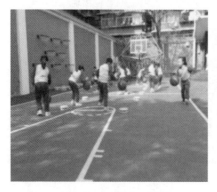
游戏:小小篮球运动员

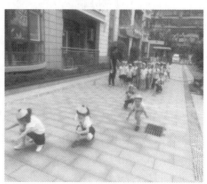
游戏:高个子矮个子

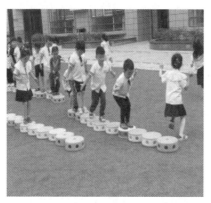
游戏:爱心桥

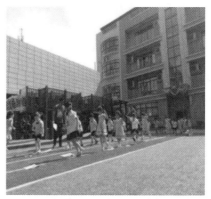
游戏:神奇的报纸

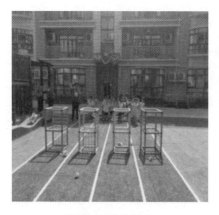
游戏:看谁投得准

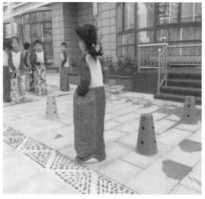
游戏:勤劳的小袋鼠

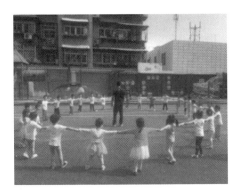

游戏:变泡泡

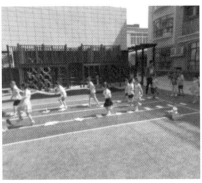

游戏:山羊过小河

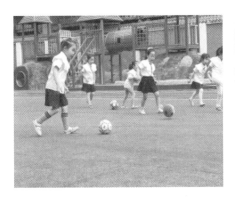

游戏:足球射门

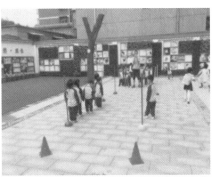

游戏:娃娃找家

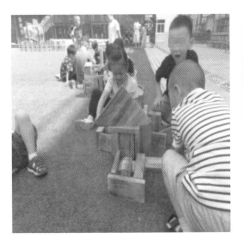

游戏:小孩小孩真爱玩

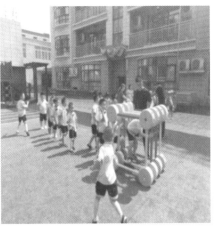

游戏:穿越火线

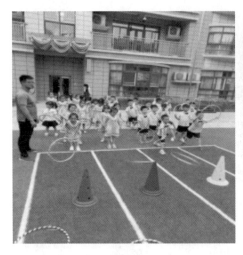

游戏:神奇的呼啦圈

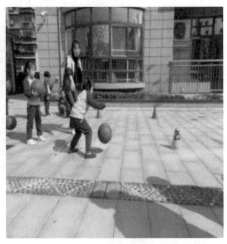

游戏:花样拍球

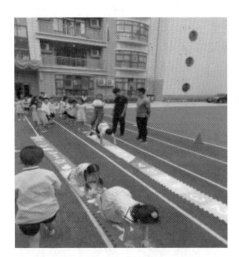

游戏:快爬小乌龟

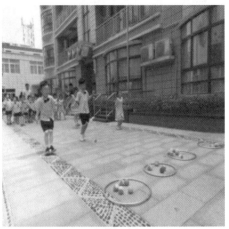

游戏:打沙包

参考文献

（一）中文文献类

1.专著

［1］中华人民共和国教育部.幼儿园教育指导纲要(试行)［M］.北京:北京师范大学出版社,2001.

［2］中华人民共和国教育部.2016版幼儿园工作规程:附《3-6岁儿童学习与发展指南》［M］.北京:首都师范大学出版社,2016.

［3］Greg Payne,耿培新,梁国立.人类动作发展概论［M］.北京:人民教育出版社,2008.

［4］罗家英.学前儿童发展心理学［M］.2版.北京:科学出版社,2011.

［5］梁志燊.学前教育学［M］.3版.北京:北京师范大学出版社,2014.

［6］马丽枝.学前儿童教育活动设计的理论与实践［M］.北京:中国人口出版社,2016.

［7］Magill R A.运动技能学习与控制［M］.张忠秋,等译.7版.北京:中国轻工业出版社,2006.

［8］董奇,淘沙.动作与心理发展［M］.北京:北京师范大学出版社,2004.

［9］皮亚杰.皮亚杰教育论著选［M］.卢濬,选译.北京:人民教育出版社,2015.

［10］李燕.游戏与儿童发展［M］.杭州:浙江教育出版社,2008:18.

［11］刘金花.儿童发展心理学［M］.上海:华东师范大学出版社,2006.

［12］哈罗·A J,辛普森·E J.教育目标分类学:第三分册　动作技能领域［M］.施良方,唐晓杰,译.上海:华东师范大学出版社,1989.

［13］Damon W,Lerner R M. 儿童心理学手册［M］. 林崇德,李其维,董奇,等,译. 6 版. 上海:华东师范大学出版社,2015.

［14］霍力岩,姜姗姗,李敏谊,等. 学前教育研究方法［M］. 北京:高等教育出版社,2020.

［15］张燕,邢利娅. 学前教育科学研究方法［M］. 北京:北京师范大学出版社,2014.

［16］梅雷迪斯·D. 高尔,沃尔特·R. 博格,乔伊斯·P. 高尔. 教育研究方法导论［M］. 许庆豫,等,译. 6 版. 南京:江苏教育出版社,2002.

［17］格伦达·麦克诺顿,夏恩·诺尔夫,艾拉姆·西拉吉-布拉奇福德. 早期教育研究方法:国际视野下的理论与实践［M］. 李敏谊,滕珺,译. 北京:教育科学出版社,2008.

［18］袁方. 社会学研究方法教程［M］. 北京:北京大学出版社,2004.

［19］国家体育总局. 国民体质测定标准手册(幼儿部分)［M］). 北京:人民体育出版社,2003.

［20］马丁·海德格尔. 存在与时间［M］. 陈嘉映,王庆节,译. 北京:生活·读书·新知三联书店,1987.

［21］马启伟,张力为. 体育运动心理学［M］. 杭州:浙江教育出版社,1998.

［22］中国体育科学学会,香港体育学院. 体育科学词典［M］. 北京:高等教育出版社,2000.

［23］王瑞元,苏全生. 运动生理学［M］. 北京:人民体育出版社,2012.

［24］杜强,贾丽艳. SPSS 统计分析从入门到精通［M］. 北京:人民邮电出版社,2011.

［25］李立明. 流行病学［M］. 8 版. 北京:人民卫生出版社,2017.

［26］贾泽林,周国平,王克千,等. 苏联当代哲学(1945—1982)［M］. 北京:人民出版社,1986.

［27］加拉休·大卫. 儿童发展与身体教育［M］. 许义雄,译. 台北:美商麦格罗·希尔国际股份有限公司,2000.

［28］李晓巍. 学前儿童发展与教育［M］. 上海:华东大学出版社,2018.

［29］薛辛东. 儿科学［M］. 北京:人民卫生出版社,2010.

［30］蔡黎曼,新编幼儿卫生学［M］. 广州:广东高等教育出版社,2007.

［31］桑标. 儿童发展［M］. 上海:华东师范大学出版社,2014.

［32］柳倩,徐琼. 0—3 岁儿童健康与保育［M］. 上海:华东师范大学出版社,2012.

［33］王作瑞. 幼儿卫生知识［M］. 北京:中国广播电视出版社,1985.

［34］万钫.学前卫生学［M］.3 版.北京:北京师范大学出版社,2012.

［35］沈德立.基础心理学［M］.北京:高等教育出版社,2012.

［36］黄希庭,郑涌.心理学导论［M］.3 版.北京:人民教育出版社,2014.

［37］付建中.教育心理学［M］.北京:清华大学出版社,2010.

［38］武松,潘发明,等.SPSS 统计分析大全［M］.北京:清华大学出版社,2014.

［39］雷福民.体育统计方法与实例［M］.北京:高等教育出版社,2017.

［40］张文彤,闫洁.SPSS 统计分析基础教程［M］.北京:高等教育出版社,2004.

［41］覃朝玲,唐东辉.体育统计学:Excel 与 Spss 数据处理案例［M］.重庆:西南师范大学出版社,2010.

［42］李季湄,冯晓霞.《3—6 岁儿童学习与发展指南》解读［M］.北京:人民教育出版社,2013.

［43］中华人民共和国教育部.3— 6 岁儿童学习与发展指南［N］.北京:首都师范大学出版社,2012.

［44］刘彩云.幼儿园集体教学活动设计与案例［M］.北京:中国轻工业出版社,2016.

［45］柏拉图.柏拉图全集［M］.王晓朝,译.北京:人民出版社,2012.

［46］约翰·赫伊津哈.游戏的人［M］.多人,译.北京:中国美术学院出版社,1996.

［47］杨枫.幼儿园教育环境创设与玩教具制作［M］.2 版.北京:高等教育出版社,2013.

［48］陈冬华.幼儿园体育活动的理论与实践手册［M］.北京:人民教育出版社,2018.

［49］李昕,张明明.SPSS22.0 统计分析从入门到精通［M］.北京:电子工业出版社,2015.

2. 期刊论文

［1］李静,刁玉翠.3—10 岁儿童基本动作技能发展比较研究［J］.中国体育科技,2013,49(3):129-132.

［2］任园春,李亚梦,张茜,等.小学一年级学生动作发展测评方法探索［J］.中国学校卫生,2017,38(8):1248-1251.

［3］王政淞,李红娟,张柳.动作能力对儿童青少年体力活动与健康促进的重要意义:基于动作能力研究模型的综述分析［J］.体育科学,2017,37(11):72-80.

［4］周毅,庄弼,辛利.儿童早期发展与教育中最重要的内容:动作教育与综合训练［J］.广州体育学院学报,2014,34(6):108-112,120.

［5］钱建龙.对动作教育的若干思考［J］.体育学刊,2007,14(1):82-84.

［6］岳建军,阎智力,杨尚剑.个体竞技能力结构分析［J］.体育学刊,2013,20(3):97-102.

［7］张丽琼.格赛尔的成熟论述评及对儿童发展的启示［J］.黑龙江科技信息,2010(28):182.

［8］吴升扣,姜桂萍.儿童早期动作发展测量的研究进展［J］.北京体育大学学报,2014(4):81-87.

［9］李博,刘阳,陈思同等.儿童青少年基本运动技能测评工具研究及启示［J］.上海体育学院学报,2018,42(3):8-16,28.

［10］宁科,邵晓军,米青.大肌肉动作发展量表(TGMD-2)在学前儿童中的验证性因素分析［J］.陕西学前师范学院学报,2016,32(1):65-68.

［11］周容,张厚粲.CDCC中国儿童发展量表(3—6岁)的编制［J］.心理科学,1994,17(3):137-140.

［12］金春华,李瑞莉,张丽丽,等.《中国儿童发育量表》修订及效度研究［J］.中国儿童保健杂志,2014,22(12):1242-1246.

［13］郭晨,罗冬梅,王荣辉,等.3—6岁学龄前儿童大肌肉群动作发展评价量表的研制［J］.体育科学,2018,38(10):46-53.

［14］花静,吴擢春,孟炜,等.儿童发育协调障碍评估工具在我国应用效度的初步分析［J］.中国儿童保健杂志,2010,18(7):556-559.

［15］范雪,罗冬梅,陈皆播,等.3—6岁幼儿跑步动作发展特征及教学策略分析［J］.体育科学,2017,37(11):40-47.

［16］刁玉翠,董翠香,李静.大肌肉动作发展测验上海市常模的建立［J］.中国体育科技,2018,54(2):99-105.

［17］张莹.我国3—6岁幼儿基本动作发展特征研究:以北京市某一级幼儿园幼儿的投掷动作发展为例［J］.中国体育科技,2013,49(4):92-102.

［18］吴升扣,姜桂萍,张首文,等.3—6岁幼儿静态平衡能力特征及粗大动作发展水平研究［J］.中国运动医学杂志,2014,33(7):651-657.

［19］戴雯,李雪佩,张剑,等.学前儿童大肌肉动作发展特点与规律:基于身体移动与物体控制能力具体动作任务的分析［J］.学前教育研究,2017,270(6):29-39.

［20］胡水清,王欢,李一辰.北京市3—6岁儿童国民体质测试成绩与粗大动作技能发展的关系［J］.中国体育科技,2018,54(5):32-37.

［21］侯如兰,夏莉莉,王维清,等.西安市幼儿手精细动作发育状况［J］.中国学校卫生,2004,25(6):682-683.

［22］曾祥钱,徐冬青,李庆雯,等.天津8—10岁肥胖男童精细动作发展特点分析［J］.中国学校卫生,2016,37(5):644-646,650.

［23］吴升扣,姜桂萍,李曙刚,等.动作发展视角的韵律性身体活动促进幼儿粗大动作发展水平的实证研究［J］.北京体育大学学报,201538(11):98-105.

［24］姜桂萍,纪仲秋,焦喜便,等.动作发展视角的韵律性身体活动对3—6岁幼儿静态平衡能力的影响［J］.中国运动医学杂志,2016,35(9):822-831.

［25］谢琴,赖艳霞,万文清.3—4岁幼儿大肌肉动作发展的干预研究［J］.湖北体育科技,2018,37(6):518-523.

［26］张烨,全海英,张琪,等.隔代抚养幼儿的体育参与程度及其干预［J］.学前教育研究,2017(10):28-37.

［27］周兴生,周毅,刘亚举.构建3—6岁儿童动作教育中核心动作经验内容体系的研究［J］.广州体育学院学报,2016,36(3):113-116.

［28］杨清轩.动作发展视域下学前儿童大肌肉动作发展的实验干预［J］.西安体育学院学报,2017,34(3):341-347.

［29］贾宝童.幼儿体操教学对幼儿大肌肉动作发展影响的实验研究［J］.菏泽学院学学报,2015(2):138-142.

［30］查萍,申其淇,任园春.幼儿体操运动干预对粗大动作发展的影响［J］.中国学校卫生,2018,39(2):197-199.

［31］何建龙,李燕,王琳,等.现代体能教学对幼儿基本动作技能发展比较研究［J］.宜春学院学报,201436(3):121-124.

［32］张莹.动作发展视角下的幼儿体育活动内容实证研究［J］.北京体育大学学报,2012,35(3):133-140.

［33］辛飞,蔡玉军,鲍冉,等.国外幼儿基本动作技能干预研究系统评述［J］.体育科学,2019,39(2):83-97.

［34］赵吉刚.幼儿体育教学活动方案开发与设置的实证研究［J］.中国教育学刊,2015(S2):270-271.

［35］刘大维.儿童动作协调能力的内涵、影响因素及其培养策略［J］.学前教育研究,2011,(6):45-47.

［36］朱敏敏.早期教育对婴儿精细动作发展的效果分析［J］.中国优生与遗传杂志,2008,16(6):130.

［37］桂春燕,王荣辉,刘鑫.儿童基本动作技能与体力活动关联性研究进展［J］.体育学刊,2019,26(2):89-95.

［38］任园春,赵琳琳,王芳,等.不同大肌肉动作发育水平幼童的体质、行为及认知功能特点［J］.北京体育大学学报,2013(3):79-84.

[39] 李斐,颜崇淮,沈晓明.早期精细动作技能发育促进脑认知发展的研究进展[J].中华医学杂志,2005,85(30):2157-2159.

[40] 耿达,张兴利,施建农.儿童早期精细动作技能与认知发展的关系[J].心理科学进展,2015,23(2):261-267.

[41] 吴升扣,姜桂萍,龚睿,等.3—6岁幼儿本体感觉能力和粗大动作发展水平的特征及相关性研究[J].体育学刊,2016,23(1):131-135.

[42] 宁科,沈信生,米青,等.学前儿童基本动作技能与感知运动能力的关系研究[J].山东体育学院学报,2017,33(6):63-68.

[43] 李蓓蕾,林磊,董奇,等.儿童精细动作能力的发展及与其学业成绩的关系[J].心理学报,2002,34(5):494-499.

[44] 郑永廷.论思想政治教育的内涵、外延与规范[J].教学与研究,2014,(11):53-59.

[45] 杨春元,赵来安,范佳音,等.身体运动、身体练习、身体活动:基于精神的身体动作的逻辑演绎[J].成都体育学院学报,2017,43(6):45-51.

[46] 马瑞,蔺梦科,宋珩,等.动作技能发展对学前儿童行为自我调节能力的影响[J],体育科学,2019,39(11):40-47.

[47] 宁科,沈信生,邵晓军.学前儿童大肌肉动作发展水平年龄和性别特征研究[J].中国儿童保健杂志,2016,24(12):1322-1325.

[48] 李蓓蕾,林磊,董奇,等.儿童筷子使用技能特性的发展及其与学业成绩的关系[J].心理科学学报,2003,26(1):87-89.

[49] 张晓辉.学前教育应严禁"超、灌、刻":《3—6岁儿童学习与发展指南》的理念启示[J].学前教育研究,2013(12):51-53.

[50] 谭蕾.幼儿园体育教学应加强幼儿身体素质的培养[J].学前教育研究,1999(3):12-13.

[51] 郭元祥,杨洋,张越.论游戏课程化的游戏观:游戏的课程本质、边界与层次[J].教育理论与实践,2020,40(4):60-64.

[52] 洪琼.中西语言中的游戏概念比较[J].宁夏社会科学,2009(2):152-156.

[53] 于素梅.动作技能学习"窗口期"及理论建构:基于一体化体育课程建设的核心理论[J].体育学刊,2019,26(3):8-13.

[54] 申继亮,方晓义.关于儿童心理发展中敏感期的问题[J].北京师范大学学报(社会科学版),1992,(1):62-67.

3.学位论文

[1] 马红霞.在我国应用大肌肉动作发展测验(TGMD-2)的信效度分析[D].济南:山东师范大学,2006.

［2］刁玉翠.济南市3—10岁儿童大肌肉动作发展物体控制动作分测验常模的建立［D］.济南:山东师范大学，2013.

［3］宁科.幼儿大肌肉动作发展特征及教学指导策略研究［D］.北京:北京体育大学,2017.

［4］韩文娟.《特殊儿童运动能力评估量表》的编制［D］.上海:华东师范大学,2012.

［5］高学雷.《3—6岁儿童粗大动作运动能力测量量表》的研究［D］.沈阳:沈阳体育学院,2014.

［6］贾晓彤.3—10岁儿童单脚跳动作发展特征研究［D］.济南:山东师范大学,2013.

［7］张超超.3—10岁儿童前滑步动作发展特征研究［D］.济南:山东师范大学,2014.

［8］苏亚斌.北京市3—6岁幼儿粗大动作发展现状研究［D］.北京:首都体育学院,2018.

［9］刘伦宏.6—17岁智力障碍学生协调性动作发育熟练度的研究［D］.北京:北京体育大学,2016.

［10］韩杰.基于动作发展理论下的幼儿园户外体育活动干预研究［D］.北京:北京体育大学,2018.

［11］石少锋.幼儿园户外区域体育活动的设计与实施［D］.北京:北京体育大学,2017.

［12］王利红.幼儿体质与健康促进家园共建模式的构建及其实证研究［D］.北京:北京体育大学,2016.

［13］周喆啸.3—6岁幼儿身体功能性动作体系的构建与实证研究［D］.石家庄:河北师范大学,2017.

［14］许慧敏.动作技能发展视角下幼儿体育游戏实施效果的实证研究［D］.北京:北京体育大学,2017.

［15］李绪琼.4—6岁幼儿跑,跳,投动作发展特征与干预效果研究［D］.南京:南京师范大学,2019.

［16］李红露.球类游戏活动对4—5岁幼儿控制性动作发展影响的实验研究［D］.北京:首都体育学院,2016.

［17］肖欢.篮球操对8—9岁儿童大肌肉群动作发展能力影响的实验研究［D］.西安:西安体育学院,2019.

［18］张莹.幼儿期体能练习方法研究［D］.北京:北京体育大学,2016.

［19］张腾.游泳学习对幼儿粗大动作发展及感知身体能力的影响［D］.北京:北

京体育大学,2019.

［20］王健.运动技能与体育教学：中小学学生运动技能形成过程的理论探讨与实证分析［D］.福州：福建师范大学,2004.

［21］黄意蓉.幼儿体育活动强度评价量表的设计与应用［D］.北京：北京体育大学,2016.

［22］姚天聪.《幼儿体育活动强度自评量表》的设计与应用［D］.北京：北京体育大学,2016.

［23］武雪莲.美国低收入家庭幼儿肥胖预防控制的运动与膳食干预模式构建［D］.北京：北京体育大学,2016.

［24］王岩.中原城市群城区幼儿园幼儿体育现状与发展对策研究［D］.开封：河南大学,2011.

　4.电子公告/报告

［1］教育部.国家中长期教育改革和发展规划纲要（2010—2020 年）［EB/OL］.（2010-07-29）［2018-12-11］.中华人民共和国教育部.

［2］全国教育大会.培养德智体美劳全面发展的社会主义建设者和接班人［EB/OL］.（2018-09-10）［2019-12-11］.央视网.

［3］中共中央,国务院."健康中国 2030"规划纲要［EB/OL］.（2016-10-25）［2018-12-11］.中国政府网.

［4］国家体育总局.赵勇同志在 2018 年全国青少年体育工作电视电话会议讲话［R/OL］.（2018-04-16）［2018-12-11］.搜狐网.

［5］教育部.3—6 岁幼儿学习与发展指南［EB/OL］.（ 2012-10-16）［2018-12-11］.搜狐网.

［6］中国 3—6 岁幼儿体质研究报告.警惕！学前小胖墩儿太多了［EB/OL］.（2019-11-29）［2019-12-11］.人民网.

［7］教育部办公厅.教育部办公厅关于开展幼儿园"小学化"专项治理工作的通知［EB/OL］.（2018-07-05）［2018-12-11］.中国政府网.

（二）英文文献类

1.专著

［1］Henderson S E,Sugden D A,Barnett A L. Movement assessment battery for children ［M］. Kent-England：Psychological Corporation London,1992.

［2］Ward D S,Saunders R P,Pate RR. Physical Activity Interventions in Children and Adolescents［M］. Champaign IL：Human Kinetics,2007.

［3］Gallahue D L,Frances C D. Developmental physical education for all children

［M］. Champaign IL：Human Kinetics,2007.

［4］ Gallahue,D L,Ozmun J C,Goodway J D. UnderstandingMotorDevelopment：Infants,Children,Adolescents,Adults［M］. New York：McGraw-Hill,2012.

［5］ Payne V G, Isaacs, L. Human motor development：A lifespan approach［M］（Fiveth-Edition）. New York：McGraw-Hill,2002.

［6］ Haywood K M, Getchell N. Lifespan motor development［M］4th ed. Champaign,IL：Human Kinetics,2005.

［7］ Bergen D. Play as a medium for learning and development［M］. Heinemann Educational Publishers,1988.

［8］ Seefeldt V. Psychology of Motor Behavior and Sport［M］. Champaign,IL：Human Kinetics,1980.

［9］ Magill R A. Motor Learning：concepts and applications［M］6th ed. New York, NY：McGraw-Hill, 2001.

［10］ Schmidt R A, Wrisberg C A. Motor Learning and performance［M］. Champaign,IL：Human kinetics,2000.

［11］ Henderson S, Sugden D. Barnett A L. The Movement Assessment Battery for Children-2［M］. London, UK, Pearson Assessment,2007.

［12］ Gabbard C P. Lifelong motor development［M］6th ed. San Francisco：Pearson Higher Ed, 2011.

2. 期刊论文

［1］ Hensch T K, Fagiolini M,mataga N,et al. Local GABA Circuit Control of Experience-Dependent Plasticity in Developing Visual Cortex［J］. Science,1998,282（11）：1504 -1507.

［2］ Bardin J,Unlocking The Brain［J］. Nature,2012,487（7）：24-26.

［3］ Clark J E, Whitall J. What is motor development? The lessons of history［J］. Quest,1989,41（3）：183-202.

［4］ Kees De Bot. A dynamic systems theory approach to second language acquisition ［J］. Bilingualism：language and Conition,2007,10（1）：7-21.

［5］ Smith L B, Thelen E. Development as a dynamic system［J］. Trends in Cognitive Sciences,2003,7（8）：343-348.

［6］ Newell K M. Constraints on the development of coordination［J］. Motor development in children：Aspects of coordination and control, 1986, （34）：341-360.

［7］ Pate R R, Peiffer K A, Trost S G, et al. Physical activity among children attending preschools［J］. Pediatrics. 2004,114（5）： 1258-1263.

[8] Clark J E , Humphrey J H. Motor development: Research and reviews[A]. NASPE Publications: Reston, VA. 2002, (2):163-190.

[9] Lesley W, Johanna D. Review of four tests of gross motor development[J]. Developmental Medicine & Child Neurology,2001,(43):279-285.

[10] Cools W, De Martelaer K, Samaey C, et al. Movement skill assessment of typically developing preschool children: A review of seven movement skill assessment tools[J]. Journal of sports science & medicine,2009,8(2):154-168.

[11] Huang C Y,Tung L C,Chou Y T,et al. Improving the utility of the fine motor skills subscale of the comprehensive developmental inventory for infants and toddlers: a computerized adaptive test[J]. Disability and Rehabiliation,2018, 40(23):2803-2809.

[12] Valentini N C, Zanella L W, Webster E K. Test of Gross Motor Development-Third Edition: Establishing Content and Construct Validity for Brazilian Children[J]. Journal of Motor Learning and Development, 2016: 1-22.

[13] Webster E K,Ulrich D A. Evaluation of the Psychometric Properties of the Test of Gross Motor Development – 3rd Edition[J]. Journal of Motor Learning and Development,2017:1-25.

[14] Wouter C, WKristine D M,Christiane S,et al. Movement skill assessment of typically developing preschool children: are view of seven movement skill assessment tools[J]. Journal of Sports Science and Medicine,2008,8 (6): 154-168.

[15] Chow S M K, Henderson S E, Barnett A L. The Movement Assessment Battery for Children: A Comparison of 4-Year-Old to 6-YearOld Children From Hong Kong and the United States[J]. American Journal of Occupational Therapy, 2001,55(1): 55-61.

[16] Chow S M K, Hsu Y, Henderson S E, et al. The movement ABC:a cross-cultural comparison of preschool children from Hong Kong, Taiwan, and the USA[J]. Adapted Physical Activity Quarterly,2006,23(1):31-48.

[17] Bouwien C M S E, Anuschka S N,Hilde W. Is the Movement Assessment Battery for Children-2nd edition a reliable instrument to measuremotor performance in 3 years old children? [J]. Research in Developmental Disabilities, 2011 , (32):1370-1377.

[18] Anuschka S N, Hilde van W,Bouwien C M S E . Crossing the North Sea seems to make DCD disappear: Cross-validation of Movement Assessment Battery for

Children-2norms［J］. Human Movement Science,2015,(39):177-188.

［19］ Logan W S, Robinson Leah E, Getchell W. The Comparison of Performances of Preschool Children on Two Motor Assessments［J］. Perceptual and Motor Skills, 2011,113(3):715-723.

［20］ Theodoros E,Christin E,Thomas K, et al. Reliability and validity of age band 1 of the Movement Assessment Battery for Children-Second Edition［J］. Research in Developmental Disabilities,2011, (32): 1046-1051.

［21］ Shala M. Assessing gross motor skills of Kosovar preschool children［J］. Early Child Development and Care, 2009,179(7):969-976.

［22］ Louise L H,Lesley K,Louise F, et al, Sarah H. Fundamental movement skills among Australian preschool children ［J］. Journal of Science and Medicine in Sport,2010,(13): 503 – 508.

［23］ Liu T. Hamilton M,Smith S. Motor Proficiency of the Head Start and Typically Developing Children on MABC-2［J］. Journal of Child & Adolescent Behavior, 2015,3(2):2-4.

［24］ Morano M, Colella D, Caroli M. Gross motor skill performance in a sample of overweight and non-overweight preschool children［J］. International Journal of Pediatric Obesity,2011,(6) :42-46.

［25］ Zapata K A ,Karol L A,Jeans K A, et al. Clubfoot Does Not Impair Gross Motor Development in 5-Year-Olds［J］. pediatric physical therapy,2018,30 (2):101-104.

［26］ Burns R D,Fu Y,Fang Y,et al. Effect of a 12-Week Physical Activity Program on Gross Motor Skills in Children［J］. Perceptual and motor skills,2017,124 (6):1121-1133.

［27］ Altunsoz I H, Goodway J D. Skiping to motor competence: the influence of project successful kinesthetic instruction for preschoolers on motor competence of disadvantaged preschoolers［J］. Physical Education and Sport Pedagogy, 2016,21(4):366-385.

［28］ Hamilton M ,Goodway J D,Haubenstricker J. Parent-Assisted Instruction in a Motor Skill Program for At-Risk Preschool Children［J］. Human Kinetics , 1999,16(4):415-426.

［29］ Lsukkanen A, Pesola A J, Heikkinen R, et al. Family-Based Cluster Randomized Controlled Trial Enhancing Physical Activity and Motor Competence in 4-7-Year-Old Children［J］. Plos One, 2015,10(11): 1-7.

[30] Kelly L E, Dagger J, Walkley J. The effects of an assessment-based physical education program on motor skill development in preschool children [J]. Education and Treatment of Children, 1989, 12(2):152-164.

[31] Catherine E D, Masturah A, Jared F, et al. Impact of a community-based programme for motor development on gross motor skills and cognitive function in preschool children from disadvantaged settings [J]. Early Child Development and Care, 2012, 182(1):137-152.

[32] Liu T, Getchell N. Object-Control Skills in Hispanic Preschool Children Enrolled in Head Starte[J]. Perceptual and Motor Skills, 2011(1):193-200.

[33] Birnbaum J, Geyer C, Kirchberg F, et al. Effects of a kindergarten-based, family-involved intervention on motor performance ability in 3-to 6-year-old children: The Toy Box-study[J]. Journal of Sports Sciences, 2017, 35(4):377-384.

[34] Hamilton M, Liu T. The Effects of an Intervention on the Gross And Fine Motor Skills of Hispanic Pre-K Children from Low SES Backgrounds[J]. Early Childhood Education Journal, 2018, 46(2):223-230.

[35] Goodway J D, Branta C F. Influence of a Motor Skill Intervention on Fundamental Motor Skill Development of Disadvantaged Preschool Children[J]. Research Quarterly for Exercise and Sport, 2003, 74(1):36-46.

[36] Goodway J D. Crowe H, Ward P. Effects of motor skill instruction on fundamental motor skill development [J]. Human Kinetics, 2003, 20(3):298-314.

[37] Goyakla A R R. Activity-Based Intervention in Motor Skill Development[J]. Perceptual and Motor Skills, 2005, 100(3):1011-1020.

[38] Gagen L M, Getchell N. Using constraints to design developmentally appropriate movement activities for early childhood education[J]. Early Childhood Education Journal, 2006, 34(3): 227-232.

[39] Jascenoka J, Walter F, Petermann F, et al. The Relationship Between Motor and Cognitive Development in Preschool Age[J]. Kindheit Und Entwicklung, 2018, 27(3):142-152.

[40] Goodway J D, Rudisill M E. Perceived physical competence and actual motor skillcompetence of African American preschool children[J]. Adapted Physical Activity Quarterly, 1997, 14(4): 314-326.

[41] True L, Brian A, Goodway J D, et al. Relationships Between Productand

Process-Oriented Measures of Motor Competence and Perceived Competence [J]. Journal of Motor Learning and Development, 2017, (5):319 -335.

[42] Flores F S,Rodrigues L P,Copetti F,et al. Affordances for Motor Skill Development in Home, School, and Sport Environments: A Narrative Review. Perceptual and Motor Skills [J]. 2019,126(3): 366-388.

[43] Barnett Lisa M, Lai Samuel K,Sanne L. C. etal. Correlates of Gross Motor Competence in Children and Adolescents: A Systematic Review and Meta-Analysis Sports Medicine[J]. 2016,46(11):1663 – 1688.

[44] Laukkanen A,Pesola A,Havu M,et al. Relationship between habitual physical activity and gross motor skills is multifaceted in 5 to 8 - year - old children [J]. Scandinavian journal of medicine science sports, 2014,24(2):102-110.

[45] Logan S W, Webster E K, Getchell N, et al. Pfeiffe. Relationship Between Fundamental Motor Skill Competence and Physical Activity During Childhood and Adolescence: A Systematic Review [J]. Human Kinetics, 2015, (4): 416-426.

[46] Veldman S L C,Jones R A,Santos R,et al. Associations between gross motor skills and physical activity in Australian toddlers[J]. Journal of science and medicine in sport,2018,(21):817-821.

[47] Hondt E D,Deforche B,Gentier I,et al. A longitudinal analysis of gross motor coordination in overweight and obese children versus normal-weight peers[J]. International Journal of Obesity,2013,(37):61-67.

[48] Stodden D F, Goodway J D, Langendorfer S J, et al. A developmental perspective on the role of motor skill competence in physical activity:An emergent relationship[J]. Quest,2008,60(2):290-306.

[49] Barnett L M, Van Beurden E, Morgan P J, et al. Does childhood motor skill proficiency predict adolescent fitness? [J]. Medicine and Science in Sports and Exercise, 2008,40(12):2137-2144.

[50] Lloyd M, Saunders T J, Bremer E, et al. Long-term importance of fundamental motor skills: A 20-year follow-up study[J]. Adapt Physical Activty, 2014,31(1):67-78.

[51] Robinson L E. The relationship between perceived physical competence and fundamental motor skills in preschool children[J]. Child Care Health Development, 2011,37(4):589-596.

[52] Davis E E, Pitchford N J, Limback E. The interrelation between cognitive and

motor development in typically developing children aged 4-11 years is under-pinned by visual processing and fine manual control[J]. Psychology, 2011, 102(3):569-584.

[53] Lopes V, Barnett L, Rodrigues L. Is there an association among actual motor competence, perceived motor competence, physical activity, and sedentary be-havior in preschool children? [J]. Journal of Motor Learning and Development, 2016, 4(2): 129-141.

[54] Brian A, Bardid F, Barnett L M, etal. Actual and Perceived Motor Competence Levels of Belgian and United States Preschool Children[J]. Journal of Motor Learning and Development, 2018,(6):320 – 336.

[55] Fischer U, Suggate S P, Schmirl J, et al. Counting on fine motor skills: links be-tween preschool finger dexterity and numerical skills [J]. Developmental Science ,2018,21(4):1-11.

[56] Cameron C E, Brock L L, Murrah W M, et al. Fine Motor Skills and Executive Function Both Contribute to Kindergarten Achievement [J]. Child Development,2012,83(4):1229-1234.

[57] Dinehart L, Manfra L. Associations Between Low-Income Children′s Fine Motor Skills in Preschool and Academic Performance in Second Grade[J]. Early Ed-ucation and Development,2013,24(2):138-161.

[58] Gaul D. Issartel J. Fine motor skill proficiency in typically developing children: On or off the maturation track? [J]. Human Movement Science,2016,46: 78-85.

[59] Barnett L M, Stodden D F, Cohen K E. Fundamental movement skills: An im-portant focus[J]. Journal of Teaching in Physical Education,2016,35 (3): 219-225.

[60] Ulrich D A. Perceptions of physical competence, motor competence, and partici-pation inorganized sport: Their interrelationships in young children [J]. Research Quarterly for Exerciseand Sport, 1987, 58(1): 57-67.

[61] Beurden E van ,Zask A , Barnett L M, et al. Fundamental movement skills - How do primary school children perform? The Move it Groove it program in rural Australia[J]. Journal of Science and Medicine in Sport, 2002, (5): 244-252.

[62] Behan S, Belton S, Peers C, et al. Moving Well-Being Well: Investigating the maturation of fundamental movement skill proficiency across sex in Irish

children aged five to twelve[J]. Journal of sports sciences, 2019 ,(5):1-9.

[63] O' wesley B, Belton S,Issartel J. Fundamental movement skill proficiency a-
mongst adolescent youth[J]. Physical Education and Sport Pedagogy, 2016,21
(6):557 – 571.

[64] Barnett L M,Van Beurden E,Morgan P J,et al. Childhood motor skill proficien-
cy as apredictor of adolescent physical activity [J]. Journal of adolescent
health,2009,44(3): 252-259.

[65] Ulrich D A. The Test of Gross Motor Development-3 (TGMD-3): Administra-
tion, Scoring, & International Norms[J]. Journal of Sport Sciences ,2013, 24
(2):27 – 33.

[66] Bronfenbrenner U. Developmental Research,Public Policy and he Ecology of
Childhood[J]. Child Development,1974,(45):1-5.